图解
本草纲目

细说本草智慧
刘仕峰·主编

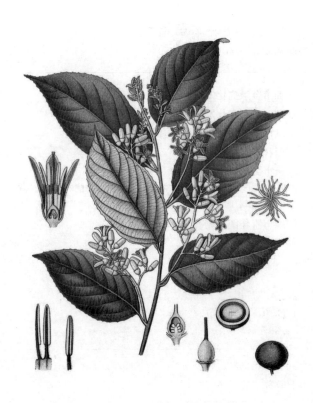

江西科学技术出版社

图书在版编目（CIP）数据

图解本草纲目，细说本草智慧 / 刘仕峰主编. -- 南昌：江西科学技术出版社，2020.3

ISBN 978-7-5390-6628-8

Ⅰ．①图… Ⅱ．①刘… Ⅲ．①《本草纲目》—图解 Ⅳ．①R281.3-64

中国版本图书馆CIP数据核字(2018)第259620号

选题序号：ZK2017426

图书代码：B18245-101

责任编辑：宋涛 万圣丹 李智玉

图解本草纲目，细说本草智慧

TUJIE BENCAOGANGMU XISHUO BENCAO ZHIHUI

刘仕峰　主编

摄影摄像	深圳市金版文化发展股份有限公司
选题策划	深圳市金版文化发展股份有限公司
封面设计	深圳市金版文化发展股份有限公司
出　版	江西科学技术出版社
社　址	南昌市蓼洲街2号附1号
	邮编：330009　电话：(0791)86623491　86639342（传真）
发　行	全国新华书店
印　刷	深圳市雅佳图印刷有限公司
开　本	720mm×1020mm　1/16
字　数	240千字
印　张	19
版　次	2020年3月第1版　2020年3月第1次印刷
书　号	ISBN 978-7-5390-6628-8
定　价	49.80元

赣版权登字：-03-2019-052

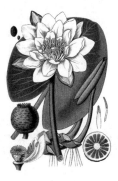

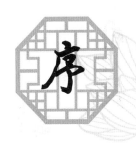

序

　　《本草纲目》是我国药学史上的一部伟大的医学巨著，是明代李时珍（1518～1593年）历时近30年编撰而成。李时珍在宋代唐慎微《经史证类备急本草》的医药成就基础上，新增药物374种，其中103种是当时医家习用或流传于民间的有效药物，271种见录于前代文献，这些新增药大部分至今仍在沿用。《本草纲目》附方11096个，集旧方2938个，新增方8000多个；药图1109幅，由他的孩子建中、建元绘制。每种药物均列有释名（确定名称）、集解（叙述产地）、正误（更正过去文献的错误）、修治（炮制方法）、气味、主治、发明（前三项分析药物的功能）、附方（收集民间流传的药方）等项。

　　《本草纲目》是对16世纪以前中医药学的系统总结，它不仅是一部药物学巨著，还广泛涉及生物学、矿物学、化学、环境与生物、遗传与变异等诸多科学领域。它是16世纪之前我国乃至世界上最系统、最完整、最科学的一部医药学著作，被誉为"东方药物巨典"。

　　读懂这部传世巨著并非易事，本着传播经典、读懂经典的传播思想，我们编写了这本《图解〈本草纲目〉，细说本草智慧》，以图解方式解读这部传世经典。本书沿袭原著体例收录，以通俗易懂的白话译文解读原文，方便读者轻松阅读和理解原著。全书配有大量金陵古版图和彩色植物手绘图，形象还原了本草的根、茎、叶形态特征，极具实用和审美价值；本书收录的本草，都配以释名、性味、形态特征、功效主治、医家名论、民间附方等内容，力求翔实严谨再现古书的精华，让读者朋友在短时间内了解这部博大精深的药物巨著，并能从中收获藏在书中古朴而深邃的本草养生智慧。

　　本书中所有叙述的涉及国家濒危保护动物的药材，可用其他相同功效的药材替代，如犀角可用水牛角替换等。

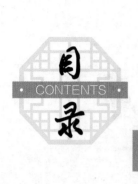

目录
· CONTENTS ·

【第一卷 序例】

【第二卷　水部】

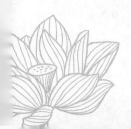

【第三卷　火部】

【第四卷　土部】

【第五卷　金石部】

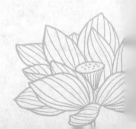

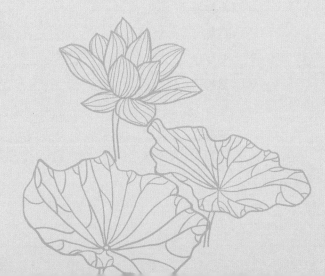

【第六卷　草部】

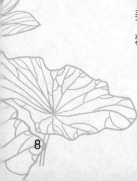

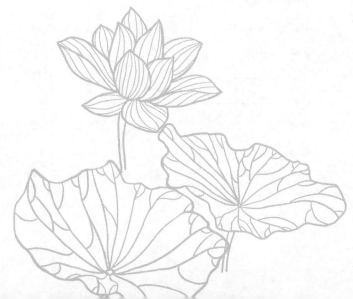

【第七卷　谷部】

【第八卷　菜部】

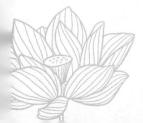

【第九卷　果部】

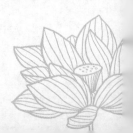

【第十卷　木部】

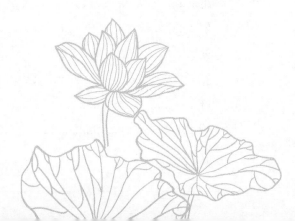

【第十三卷　禽部】

【第十四卷　兽部】

【第十五卷　人部】

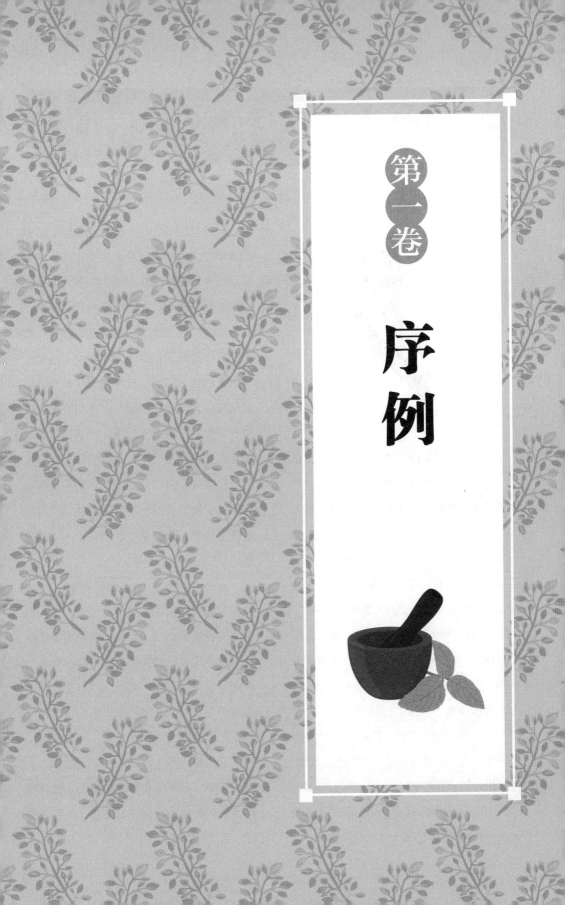

第一卷

序例

奇人奇书，李时珍和《本草纲目》

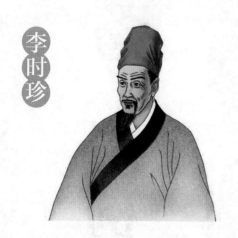

李时珍

李时珍（1518—1593年），字东璧，湖北蕲州（今湖北省蕲春县）人。李时珍祖上世代行医，他在父亲的精心教导下，成为了伟大的医学家、药物学家。他一生著述颇丰，除了药物学名著《本草纲目》外，还著有《奇经八脉考》《濒湖脉学》《五脏图论》等十多部著作。

李时珍在阅读古典医籍和行医数十年的过程中，发现了本草中存在着大量的错误认知，他决心重新编纂一部本草书籍，从此为之苦读博览，参考了大量医学专著，为了弄清许多药物的形状、性味和功效，他"访采四方"，足迹遍布大江南北，对本草学进行了全面的总结整理，历时29年编成，30余年的心血结晶，终于完成了这本闻名中外的药物学巨著《本草纲目》。

《本草纲目》是一部集16世纪以前中国本草学之大成的巨著。共有52卷，约有190万字，载有药物1892种，其中374种是李时珍新发现的；收集药方11096个，其中8100多个是他自己拟定或收集的；书中还精心绘制了1160幅精美的中药插图。《本草纲目》不论从它严密的科学分类，或是从它包含药物的数目之多和流畅生动的文笔来看，都远远超过古代任何一部本草著作，被誉为"东方药物巨典"，是我国医药宝库中一份珍贵遗产。它不仅为我国药物学的发展做出了巨大贡献，而且对世界医药学、植物学、矿物学、化学的发展也产生了深远的影响。

《本草纲目》由"以纲挈目"的体例编写而成，它改变了原有的上、中、下三品的药物分类法，而是把药物按照矿物药、植物药、动物药划分。矿物药又分为金部、玉部、石部、卤部四部。植物药则根据植物的性能、形态及其生长环境，分为草部、谷部、菜部、果部、木部五部；草部又分为山草、芳草、隰草、毒草、水草、蔓草、石草等小类。动物药从低级到高级排列为虫部、鳞部、介部、禽部、兽部、人部等六部。

神农本草经名例

上药一百二十种为君。主养命以顺应上天，无毒，长期服用不伤人，想要轻身益气、延年益寿者以上经为本。

中药一百二十种为臣，主养性以顺应人事，有的无毒，有的有毒，须斟酌服用。想要遏病、滋补虚弱者以中经为本。

下药一百二十五种为佐使，主治病以顺应土地，大多有毒，不能长期服用。想要除寒热邪气、破积聚、疗疾病者以下经为本。

上、中、下三品共计三百六十五种，法三百六十五度，一度应一日，以成一年。把次数翻倍，总计七百三十种。

药中有君、臣、佐、使，彼此相互配合、制约。一般的配置是君药一味、臣药两味、佐药三味、使药五味，也可以君药一味、臣药三味真火、佐使药九味。

药有阴阳相配、母子兄弟，根、茎、花、实、苗、皮、骨、肉。不同药物之间，药性不同，有单行的、相须的、相使的、相畏的、相恶的、相反的、相杀的。医生对这七种情形，要从药性方面来观察。要用药性相须的、相使的，不要用药性相恶、相反的。如果药物有毒但能相互制约，可以用相畏、相杀的；否则不能合用。

李时珍说：药有七情，独行的，指的是单方，不需辅药；相须的，指药物药性相同，配合使用，不可分离，如人参、甘草、黄檗、知母等；相使的，指主药的佐使；相恶的，指药物夺取彼此药效；相畏的，指药物彼此制约；相反的，指药物不相合；相杀的，指药物制约彼此的毒性。古方中多有用相恶、相反的。相须、相使同用的，是用药的帝道；相畏、相杀同用的，是用药的王道；相恶、相反同用的，是用药的霸道。

药物有酸、咸、甘、苦、辛五味，还有寒、热、温、凉四气以及有毒、无毒。药物阴干、曝干、采收、炮制的时间，生熟，出于何种土壤，药物的真、伪、陈、新，都各有方法。药物有适宜制丸的，有适宜制散的，有适宜水煎煮的，有适宜用酒浸泡的，有适宜制膏的，有以上各种制作方法都适宜的，也有不能入汤酒的。凡此种种，都要顺从药性，不能违反、逾越。

凡是治疗疾病，必须先了解疾病的根源，等待治病的时机，如果五脏未虚，六腑未竭，血脉未乱，精神未散，那服药必活。如果病已成，可得半愈。如果病势已过，命将难全。

十剂

徐之才说：药有宣、通、补、泄、轻、重、涩、滑、燥、湿十种，是药之大体，但是《神农本草经》没有记录，后来的人们也没有叙述。凡是用的药人，要详实辨别药物，以免有所遗漏。

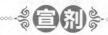

徐之才说：宣可去壅塞郁滞，如生姜、橘皮即属这类宣泄药物。

李时珍说：壅，即堵塞；宣，即发散。郁塞导致的疾病，气机不升不降，传化失常。或病久生郁，必须用药物去发散。当气郁有余，就用香附、抚芎之类的药物来开解；气不足则补中益气，以使气机运行；轻微火郁则用山栀、青黛发散，严重的则升阳解肌发汗；轻微湿郁则用苍术、白芷来解燥，严重的则用风药偏胜；轻微痰郁则用南星、橘皮来化痰，严重的则用瓜蒂、藜芦来涌吐痰涎；血轻微郁则用桃仁、红花来行活活血，严重的则用吐、利的方法祛除血瘀；轻微食郁则用山楂、神曲消食，严重的则用上涌下利之法来消除食积。这些都是宣剂。

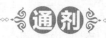

徐之才说：通可去滞，通草、防己都属这类药物。

张从正说：通，即流通。大小便不通，宜用木通、海金沙、琥珀、大黄之类的药物来通泄。

李时珍说：滞，留滞的意思，湿热之邪留于气分，导致痛痹、小便癃闭不通症状，宜用淡味药物帮助肺气下降，通其小便，以泄气中之滞，如木通、猪苓之类；湿热之邪留于血分，导致痹痛、肿胀、流注、二便不通的症状，宜用苦寒药物下引，通其前后，以泄血中之滞，如防己之类。

《神农本草经》上说：味薄者通，所以淡味药物被称为通剂。

李时珍说：滞，留滞也。湿热之邪滞留于气分，致痛痹、癃闭不通症，宜淡味之药上助肺气下降，通其小便，而泄气中之滞，木通、猪苓之类是也。湿热之邪留于血分，而为痹痛、肿胀、流注、二便不通等症，宜苦寒之药下引，通其前后，而泄血中之滞，防己之类是也。经曰：味薄者通，所以淡味的药为通剂。

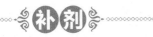

补剂

徐之才说：补可去弱，人参、羊肉即属这类补气药物。

李杲说：人参甘温，能补气虚。羊肉甘热，能补血虚。羊肉补形，人参补气，凡气味与这两类药物相同的即属同类药物。

李时珍说：虚则补其母。生姜之辛补肝，炒盐之咸补心，甘草之甘补脾，五味子之酸补肺，黄檗之苦补肾，还有茯神可补心气，生地黄可补心血，人参可补脾气，白芍药可补脾血，黄芪可补肺气，阿胶可补肺血，杜仲可补肾气，熟地黄之补肾血，川芎可补肝气，当归可补肝血之类，皆补剂。

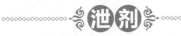

泄剂

徐之才说：泄可去闭，葶苈、大黄即属这类药物。

张从正说：实则泻之。诸痛为实，痛随利减。芒硝、大黄、牵牛、甘遂、巴豆之属，皆属泻剂。

李时珍说：去闭即去实。肝实以芍药之酸泻之，心实以甘草之甘泻之，脾实以黄连之苦泻之，肺实以石膏之辛泻之，肾实以泽泻之咸泻之。

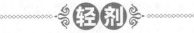

轻剂

徐之才说：轻可去实，麻黄、葛根即属这类药物。

李时珍说：轻剂可解除闭塞。闭有表闭里闭，上闭下闭。表闭者，风寒伤体表，致腠理闭密，阳气郁积，不能外出，而出现发热、恶寒、头痛、脊强诸病，宜用轻扬之剂发汗，而表症自解。里闭者，火热郁抑，津液不行，皮肤干闭，出现肌热、烦热、头痛、目痛、昏瞀、疮疡诸病，宜用轻扬之剂解其肌，而火自散也。上闭有二：一为外寒内热，致上焦气闭，出现咽喉闭痛之证，宜用辛凉之剂扬散，则闭自开；另一则为饮食寒冷抑遏阳气在下，表现为胸膈痞满闭塞之证，宜扬其清而抑其浊，则痞自泰也。下闭亦有二：有阳气陷下，表现为里急后重，数至厕而不行，只需升其阳而大便自顺，亦即"下者举之"也；另一则是燥热伤肺，金气积郁，窍闭于上，而膀胱闭于下，表现为小便不利，可用升麻之类的药物催吐，上窍通而小便自利，所谓"病在下取之上也"。

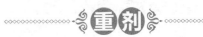

重剂

徐之才说：重可去怯。磁石、铁粉即属这类药物。

李时珍说：重剂有四，有惊则气乱，而魂气飞扬，如丧神守者；有怒则气逆，而肝火激烈，病狂善怒者。这两种症状都可用铁粉、雄黄之类的药物以平其肝。有神不守舍，而多惊健忘，迷惑不宁者，适宜用朱砂、紫石英之类的药物以镇其心；有恐则气下，精志失守而畏惧，仿佛有人要逮他的，适宜用磁石、沉香之类的药物以安其肾。大多数的重剂压浮火而坠痰涎，不单是治疗胆怯症。所以诸风掉眩及惊痫痰喘之病，吐逆不止及反胃之病，皆因浮火痰涎导致，都适宜使用重剂以坠之。

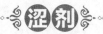

李时珍说：着者，也就是有形之邪留于经络脏腑之间，如大小便浑浊、妇女浊带、痰涎、胞胎、痈肿之类的症状。皆宜用滑药以引去其留着之物。大便涩者，用菠菜、牵牛之类；小便涩者，用车前、榆皮之类；精窍涩者，用葵花、黄檗之类；胞胎涩者，用黄葵子、王不留行之类；引痰涎自小便去者，则半夏、茯苓之类；引疮毒自小便去者，则用五叶藤、萱草根之类，以上所列皆为滑剂。

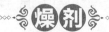

刘完素说：滑则气脱，如开肠洞泄，便溺遗失之类，必涩剂以收敛之。

李时珍说：脱，有气脱，血脱，精脱，神脱。脱则散而不收，故用酸涩温平之药，以敛其耗散。汗出亡阳，精滑不禁，泻痢不止，大便不固，小便自遗，久嗽亡津，皆属气脱；下血不已，崩中暴下，诸种大出血，皆属血脱；牡蛎、龙骨、海螵蛸、五倍子、五味子、乌梅、榴

皮、诃黎勒、罂粟壳、莲房、棕灰、赤石脂、麻黄根之类药物，皆属涩药。气脱兼以气药，血脱兼以血药和气药，气为血的统帅。脱阳者见鬼，脱阴者目盲，两者皆为神脱，非涩药所能收。

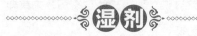

李时珍说：湿有外感，内伤两种。外感之湿，雨露岚雾地气水湿，袭于皮肉筋骨经络之间。内伤之湿，生于水饮酒食及脾弱肾强，固不可一例言也。故风药可以胜湿，燥药可以除湿，淡药可以渗湿，泄小便可以引湿，利大便可以逐湿，吐痰涎可以祛湿。湿而有热，以苦寒之剂燥之。湿而有寒，以辛热之剂燥之，不只桑皮、小豆为燥剂。湿去则燥，故谓之燥。

李时珍说：湿分外感、内伤。外感之湿，有雨露、岚雾、地气、水湿，袭于人体皮肉筋骨经络之间。内伤之湿，为水饮、酒食及脾弱肾强所致，因此不可一概而论。故风药可以胜湿，燥药可以除湿，淡药可以渗湿，泄小便可以引湿，利大便可以逐湿，吐痰涎可以祛湿。湿而有热，以苦寒之剂燥之；湿而有寒，以辛热之剂燥之。不只桑皮、小豆是燥剂。湿去则燥，故称为燥剂。

五味宜忌

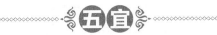

五宜

青色宜酸，肝病宜食麻、犬、李、韭；赤色宜苦，心病宜食麦、羊、杏、薤；黄色宜甘，脾病宜食粳、牛、枣、葵；白色宜辛，肺病宜食黄黍、鸡、桃、葱；黑色宜咸，肾病宜食大豆黄卷、猪、栗、藿。

五禁

肝病禁辛，宜食甘：粳、牛、枣、葵；心病禁咸，宜食酸：麻、犬、李、韭；脾病禁酸，宜食咸：大豆、猪、栗、藿；肺病禁苦，宜食：麦、羊、杏、薤；肾病禁甘，宜食辛：黄黍、鸡、桃、葱。

五走

酸走筋，筋病不亦多食酸，多食令人小便不畅。

苦走骨，骨病不宜多食苦，多食令人呕吐。苦入下脘，三焦皆闭，因此导致呕吐。

甘走肉，肉病不宜多食甘，多食令人心中烦闷。甘气柔润，胃柔则缓，缓则虫动，所以使人心中烦闷。

辛走气，气病不宜多食辛，多食令人辣心。辛走上焦，与气俱行，久留心下，所以令人辣心。

咸走血，血病不宜多食咸，多食令人渴。血与咸相得则凝，凝则胃汁注入，导致咽路焦而舌干。

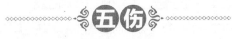

五伤

酸伤筋，辛胜酸。苦伤气，咸胜苦。甘伤肉，酸胜甘。辛伤皮毛；苦胜辛。咸伤血，甘胜咸。

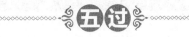

五过

味过于酸，肝气去滋养，脾气乃绝，因此肉坚厚皱缩且唇裂。

味过于苦，脾气不能润泽，胃气便胀满留滞，因此皮肤枯槁而毛发脱落。

味过于甘，心气喘满，脸色暗淡，肾气不平，骨痛而毛发脱落。

味过于辛，筋脉阻绝，精神耗伤，筋急而手脚干枯。

味过于咸，大骨之气劳伤，肌肉瘦削萎缩，心气抑郁不舒，血脉凝涩而变色。

五味偏胜

岐伯说：五味入胃，各归所喜。酸先入肝，苦先入心，甘先入脾，辛先入肺，咸先入肾。久而增脏气，变成了夭亡的原因。

王冰说：入肝为温，入心为热，入肺为清，入肾为寒，入脾为至阴而四气兼之，皆为增其味而益其气。故各从本脏之气，久则从化。故久服黄连、苦参反而热，苦可化热。其余五味与此相同。若是气不断增加，则脏气偏胜，必有偏绝。脏有偏绝，必会暴亡。是因为药物不具有五味，不具备四时之气，久而服之，疾病虽暂时缓解，久服则必导致夭亡。

李杲说：一阴一阳称之为道，偏阴偏阳称之为疾。阳剂刚胜，积若燎原，若属消狂痈疽之类的疾病服用了它，则天癸竭而荣涸。阴剂性柔，积若凝水，若属洞泄寒中之类的疾病服用了它，则真火微弱而卫气散去。有所偏助，令人脏气不平，就成为夭亡的缘由。

标本阴阳

李杲说：治病当知标本。以身体来论，以身论之，阳为标，阴为本。故人体六腑属阳为标，五脏属阴为本；脏腑在内为本，十二经络在外为标。而脏腑、阴阳、气血、经络又各有标本之分。以病而论，先受为本，后传为标。故百病必先治其本，后治重病。否则邪气滋生更甚，疾病益难治愈。即使先得的是轻病，后生重病，也应先治轻病，后治其重，这样邪气才得以被制伏。有腹满及大小便不利的病症，则无问先后标本，必先排解腹满及大小便通畅，因为这是急症。因此说缓病则治其本，急病则治其标。又有从前来者为实邪，后来者为虚邪。实则泻其子，虚则补其母。假如肝受心火，为前来实邪，应当用针刺肝经上的荣穴以泻心火，为先治其本；刺心经上的荣穴以泻心火，为后治其标。用药则以入肝经的药为引，用泻心的药为君。这也是医经上所说的标本并治，先治其本，后治其标。

升降浮沉

李杲说：药物有升、降、浮、沉、化、生、长、收、藏、成，以配四时之季。春升夏浮，秋收冬藏，土居中化。所以味薄的升而生，气薄的降而收，气厚的浮而长，味厚的沉而藏，气味平的化而成。如果补之以辛、甘、温、热及气味薄的，就有助于春夏的升浮，也是泻秋冬收藏的药物。在人之身，肝、心二脏就是。如果补之以酸、苦、咸、寒及气味厚的，就有助于秋冬的降沉，也是泻春夏生长的药物。在人之身，肺、肾二脏就是。淡味之药，渗即为升，泄即为降，为各种药物的佐使。用药的人遵循此法则则生，逆此法则则死，纵使不死，也很危险。

王好古说：病证上升的使之下降，必须懂得抑；沉降的使之上浮，必须懂得载。辛主散，作用也横行；甘主发，作用也上行；酸主收敛，性质为缩；咸味药主软坚，性质为舒。药物的味、功能不同，大致如此。鼓掌成声，火使水沸，二物相合，象在其间。五味相互制约，四气相互调和，其变化甚多，不可轻易使用。《神农本草经》不言淡味、凉气，是由于缺文造成的。

味薄者主升：甘平、辛平、辛微温、微苦平的药物。

气薄者主降：甘寒、甘凉、甘淡寒凉、酸温、酸平、咸平的药物。

气厚者主浮：甘热、辛热的药物。

味厚者主沉：苦寒、咸寒的药物。

气味平者，兼有四气、四味：甘平、甘温、甘凉、甘辛平、甘微苦平的药物。

李时珍说：酸咸二味没有升的作用，甘、辛二味没有降的作用，寒无浮的作用，热无沉的作用，其性然也。治疗上升的病症以气味咸寒的药物引之，则沉而直达下焦，治疗沉降的病证以酒引之，则浮而上至头顶。若非深谙天地之奥妙而有造化的人，不能达此境界。一种药物之中，有根主升梢主降，生主升熟主降，升降是药物的固有属性，但也因为人们使用方法的不同而有异。

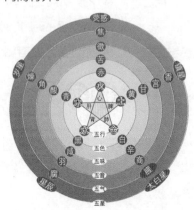

"君臣佐使"：药效有轻重之分

方剂就是治病的药方，是将几种药物配合起来，经过一定的方法制成丸散膏丹等多种剂型。方剂一般由君药、臣药、佐药、使药四部分组成，彼此相互配合、制约。一般的配置是君药一味，臣药二味；或君药一味，臣药三味，佐药五味；也可以君药一味，臣药二味，佐药九味。药物有阴阳相配的属性，常见药物有以下几种关系。

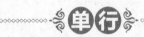

单味药即能发挥预期效果，无需其他药物辅助。如独参汤，单用人参就能治疗元气大脱症。

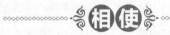

性能功效有共性的药物配合使用，一药为主，一药为辅，辅药能增强主药的疗效。如黄芪与茯苓配伍，茯苓能助黄芪补气利水。

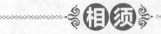

药性功效相类似的药物配伍，可增强疗效。如桑叶和菊花配伍，可增强清肝明目的功效。

相畏

即一种药物的毒性作用能被另一种药物减轻或消除。如附子配伍干姜，附子的毒性能被干姜减轻或消除，所以说附子畏干姜。

相杀

即一种药物能减轻或消除另一种药物的毒性或副作用。如干姜能减轻或消除附子的毒副作用，因此说干姜杀附子之毒。由此而知，相杀、相畏实际上是同一配伍关系的两种说法。

相恶

即两药物合用，一种药物可能降低甚至去除另一种药物的某些功效。如白萝卜能削弱人参的补气功效。

相反

即两种药物合用，能产生或增加其原有的毒副作用。如配伍禁忌中的"十八反""十九畏"中的药物。

五脏六腑用药气味补泻

肝胆：温补凉泻，辛补酸泻。

心、小肠：热补寒泻，咸补甘泻。

肺、大肠：凉补温泻，酸补辛泻。

肾、膀胱：寒补热泻，苦补咸泻。

脾、胃：温热补，寒凉泻，各从其宜。甘补苦泻。

三焦、命门：热补寒泻，咸补甘泻。

张元素说：五脏更相平。一脏不平，所胜平之。故云：安谷则昌，绝谷则亡。水去则营散，谷消则卫亡，神无所居。故血不可不养，卫不可不温。血温气和，营卫乃行，常有天命。

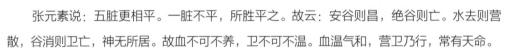

五脏五味补泄

肝 苦急，急食甘以缓和（甘草），以酸泻下（赤芍药），实则泻其子心（甘草）。肝欲散，急食辛以发散（川芎），以辛补之（细辛），虚则补其母肾（地黄、黄柏）。

心 苦缓，急食酸以收敛（五味子），以甘泻下（甘草、人参、黄芪），实则泻其子脾（甘草）。心欲软，急食咸以软化（芒硝），以咸补之（泽泻），虚则补其母肝（生姜）。

脾 苦湿，急食苦以燥热（白术），以苦泻下（黄连），实则泻其子肺（桑白皮）。脾欲缓，急食甘以缓和（炙甘草），以甘补之（人参），虚则补其母心（炒盐）。

肺 苦气上逆，急食苦以泄下（黄芩），以辛泻下（桑白皮），实则泻其子肾（泽泻）。肺欲收，急食酸以收敛（白芍药），以酸补之（五味子），虚则补其母肾（五味子）。

肾 苦燥，急食辛以润和（黄柏、知母），以咸泻下（泽泻），实则泻其子肝（芍药）。肾欲坚，急食苦以坚硬（知母），以苦补之（黄柏），虚则补其母肺（五味子）。

用药禁忌："十八反""十九畏"

　　某些药物合用会产生剧烈的毒副作用或降低和破坏药效，因而应该避免配合使用。目前医药界共同认可的配伍禁忌，有"十八反"和"十九畏"。

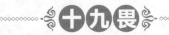

十八反

　　乌头与半夏、瓜蒌、川贝母、白蔹、白芨相反。

　　甘草与海藻、大戟、甘遂、芫花相反。

　　藜芦与人参、丹参、玄参、南沙参、苦参、细辛、芍药相反。

十九畏

　　硫黄畏朴硝

　　水银畏砒霜

　　狼毒畏密陀僧

　　巴豆畏牵牛

　　丁香畏郁金

　　川乌、草乌畏犀角

　　牙硝畏三棱

　　宫桂畏石脂

　　人参畏五灵脂

孕妇用药禁

　　某些药物具有损害胎元以致堕胎的副作用，所以应作为妊娠禁忌的药物，根据药物对胎元损害程度的不同，一般可分为慎用与禁忌的药物。慎用的药物包括通经祛淤、行气破滞及辛热滑利之品，如桃仁、红花、牛膝、大黄、枳实、附子、肉桂、干姜、木通、冬葵子、瞿麦等；而禁用的药物是指毒性较强或药性猛烈的药物，如巴豆、牵牛、大戟、商陆、麝香、三棱、莪术、水蛭、斑蝥、雄黄等。凡禁用的药物是绝对不能使用的，慎用的药物可以根据病情的需要斟酌使用。

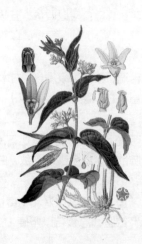

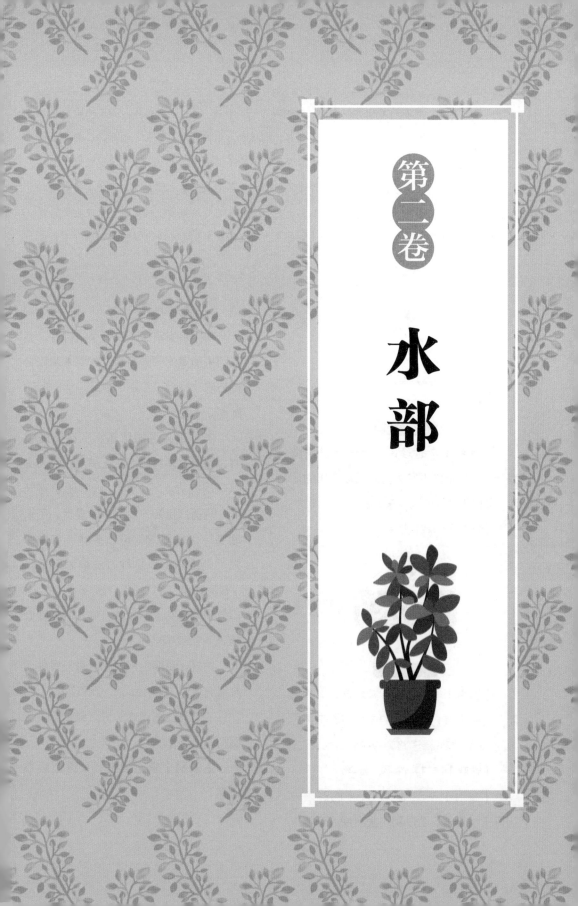

第二卷

水部

李时珍说：水在八卦中为坎象，其卦横写为☵，纵写为䷜。其体纯阳，其用纯阳。在上形成雨露霜雪，即天水；在下则为海河泉井，即地水。水的流动、静止、寒凉、温热，是不同水气所产生的差异；水的甘、淡、咸、苦，是水的不同味道。所以，古人分析九州水土的特性，以此来辨别各地人们的善恶和寿命的长短。水是万物化生之源，土是万物生长之本。饮资于水，食资于土。饮食是人的命脉，也是营卫之气化生的来源。所以说，水液丢失则营血枯竭，水谷不入则卫气消亡。对于水的性味，防病治病的医生们尤其要用心了解。下面重点介绍天水类。

雨水

水部 | 天水类

【释名】李时珍说：地气上升蒸腾为云，天气凝结下降为雨，所以人出的汗液，便以天地间的雨水来命名。

【性味】味咸，性平，无毒。

露水

水部 | 天水类

【释名】李时珍说：露水是阴气凝聚而形成的水液，是润泽的夜气附着于物体上而成的，能润泽道路旁的花草树木。

【性味】味甘，性平，无毒。

【主治】在深秋露水较多的时候，用盘子收取，煎至浓稠，服后使人延年不饥。（陈藏器）

秋露水秉承了金秋肃杀的特性，适宜用来煎煮润肺的药物，或用来调和治疗疥疮、癣病、虫毒、麻风等病的各种散剂。（虞抟）

各种草尖上的秋露水：在清晨收取，可治愈多种疾病，止消渴，使人身体轻捷有力，不饥饿，肌肤健康有光泽。阴历八月初一收取来的露水，用来磨墨汁点太阳穴，可止头痛。点膏肓穴，则治瘵病，这种方法称为天灸。（李时珍）

各种鲜花上的露水：使人容颜健康美丽。（陈藏器）

柏叶、菖蒲上的露水：每天早晨用来清洗眼部，能明目。（李时珍）

凌霄花上的露水：进入眼中会损伤眼睛。（李时珍）

【发明】李时珍说：秋露造酒最香洌。

甘露

水部 | 天水类

【释名】又名：膏露、瑞露、天酒、神浆。

李时珍说：《瑞应图》中称，甘露即美露，是神灵的精华，仁瑞之泽，它凝如脂，甘甜如蜜糖，所以又有甘、膏、酒、浆的名称。《拾遗》上记载：昆仑山上有甘露，远远望去就像丹，落到草地上，则皎莹如雪。

【性味】味甘，性大寒，无毒。

【主治】滋润五脏，延年益寿，治胸膈的各种热毒，明目止渴。（陈藏器）

冬霜

水部 | 天水类

【释名】李时珍说：阴气偏盛时则露水凝结成霜。霜能损伤万物，而露水能滋养万物，这种性质的不同是由于时令的变化。

陈承说：凡是收取霜，应当用鸡毛扫取，装入瓶中，密封保存于阴凉处，很长时间也不会坏。

【性味】味甘，性寒，无毒。

【主治】服冬霜可解酒热，治风寒感冒引起的鼻塞及酒后面热耳赤等。（陈藏器）

把冬霜与蚌粉调和外敷暑天的痱子及腋下红肿，效果好。（陈承）

【附方】**寒热疟疾**：取秋后的霜一钱半，用热酒服食。

腊雪

水部 | 天水类

【释名】李时珍说：按刘熙《释名》上说，雪，洗的意思，可以洗除瘴疠之气和虫蝗。凡是花都只有五片花瓣，而雪花却是六瓣。六是阴的生成数。冬至后的第三个戊日为腊，腊月里的前三场大雪，非常适应农作物的生长，又可以冻死蝗虫卵。把腊雪收集起来密封后放在阴凉处，数十年也不坏。用腊雪水浸泡过的五谷种子，耐旱而不生虫；把腊雪水撒家具上，能驱虫蝇；用腊雪腌制贮藏的各种果实，不被虫蛀。

陈藏器说：春天的雪有虫，雪水也容易腐败，所以不收取。

【性味】味甘，性冷，无毒。

【主治】腊雪能解一切热毒之证。治疗因气候而起的各种瘟疫和小儿发热惊痫，哭闹不安，也可治疗成年人因服用丹石而出现的异常病症，以及酒后发热、黄疸等。（陈藏器）

用腊雪水洗眼，能消除红肿。（张

从正）

用腊雪水煎茶或煮粥，可以解热止渴。（吴瑞）

腊雪水宜用来煎至伤寒发热的药，外搽用来治疗痱子的效果也很好。（李时珍）

【发明】寇宗奭说：腊雪水，性质大寒，所以能治疗上述各种病症。

水部 | 天水类

【释名】李时珍说：程子说，雹是天地阴阳之气相搏而形成的；有人说，雹者，炮也，意思是击中物品就像炮弹一样。

《五雷经》说：雹是不平和的气汇聚的结果。

【性味】味咸，性冷，有毒。

按《五雷经》所说，人吃了冰雹，会产生疫疠、麻风、癫狂等病症。（李时珍）

水部 | 天水类

【释名】又名：凌。

李时珍说：冰是阴气凝结的精华，当水凝结至极时性质就会和土一样，由柔转刚。这就是所说的物极必反。

【性味】味甘，性冷，无毒。

【主治】陈藏器说：夏冰能清热除烦，还可用来贴熨乳房，治疗乳房红肿疼痛。

伤寒热毒、高热神昏的人，放一块冰在膻中穴上，就会醒来。用这种方法也可以解酒毒。

【发明】陈藏器说：暑天食用冰水，与气候相反，对人体不宜。冰水进入胃肠后，会使冷热相搏，产生疾病。食谱上说，凡在夏季用冰，只能用它来降低食物的温度，不能直接饮用。夏日吃冰，虽然当时很畅快，但久了就会产生疾病。

【附方】身上瘢痕：用夏冰熨抹，能消去瘢痕。

水部 | 地水类

【集解】李时珍说：流水，大的有江河，小的有溪涧，都是流动的水。流水在外表现为流动不止，但性宁静，质虽柔和但气刚强，与湖泽池塘的死水不同。然而江河的水大多混浊，溪涧的水大多清澈，两者又有不同。混浊流水和清澈流水中的鱼，其性状、颜色也迥然不同；用来淬剑染布，则着色不同；煮粥烹茶，味道也不一样。那么用来入药，怎么能不加以分辨呢？

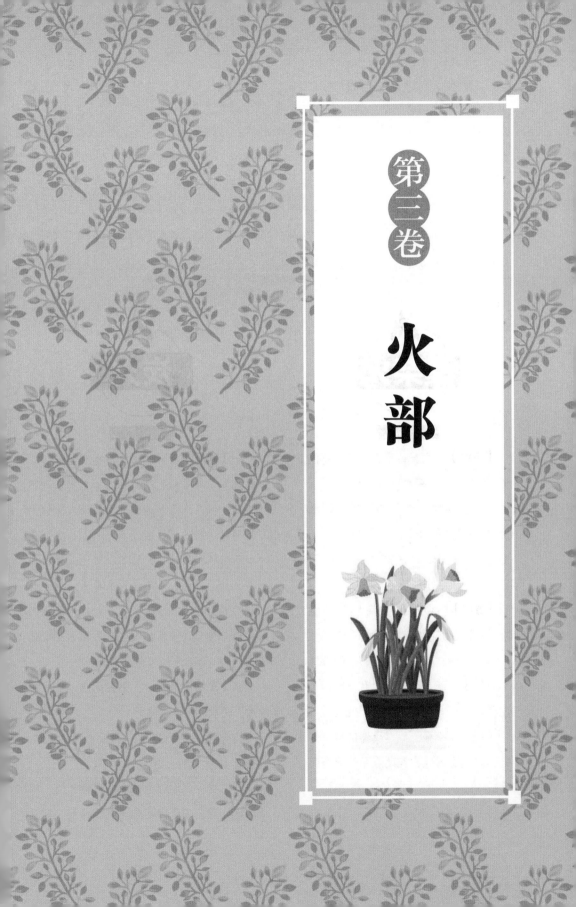

第二卷

火部

李时珍说：水火养民，而民也依赖水火而生存。历代本草方书都只知辨水而不知辨火，这是一大缺漏。在五行中，南方属火，火字横看为☰卦，直为火字，是炎上的形象。火气上行于天，下藏于地，而被人们使用。上古时期，周朝的司烜氏以燧向太阳取明火，以鉴向月亮取明水，以供祭祀时使用。司爟氏掌管火的政令，在四时变化时用国火救治时疾。《曲礼》上说：圣王应用水火金木，饮食必定遵循四季变化的规律。可见古时圣王对于火政，对于火在人之间的作用，是很用心的，那为什么如今的人们却对火如此怠慢呢？我现在汇集日常用的，并为火部。

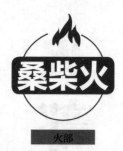

桑柴火

火部

【主治】痈疽发背不起、瘀肉不腐、阴疮、瘰疬顽疮，将燃着的桑柴火吹灭，外灸患处，每日两次。未溃烂的能拔毒止痛，已经溃烂的则补接阳气而去腐生肌。凡一切补益药，适宜用桑柴火来煎煮。不过，不能用它点艾条，会伤肌肉。（李时珍）

【发明】朱震亨说：桑柴火其性畅达，能拔引郁积之毒外出，这是从治的方法。

李时珍说：桑木能利关节，养津液。得火则拔毒引邪，且祛逐风寒，所以能去腐生新。《抱朴子》说：一切仙药，不用桑柴火煎煮的不服。桑是箕星之精，能助药力，除风寒痹痛，长期服用可终身不患风疾。

炭火

火部

【集解】李时珍说：烧木则成炭，木材搁久了会腐烂，而炭埋在土中日久却不腐烂，这是由于木有生性而炭没有生性。殡葬时埋炭入土，能使虫蚁不入，也可使竹木的根到了坟边就自回，这也是因炭没有生性的缘故。古代的人在冬至、夏至的前两天，把土和炭垂吊在秤杆两端，使两端轻重均衡，如果阴气盛时则土的那边偏重，阳气盛时则炭的那边偏重。

【主治】栎炭火：适宜用来煅制一切金石药物。（李时珍）

桴炭火：适宜用来烹制焙灸各种丸药。（李时珍）

白炭：可治疗金银铜铁误吞入腹，将其烧红后立即研为粉末，煎汤呷服。严重

的，可刮取粉末三钱，用井水调服，未见效再服。还能解水银轻粉的毒。将带火的炭投进水中，能取出水银。（李时珍）

【附方】1.白虎风痛：取炭灰五升、蚯蚓屎一升、红花七捻（两指头捏到的为一捻），一起熬，熬好后用醋拌过，以旧布包好，趁热熨痛处。2.治肠风下血：用紧炭三钱、枳壳烧灰存性五钱，共研为粉末，每次服三钱，五更天时用米汤送服，天亮再服一次，当天见效。忌食油腻食物。3.治汤火灼伤：用炭末和香油调涂伤处。4.治白癫头疮：将白炭烧红，投入沸水中，用此汤温洗，有效。5.治阴囊湿痒：用麸炭和紫苏叶末，擦患处。

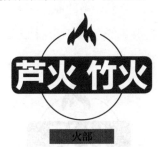

芦火 竹火

火部

【主治】适宜煎煮一切滋补的药物。（李时珍）

【发明】李时珍说：凡是服用汤药，即使药物是上等精品，炮制也正确，但如果煎药的人鲁莽粗糙，水火选择不良，火候没有掌握好，则药也会没有效果。茶是否香醇，饭是否香甜，都与水、火及烹饪方法恰当与否有关，汤药也是如此。因此必须要细心、有经验的人来煎药，药物要用深罐密封，用新水活火，先武火后文火，再按正确的方法服用，就不会没有效

果。用陈芦、枯竹的火，是取它们的火力不强，不损伤药力的缘故。用桑柴火，是取其能助药力，用栎炭火是因为它的火势较慢，用栎炭火则是因为它的火力较快。温养的药物用糠及马屎、牛屎火来煎，是因其火力较慢，能使药力均匀发挥效果。

艾火

火部

【主治】艾火能灸治百病。如果灸治各种风病寒疾，往艾叶中加入少许硫黄末，效果更好。（李时珍）

【发明】李时珍说：凡用艾火灸治疾病，宜用阳燧和火珠面对阳光，取太阳真火，其次为钻槐木取火。如果病情紧急难备以上两种火，可用真麻油灯火或蜡烛火，把艾茎点燃，滋润灸治疮疡至疼痛消失。金石或钻燧之火均不能用。邵子曾说：火无体，因物赋形，所以金石之火烈于草木之火。八种木火中，松木之火难愈病，柏木之火伤神多汗，桑木之火伤肌肉，柘木之火伤气损脉，枣木之火伤内脏吐血，橘木之火伤营卫经络，榆木之火伤骨失志，竹木之火伤筋损目。

【附录】阳燧：李时珍说：阳燧即火镜，用铜铸成，其面凹，摩热向日，以艾承之，则得火。周朝取火官以火燧取明火于日，说的就是这。

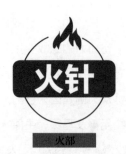

火针

【释名】又名: 燔针、焠针、烧针、煨针。

李时珍说: 火针在《素问》中被称为"燔针、焠针"。张仲景把它称作"烧针",四川属地的人叫"煨针"。其使用方法是: 在灯盏里注满麻油,放灯草二至七茎点燃,再将针反复涂上麻油,在灯上烧至通红时使用。针不红或不热,反而会损伤人体,且不能祛除病邪。针必须以火箸铁锻造的为佳。

【主治】用火针可治疗风寒筋脉急挛引起的痹痛,或瘫痪、肢体麻木不仁等,下针后要快速出针,急按住针孔则疼痛立止,不按则很痛。治疗癥块、结积等病,下针后要缓慢出针,并转动针柄,以发散污邪。背部痈疽有脓没有头的,针孔入使脓肿破溃,不要按闭孔穴。凡用火针,不能刺太深,否则伤经络,不过也不能太浅,太浅不能祛病,要适度。(李时珍)

【发明】李时珍说:《素问》上说,病在筋,应调筋,用燔针劫刺其下,也可治疗筋骨。病在骨,应治骨,用焠针药物熨帖患处。《灵枢》经在论述十二经筋病变出现的挛急痹痛证时,都用燔针劫刺,以病人有感觉为度,以压痛点为穴位。又说经筋之病,寒则筋脉挛急,角弓反张;

热则筋脉纵驰不收,阴痿不用。焠刺是治疗风寒急证的方法。对于热盛者不能用燔针。由此看来,燔针是为筋寒而急者设,以热治寒,为正治之法。而后世用燔针来治疗积聚痞块,也是借温热之气来散寒,发散湿浊之邪。

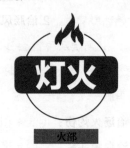

灯火

【主治】灯火能治小儿惊风抽搐、昏迷,又可治头风胀痛。用灯芯蘸麻油在额头太阳穴络脉较多的地方焠烤,效果很好。外痔肿痛的,也可用这种方法。因为麻油能祛风解毒,火能通经络。

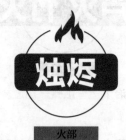

烛烬

【集解】李时珍说:烛有蜜蜡烛、虫蜡烛、柏油烛、牛脂烛等,只有蜜蜡烛、柏油烛的烛烬可入药。

【主治】烛烬可治疗疔肿,将烛烬与胡麻、针砂等份研为细末,和醋调和外敷患处即可。治九漏,以烛烬与阴干的马齿苋等份,研为细末,用泔水洗净,和腊猪脂调和外敷,一日三次。(李时珍)

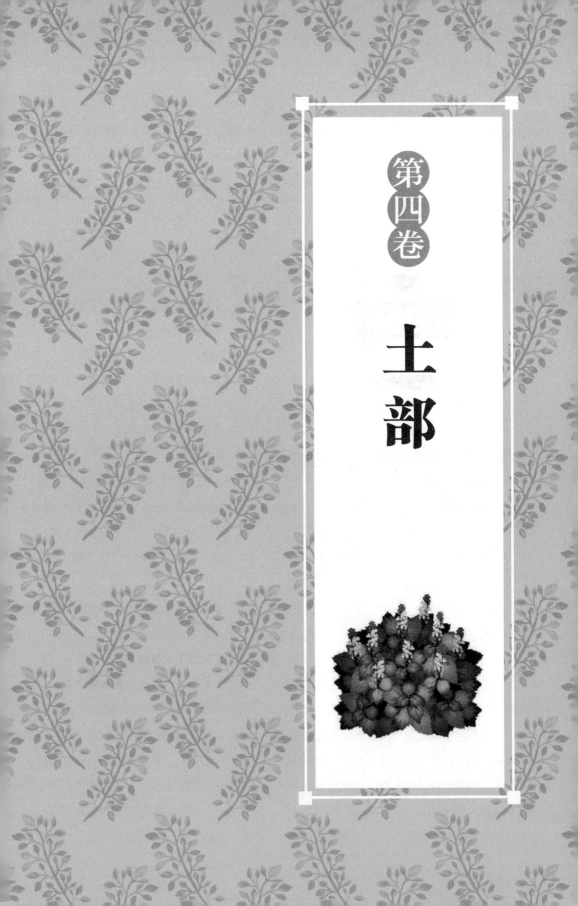

第四卷

土部

李时珍说：土是五行当中最主要的，为坤卦。土有五色而以黄色为正色，具备五味而以甘为正味。所以《尚书·禹贡》中分辨九州土地颜色的不同，《周官》中分辨十二种土壤性质的不同。土至柔中有刚，至静而有常，兼五行而生万物，却不赋予它特殊的能力，可见坤土之德到极致了。在人体，脾胃与土相应，所以各种土入药，都具有补脾助戊己的功效。现收集各种土编为土部。

白垩

土部

【释名】又名：白善土、白土粉、画粉。

李时珍说：土的颜色以黄色为正色，以白色为恶色，所以称为垩。后人忌用垩字，于是叫作白善。

【集解】《名医别录》上记载：白垩产于邯郸山谷中，没有固定的采收时间。

陶弘景说：白垩就是如今画家所用的画粉，量多且价格便宜，但常用的方药中用得很少。

寇宗奭认为：京城把白善土叫白土子，切成方块后卖给人洗衣服。

李时珍说：白土遍地都是，就是用来烧制白瓷器的那种泥。

【修治】雷敩说：垩，不要用那种色青底白的。白垩入药需捣碎筛末，用盐汤飞过，晒干备用，这样可以避免涩肠。每二两垩，用盐一分。

《日华诸家本草》说：白垩入药煅烧后用，不入汤剂。

【性味】味苦，性温，无毒。

《名医别录》记载：辛，无毒。不能长期服用，会伤五脏，令人消瘦。

【主治】主治女子寒热癥瘕、闭经、积聚。（《神农本草经》）

治阴部肿痛、崩漏、不孕、泻痢。（《名医别录》）

能治疗女子血结，涩肠止痢。（甄权）

治鼻出血、吐血、痔瘘、男子肾寒滑精、女子宫寒不孕。（《日华诸家本草》）

取白垩与王瓜等份，研为细末，用汤送服二钱，治疗头痛。（寇宗奭）

【发明】李时珍说：各种土均能胜湿补脾，而白垩则兼入气分。

【附方】1.鼻血不止：白垩末五钱，井水调服。二付除根。2.水泄不化：取煅白垩、炮干姜各一两，楮叶二两，共研为末，做成如绿豆大的丸子，每次用米汤送服二十丸。3.反胃吐食：白垩煅红，放在一升米醋中浸过，再煅再渍，直到醋干为止。取这样的白垩一两，炮干姜两钱半，共研为末，每次调服一钱，最后服到一斤以上为妙。**4.突发咳嗽：**取白垩、白矾各一两，共研为末，加姜汁，做成如梧桐子大的丸子，临睡前姜汤送服二十丸。

5.风赤烂眼：取白垩一两，铜青一钱，共研为末，每次取半钱，用开水泡后洗眼。

6.小儿热丹：取白垩一分，寒水石半两，共研为末，用新水调匀涂敷。**7.痱子痒：**用白垩灰末扑。**8.指头肿痛：**用白垩调猪油擦涂。**9.臁疮不干（臁疮为小腿前面的疮）：**将白垩煅过，研为细末，调生油搽。

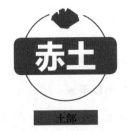

赤土

土部

【性味】味甘，性温，无毒。

【主治】治水火烫伤，用赤土研细末外涂。（李时珍）

【附方】**1.治牙龈朽痛、溃烂、虫蛀：**用赤土、荆芥叶共研为末，外用搽涂，每日三次。**2.治风疹瘙痒，难以忍受：**用赤土研末，空腹温酒送服一钱。**3.治身面印纹：**刺破，用醋调赤土外敷，干后又换，以疮口黑印消失为度。

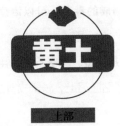

黄土

土部

【释名】陈藏器引张司空的话说：三尺以上的土为粪，三尺以下的土才为土。凡用土入药时，应当去掉三尺以上的污秽之物。

【性味】味甘，性平，无毒。

陈藏器说：经常接触土气，会使人面色发黄，挖土触犯地脉，会使人气逆水肿。如果挖土犯神杀，令人生肿毒。

【主治】治赤白痢，腹中热毒绞痛，便血。取干黄土，水煮开三至五遍，沉淀去滓，温服一二升。黄土还能解各种药毒、肉食中毒、合口椒中毒及野菌中毒。（陈藏器）

【发明】李时珍说：按刘跂《钱乙传》中所说，元丰年间，皇子仪国公犯了瘈疭病（即手足痉挛），国医治不好，长公主举荐钱乙入宫治病，钱乙用黄土汤就把病治好了。神宗召见钱乙，问为什么黄土能治病。钱乙回答说：瘈疭是木盛风动之证，用土制水，木得其平，则风自退。神宗大为赞赏，赐钱乙为太医。

【附方】**1.治小儿乌纱惊风，全身乌黑色：**用黄土一碗、陈醋一杯，同炒。炒热后，用布包好，熨小儿全身，直达脚下，刺破为宜。**2.眼睛突然看不见：**将黄土溶在水中，搅匀后澄清，取上面清液洗眼。**3.肉痔肿痛：**用向阳的黄土、黄连、皮硝各一两，与猪胆汁调匀，同研成泥，做成枣大的药丸，塞入肛门。过一夜，药丸随大便排出。用药时，须内服乌梅黄连二味丸。**4.各种跌打损伤：**取干净黄土五升，蒸热，分两包轮换熨伤处。不要让布包冷了，但也不宜太热，恐烫伤皮肉，取痛止则已，此方神效。**5.汤火灼伤**：用醋调黄土，外涂。

土蜂窠

土部

【释名】又名：蠮螉窠。

李时珍说：也就是细腰蜂的巢。

【性味】味甘，性平，无毒。

【主治】治风头痛。（《名医别录》）

主治小儿霍乱吐泻，将土蜂窠艾炙研为末，乳汁调服一钱。（《太平圣惠方》）

醋调外涂，能治疗肿毒以及蜘蛛、蜂和蝎子等毒虫螫咬伤。（陈藏器、寇宗奭）

治疗肿乳娥、妇人难产。（李时珍）

【附方】**1.肿毒痛如火烧**：用醋调土蜂窠外涂。又法：用川乌头和土蜂窠等份，醋调外涂，肿毒未成脓则消，已成脓则早破。**2.疗疮肿痛**：用煅过的土蜂窠和烧过的蛇皮等分，每次用酒冲服一钱。

蚯蚓泥

土部

【释名】又称：六一泥、蚯蚓粪。

【性味】味甘、酸，性寒，无毒。

【主治】治赤白热痢，取蚯蚓泥一升炒至烟尽，烧汁半升，滤尽后服用。（陈藏器）

治小儿阴囊虚热肿痛，用生甘草汁加入轻粉末和蚯蚓泥中外涂。用盐和蚯蚓泥同研外敷，可祛热毒，疗蛇、犬咬伤。（《日华诸家本草》）

用盐末和蚯蚓泥外敷，治狂犬咬伤或出犬毛，神效。（苏敬）

【附方】**1.热疟，恶寒轻，发热重**：用蚯蚓泥和面，做成梧桐子大的丸子，用朱砂为衣。每次服三丸，忌食生冷。还可以在蚯蚓泥里加菖蒲末和独蒜做成丸子，也有效。**2.小便不通**：用蚯蚓泥、朴硝等份，水调成膏，敷在脐下，即通。**3.小儿阴囊肿大**：用蚯蚓泥调薄荷汁，外敷患处。**4.妇女吹乳**：用韭菜地中的蚯蚓泥，研细筛过，用米醋调，厚敷乳上，干了就换，三次即愈。用凉水调也可以。**5.时行腮肿**：用柏叶汁调蚯蚓泥涂患处。**6.脚心肿痛，因久站久行而致**：用水调蚯蚓泥厚敷，一夕即愈。**7.耳后诸疮**：将蚯蚓泥烧过，用猪油调敷患处。**8.蜈蚣咬伤**：用蚯蚓泥敷伤口，有效。**9.解射网毒（射网是用草乌头制成的毒药，可以治疗根结核、瘰疬等）**：将蚯蚓泥末用井水调，服二方匕。**10.小儿头热、鼻塞不能**：用湿蚯蚓泥研磨做饼，贴囟门上，一天换几次。

伏龙肝

【释名】又名：灶心土。

陶弘景说：灶心土是灶中正对锅底的黄土。因灶中有灶王神，所以称为伏龙肝。

雷敩：凡取伏龙肝入药不要用灶下土。所谓伏龙肝，是指十年以上的灶中火气积久而结成的土，如红色的石块，中间为黄色，外形有棱角，取这样的土研为细末水飞用。

【性味】味辛，性微温，无毒。

甄权说：味咸。

《日华诸家本草》记载：性热，微毒。

【主治】治妇人崩漏、吐血，止咳止血。将伏龙肝用醋调敷，治痈肿毒气。（《名医别录》）

止鼻衄、痢下脓血、带下、尿血、遗精，能催生下胞，治疗小儿夜啼。（《日华诸家本草》）

能治心痛、癫狂、风邪蛊毒、小儿脐疮、重舌、风噤反胃以及中秽浊之气昏迷不醒和各种疮，还能护胎。（李时珍）

【附方】1.中风口噤，不能言语，心神恍惚，手足不能随意运动，或腹中痛满或晕绝：用伏龙肝五升，加水八升，搅后澄清，取上层清水服用。2.神志狂乱，不能识人：将伏龙肝研末，用水冲服方寸匕。一日服三次。3.小儿夜啼：伏龙肝二钱、朱砂一钱、麝香少量，共研为末，加蜜做成绿豆大的药丸。每次服五丸，桃符汤送下。4.冷热心痛：伏龙肝末一茶匙，如热痛用热水湿烫后服，如是冷痛则用酒冲服。5.反胃呕吐：用陈年的伏龙肝，研末，米汤送下。每次服三钱。6.吐血，心腹疼痛：用伏龙肝与多年烟壁土等份，每次取五分钱，加水两碗煮成一碗，让其澄清，取上层清水服用，空腹服。另吃些白粥补身体。7.妇女血漏，淋漓不止：用伏龙肝半两，阿胶、炒蚕沙各一两，共研为末。每次空腹用酒送服二三钱，直到病痊愈为止。8.妇女赤白带下，日久黄瘁，六脉微涩：用伏龙肝、棕榈灰、屋梁上尘，等份，各炒到烟尽，共研为末，加龙脑、麝香各少许。每次服三钱，以温酒或淡醋送服。患赤白带有一年之久的，按此治疗，半月可愈。9.食物中毒：取如鸡蛋大小的伏龙肝末，用水冲服，吐出便愈。10.冷气入腹：肿满难当以及男子阴部突然肿痛等：用伏龙肝调鸡蛋白涂搽。11.耳内流脓：用棉花裹伏龙肝末塞耳内，一天换三次。12.小儿热疖：取伏龙肝末、生椒末等份，用醋调敷。13.一切痈肿：加鸡蛋黄也可以。

百草霜

【释名】也称：灶突墨、灶额墨。

李时珍说：百草霜是灶额及烟炉中的墨烟，质轻而细，故称为霜。

【性味】味辛，性温，无毒。

【主治】能止全身出血，妇人崩漏、带下，治疗胎前产后诸病和伤寒阳毒发狂，黄疸、疟疾、痢疾、噎膈、咽喉。（李时珍）

【发明】李时珍说：百草霜、釜底墨、梁上倒挂尘，都是烟气凝结而成，但其质有轻重虚实之别。重者归中下二焦，轻者入心肺之经。

【附方】1.**流鼻血不止**：用百草霜末吹入鼻孔，血立止。2.**吐血**：用百草霜末二钱，糯米汤送下。又方：百草霜五钱、槐花末二两，共研细，每次用茅根汤送服二钱。3.**齿缝出血**：用百草霜末涂搽，有效。4.**妇女白带**：用百草霜一两、香金墨半两，共研末。每次服用时取猪肝一片剖开，将药末三钱放入其中，纸裹煨熟，细细嚼食，温酒咽下。5.**脏毒下血**：用百草霜五钱，米汤调匀，放在外面露一夜，第二天早晨空腹送服。6.**突然泻痢**：用百草霜二钱，米汤调服。7.**一切痢疾初起时，服用铁刷丸，效果神奇**：百草霜三钱、金墨一钱、半夏七分、煮熟的巴豆十四粒，研匀，加黄蜡三钱、香油少许，做成丸子，分次吞服。视丸子大小，每次服用三四丸至四五十丸，姜汤送服。8.**热痢脓血**：用百草霜、黄连各一两，研末，每次用酒送服二钱，一天服两次。9.**昏厥不醒，但脉搏未停**：用百草霜和水灌之。同时，针刺百会。足大趾中趾甲侧。

石碱

【释名】又名：灰碱、花碱。

李时珍说：状如石类碱，故得碱名。

【集解】李时珍说：石碱，产自山东济宁等地。当地人采集青蒿、辣蓼一类的植物，开窖浸水，滤起晒干后烧灰，再用原水淋汁，每一百升加入面粉二三斤，日久则凝结如石。将石碱连汁一起卖到四方，用来洗衣发面，获利丰厚。

【性味】味辛、苦，性温、微毒。

【主治】能杀齿虫，祛目中翳障，治噎膈反胃，同石灰合用能腐蚀肌肉，溃痈疽瘰疬，去瘀血，用来点痣、靥、疣、赘、痔核等有神效。（李时珍）

【附方】1.**消积破气**：石碱、山楂各三两，阿魏五钱，用皂荚水制过的半夏一两，共研为末，以阿魏化醋煮糊，制成药丸服用。2.**虫牙疼痛**：用石碱填蛀孔内，疼痛立止。

第五巻

金石部

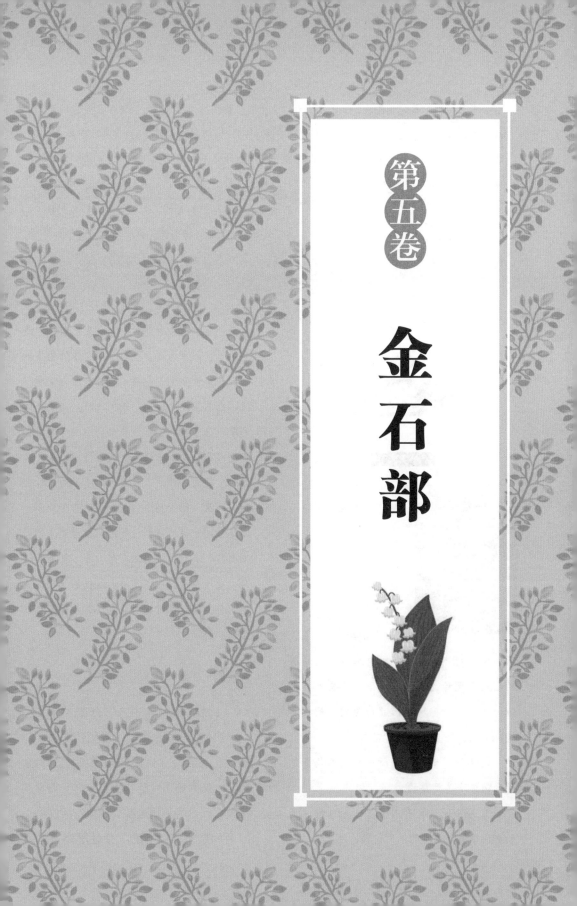

李时珍说：石是气之核，土之骨。大则为山岩，细小则为砂尘。石的精华是金、玉，有毒的是矾、砒。石气凝则结为丹青，液化则为矾汞。石的变化，或由柔弱变刚强，如乳卤变成石；或自动而成静，如草木化为石；飞禽走兽等有灵性之物化为石，是自有情而至无情；雷震星陨落成石，是从无形变为有形。大块的石头，虽有鸿钧之巨，但可在炉火中煅制，金石虽是顽物，却可造化无穷。人们在居家生活中都依赖金石，金石美玉虽说是死物，而利用无穷。因此，《禹贡》《周官》中将金石列为土产，农经、《轩典》中也详细论述了它的性味功能。这说明金石已经被古代良相、良医注意了。现在把石中能济国、治病的集成金石部。

金

金石部 | 金类

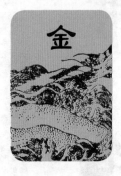

【释名】又名：黄牙、太真。

【集解】《名医别录》中记载：金屑出产于益州，随时都可开采。

陶弘景说：梁、益、宁三州产金最多，出自水沙中。淘得的金屑，被称为生金。建平、晋安也有金沙，出于石中，烧熔后鼓铸为砣，虽被火烧也未熟，还必须进一步冶炼。

马志说：现在医生所用的，都是炼熟的金箔，这是无毒的。

李时珍说：金有山金、沙金二种。金的颜色根据含金量的不同，颜色也不同：七成金色青，八成金色黄，九成金色紫，十成金色赤，以赤为足金之色。掺了银的金质地较软，试色则色青；掺了铜的金质地坚硬，试石则有声。《宝货辨疑》记载：马蹄金像马蹄，很难获得。橄榄金出自荆湖岭南。胯子金像带胯，出产于湖南北部。瓜子金大如瓜子。麸金如麸片，出产于湖南等地。沙金细如沙屑，出于蜀中。叶子金出产于云南。《地镜图》说：黄金之气赤，夜有火光能引来白鼠。有人说：山上有薤，其下就有金。凡是曾埋在墓穴中或是被制成钗钏饰物及便器的金，陶弘景称之为辱金。这些金不可以合在一起炼。

■ **金屑**

【性味】味辛，性平，有毒。

李珣说：生金有毒，熟金无毒。

寇宗奭说：金屑必须烹炼锻造为金箔，才能入药。金箔和生金一样，有毒能杀人，且这种毒很难解。如果不经过锻造的金屑是不能使用的。金性恶锡，畏水银，得余甘子则体柔。

【主治】镇定精神、坚骨髓，通利五脏邪气。（《名医别录》）

治疗小儿受惊伤五脏，风痫突然神志不清，镇心安魂魄。（甄权）

癫痫风热、喘气咳嗽、伤寒肺损吐血、骨蒸劳极做渴，都可加少量金箔入丸散服用。（李珣）

【发明】李时珍说：金是西方之行，性能制木，所以能治惊痫风热肝胆的疾病。不过在古方中很少有用的，只有服用的人才说它。《淮南子》三十六水法：说化为浆服饵。葛洪在《抱朴子》中说：服饵用黄金不亚于金液，其法是用豕负革肪、苦酒炼之百遍后，就变柔软；或者用樗皮治它，或者用牡荆酒、磁石消金为水，或者用雄黄、雌黄合饵，都能成地仙。又说丹砂化为圣金，服了它会升仙。陈藏器在《名医别录》里也说，久服金能成神仙。这些说法大都是根据秦始皇、汉武帝时的传说而来。岂知血肉之躯，依赖水谷，哪能忍受金石重坠的物体长时间滞留肠胃！因求生而丧生，真可以说愚昧之至。所以在《太清法》中说：金禀中宫阴己之气，性本刚，服用它会损伤肌肉。

【附方】**1.治牙齿风痛**：将金钗用火烧后触痛处，疼痛立止。**2.治轻粉破口，凡是水肿及疮病，服用轻粉后生口疮，牙龈溃烂**：用金器煮汁频频漱口，能杀轻粉毒，以愈为度。**3.治水银入肉，令人痉**

挛：用金物熨它，水银必当出来蚀金，等金变为白色即可，频繁使用以取得疗效。

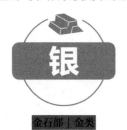

银

金石部 | 金类

【释名】又名：白金、鋈。

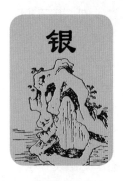

李时珍说：《尔雅》中说：白金叫作银，其美者称为镣。（《说文解字》）解释：鋈，即白金。《梵书》称之为：阿路巴。

【集解】李时珍说：闽、浙、荆、湖、饶、信、广、滇、贵州等地的山上都产银，有从矿石中炼出来的，也有从沙土中炼出的。其中生银俗称银笋、银牙。也叫做出山银。《宝藏论》说：银有十七种。国外还有四种。天生的银牙，生于银坑内石缝中，状如乱丝，颜色呈红色的为上品；入火中呈紫白色，像草根的次之；衔黑石的最稀奇，生于乐平、鄱阳出产铅的山中，又叫龙牙，也叫龙须，是纯正的生银，无毒，为做好药的根本。生银生于石矿中，成片块状，大小不定，状如硬锡。母砂银，生于五溪丹砂穴中，色里红光。黑铅银，得子母之气。这四种是真银。有水银银、草砂银、曾青银、石绿银、雄黄银、雌黄银、硫黄银、胆矾银、灵草银，都是用药制成的。丹阳银、铜银、铁银、白锡银，都是用药点化而成的，这十三种银都是假银。外国的四种：新罗银、波斯银、林邑银、云南银，都是精品。

■ 银屑

【修治】李时珍说：入药只用银箔。如果用水银盐消制后的银屑，反而有毒。《龙木论》称之为银液。此外，锡箔和银箔相似，应辨其真伪。

【性味】味辛，性平，有毒。

【主治】安五脏，定心神，止惊悸，除邪气，久服轻身，延年益寿。（《名医别录》）

定志，去惊痫，治小儿癫疾狂走。（甄权）

破除冷风。（青霞子）

银箔能坚筋骨，镇心明目，治风热癫痫，入丸、散剂服用。（李珣）

■ 生银

【性味】味辛，性寒，无毒。

韩保昇说：银畏黄连、甘草、蜚廉、石亭脂、砒石、恶羊血、马目毒公。

《日化诸家本草》说：银性冷，微毒。畏慈石，恶锡，忌生血。

李时珍说：荷叶、薯灰能粉银。羚羊角、乌贼鱼骨、鼠尾、龟壳、生姜、地黄、慈石，皆能瘦银，羊脂、紫苏子油，皆能柔银。

【主治】主治热狂惊悸、发痫恍惚、夜卧不安且谵语、邪气鬼祟等证。服之明目镇心，安神定志。小儿诸热丹毒，将其用水磨后服用，功效胜过紫雪丹。（《开宝本草》）

小儿中恶，热毒烦闷，水磨服之。（《日华诸家本草》）

将生银煮水，再加入葱白、粳米做粥食，治胎动不安，漏血。（李时珍）

【发明】李时珍说：用银入药，是平肝镇怯的意思。所以《太清服炼书》上说，银禀西方辛阴之神，结精为质，性则戾，服之能伤肝。抱朴子说把银化成水服，可成地仙，这是方士的谬言，不足为信。

【附方】**1.风牙疼痛**：用文银一两，烧红渍入一碗烧酒中，趁热漱口。**2.口鼻疳蚀，穿唇透颊**：用银屑一两，放入三升水中，在铜器内煎成一升，一天洗三四次。

自然铜

金石部｜金类

【释名】又名：石髓铅。

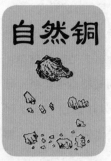

马志说：其色青黄如铜，不加冶炼，所以叫做自然铜。

【集解】李时珍说：按《宝藏论》中所说：自然铜生于曾

青、石绿的洞穴中，形状如寒林草根，颜色红腻，也有生在穴壁的。又有一种类似丹砂，光明坚硬有棱，中含铜脉的，尤佳。还有一种似木根，不红腻，随手碎为粉的，至为精明，产铜的矿山附近都有。现在人们所用的自然铜都不是上面所说的。

【修治】雷敩说：将采来的石髓铅锤碎后，同甘草汤煮一昼夜，到天明漉出，摊开晾干，入臼中捣碎，过筛后，用醋浸一个晚上，到第二天早上，用六一泥瓷盒子，盛二升，在文武火中养三日夜，才干的时候，用盖子盖好，火煅两昼夜，去土研如粉用。凡炮制自然铜五两，用醋两镒。

李时珍说：现在的人只将自然铜用火煅醋淬其七次，研细水飞过后使用。

【性味】味辛，性平，无毒。

【主治】治折伤，能散血止痛，破积聚。（《开宝本草》）

能消瘀血，排脓，续筋骨；治产后血邪，安心，止惊悸，用酒磨后服用。（《日华诸家本草》）

【发明】寇宗奭说：有人用自然铜治疗折断翅膀的胡雁，后来雁翅膀接好飞去。现在有人治疗跌打伤，用自然铜研细水飞过，同当归、没药各半钱一起用酒调服，再用手按摩病伤处。

李时珍说：自然铜接骨的作用和铜屑相同，不可诬也。但接骨后，不可长期服用，即以理气活血便可。

【附方】1.心气刺痛：用自然铜，先

经火煅，然后用醋淬，淬后又煅，反复九次，最后研为细末。每次取一小撮，调醋服用。2.骨折：用自然铜磨酒服，但骨接之后，不可常服。

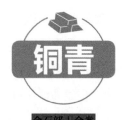

铜青

【释名】又名：铜绿。

【集解】陈藏器说：生熟铜都覆盖有青（绿）色之物，即铜的精华，大的为空绿，稍次的为空青。铜青则是铜器上的绿色之物，淘洗后使用。

李时珍说：现在的人用醋使铜生绿，收取晒干后制药出售。

【性味】味酸，性平，有小毒。

【主治】治妇女血气心痛，治疗金疮止血，能明目，去皮肤上红痣、息肉。（陈藏器）

治风烂眼流泪。（徐之才）

治恶疮、疳疮，能涌吐风痰，杀虫。（李时珍）

【发明】李时珍说：铜青是铜的液气所凝结，味酸而有小毒，能入肝胆，所以能吐利风痰，明目杀疳，治疗肝胆疾病。《抱朴子》上说：用铜青涂在木头上，入水不会腐烂。

【附方】1.治风痰卒中，为痰涎潮盛，卒中不语，以及一切风瘫的，用碧琳丹：取生绿二两，乳钵研细，水化去石，慢火熬干，取辰日、辰时、辰位上修合，再研入麝香一分，用糯米粉糊和成如弹子大的药丸，阴干。卒中者，每丸分作两次服，用薄荷酒研好送下。其他风证，则用朱砂酒化下。要吐出青绿色涎水，泻下恶物，才算痊愈。如治小儿的这种病，宜用绿云丹：用铜青研末，不定量，用醋面糊丸如芡实子大。每次用薄荷酒化服一丸，服后一会吐涎如胶，即有效。**2.烂弦风眼：** 水调铜青，涂在碗底，艾火熏干后，刮下来涂烂处。**3.头发恶红：** 不断脱落：用油磨铜钱末涂抹即生。**4.走马牙疳：** 用铜青、滑石、杏仁等份，研末涂搽。**5.治杨梅毒疮：** 取铜绿，用醋煮后研末，烧酒调搽。要忍痛，让水出，次日即干。或者再加白矾，与铜青等份，研末涂搽。**6.臁疮顽癣：** 用铜青七分，研细，加黄蜡一两共熬。另取厚纸一张，涂上熬好的汁，两面垫一层纸，然后贴到患处，以出水为好。也可以用来治疗杨梅疮毒及虫咬。**7.百虫入耳：** 用生油调铜青滴入。**8.头上生虱：** 取铜青、明矾，共研末，揉入头发内。

铅

【释名】又名：青金、黑锡、金公、水中金。

李时珍说：铅易沿流，所以称为铅。

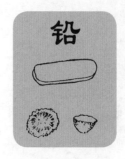

锡是白锡，所以铅为黑锡。而神仙家拆其字为金公，隐含其名水中金。

【集解】苏颂说：铅出产于蜀郡平泽，现在有银坑的地方都有，开采后炼矿石而取。

【修治】李时珍说：凡用铅应当以铁铫熔化后泻于瓦上，滤去杂质，如此数次后收用。其黑锡灰则是用铅砂取黑灰。白锡灰，不可入药。

【性味】味甘，性寒，无毒。

陈藏器说：有小毒。

【主治】镇心安神，治疗伤寒毒气，反胃呕哕，蛇蝎咬伤，用铅炙熨。（《日华诸家本草》）

能治疗甲状腺肿大，鬼气疰忤。将铅锉为细末，和青木香敷疮肿恶毒。（陈藏器）

消颈淋巴结核，痈肿，明目固牙，黑须发。治石女，杀虫坠痰，治疗噎膈消渴风痫，解金石药毒。（李时珍）

锡

【释名】又名：白鑞、鈏、贺。

【集解】李时珍说：锡出于云南、衡

州。许慎的《说文解字》中解释说：锡，处在银铅之间。《土宿本草》上说：现在的人把酒装在新锡器里，浸渍时间长了能杀人的原因，是因砒能化锡，年月尚短，便被取来用，所以其中蕴含有毒。又说：砒是锡的根。银色而有铅的质地，五金之中只有锡最容易制，失其药则为五金之贼，得其药则为五金之媒。

【性味】味甘，性寒，微毒。

【主治】主治恶毒风疮。（《日华诸家本草》）

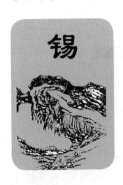

【发明】李时珍说：洪迈的《夷坚志》中说：汝人多患大脖子病。地饶风沙，沙入井中，饮用这样的水就会得大脖子病。所以金、房一带的人们用锡为井栏，夹锡钱镇之，或者将锡沉入井中，才免除了该隐患。

【附方】杨梅毒疮：用黑铅、广锡各二钱半，结砂后，取蜈蚣二条，研末，纸卷作小捻，油浸一夜，点灯照疮，每日两次，七日即愈。

金石部｜金类

【性味】有毒。

李时珍说：用铜器盛装的饮食茶酒，过夜后会有毒。用铜器煎汤饮用，会损伤人的声音。

陈藏器说：铜器上的汗有毒，能让人发恶疮内疽。

【主治】上吐下泻导致的小腿抽筋，肾堂及脐下痛，都可以将铜器烤热后隔衣熨脐腹肾堂。（《日华诸家本草》）

古铜器能辟邪。（李时珍）

金石部｜金类

【释名】又名：黑金、乌金。

李时珍说：铁，截也，指刚硬能够截断物体。铁在五金中属水，所以称为黑金。

【集解】苏颂说：初炼去矿，用来铸造范金器物的，是生铁。再三锤拍，可以做鍱的，称为镤铁，也称熟铁。生熟铁相混合，用来制作刀剑锋刃的，为钢铁。打铁匠把铁烧到赤沸，在砧上打下的细皮屑，为铁落。从锻灶中飞出，像灰尘，紫色且轻虚，可以莹磨铜器的，为铁精。制针的人磨出的细末，称为针砂。取各种铁放入容器中，用水浸泡，泡久了色青出沫、可以染皂的，为铁浆。把铁拍成片段，放在醋糟中，时间久了上生铁锈可刮取的叫作铁华粉。将铁放入火中炼时，飞溅出的铁末，为铁粉。

李时珍说：铁都是用矿石炼成的。

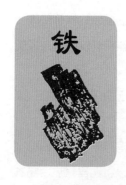

铁

秦、晋、淮、楚、湘、闽、广各山中都产铁，其中以广铁为好。甘肃的土锭铁，色黑性坚，适宜用来制作刀剑。西番出产的宾铁尤其好。《宝藏论》说：铁有五种：荆铁产自当阳，色紫而坚利；上绕铁次之；宾铁产自波斯，坚利可切金玉；太原、蜀山的铁顽滞；刚铁出自西南瘴海中的山石中，状如紫石英，水火不能损坏它，用它穿珠切玉如同削土一般。

■ 熟铁

苏恭说：熟铁即柔铁。

【气味】味辛，性平，有毒。

李时珍说：铁畏皂荚、猪犬脂、乳香、朴硝、碙砂、盐卤、荔枝。凡是各种草木药都忌铁器，而补肾药尤其忌之，否则反消肝肾，肝伤则母气就更虚了。

【主治】坚肌耐痛。（《神农本草经》）

劳铁：烧红投酒中，热饮，可治贼风。（陈藏器）

■ 生铁

【气味】味辛，性微寒，微毒。

【主治】治疗下部脱肛。（《名医别录》）

能镇心安五脏，治痫疾，黑鬓发。治

疗恶癣疥，蜘蛛咬伤，取生铁用蒜磨，然后用生油调敷。（《日华诸家本草》）

散瘀血，消丹毒。（李时珍）

【发明】李时珍说：铁在五金中，色黑与水相配，其性则制木，所以适宜治疗痫疾。《素问》中治疗阳气太盛，病狂善怒的，用生铁落，正是取其制木的属性。

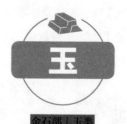

玉

金石部｜玉类

【释名】又名：玄真。

李时珍说：许慎在《说文解字》中说：玉是石中之美者。玉有五德：润泽以温，是仁；触其外而知其内：是义；其声舒扬且能远传，是智；宁折不弯，是勇；锐廉而不技，是洁。其字像三块玉石连贯之形。

【集解】陶弘景说：好玉出自蓝田以及南阳徐善亭部界中，日南、卢容水中所产的玉，外国于阗、疏勒等处的玉也都是好玉。

李时珍说：按《太平御览》记载：胶州出白玉，丈余出赤玉，挹娄出青玉，大秦出菜玉，西蜀出黑玉。蓝田出美玉，因其色如蓝，所以称蓝田玉。《淮南子》记载：钟山的玉，用炉炭烧三日三夜，而色泽不发生变化，是得到了天地的精华。如此看来，则产玉的地方就多了。而现在玉之所以稀有，可能是因为纳为贡品后为害地方，所以就独以阗玉为珍贵。古礼中的玄珪苍璧，黄琮赤璋、白琥玄璜，是以天地四时来命名的宝玉。《博物志》记载：山有谷的地方产玉石。《尸子》记载：水流汩旋的地方有珠，方折的地方有玉，《玉书》记载：玉有山玄纹和水苍纹，山中有土，则木润实，水中有玉，则水流芳，藏在璞石中而纹彩外露。据此可知玉有山产，水产二种，中原的玉多产于山上，于阗的玉则出自河中。其中有的石很像玉，如珷玞、琨、珉、瑢、璎等。北方有一种罐子玉，雪白有气眼，是用药烧制而成的，不可不辨，这种玉不温润。《稗官》记载：火玉颜色红赤，可烹煮，暖玉可辟寒气，寒玉可辟酷暑，香玉有香气，软玉质柔软，还有观日玉，能看见日中的宫阙，这些都是难得的稀世珍宝。

寇宗奭说：燕玉出产于燕北地区，体柔脆如油，粉色，不入药用。

■玉屑

【修治】陶弘景说：玉屑是玉制成的屑，并不是其他东西。仙经中记载服食毂玉的方法，有把玉捣成米粒般大小，再用醋一类东西来溶玉如泥，也有将玉合为浆水的。凡服食玉，都不得用已经制成器物的玉制品，以及埋入坟墓中的玉石。

【性味】味甘，性平，无毒。

李珣说：味咸，性寒，无毒。

李时珍说：恶鹿角，养丹砂。

【主治】除胃中热，治喘息烦满，止渴。做屑如麻豆服食，久服能延年益寿。（《名医别录》）

润心肺，助声喉，滋毛发。（《日华诸家本草》）

可滋养五脏，止烦渴，适宜与金、银、麦门冬等同煎服，有益。（李珣）

【附方】**面身瘢痕**：用真玉日日磨之，久则自灭。（《圣济录》）

【发明】唐慎微说：《天宝遗事》载：杨贵妃含玉咽津以解肺渴。王莽赐玉给孔休时说：你的脸上有瑕疵，美玉可以灭瘢。后魏李预得到吃玉的方法，就到蓝田去，挖掘到像环璧杂器形状的玉，大小共有一百多枚，便每天吃，过一年后说是有效果，却好酒损志。直到临死时，才对妻子说：服玉的人应当隐居山林，清心寡欲，而我酒色不绝，自致于死，这不是玉的过错。我的尸体必定与常人不同，不要立即出殡，以便让后人知道服玉的功效。时值七月中旬，长安暴热，停尸四天，而体色不变，口无秽气。

李时珍说：汉武帝取金茎露和玉屑服用，说是可以长生不老，就是此物。但玉未必能使生者不死，只能使尸体不腐烂。养尸招来偷盗，还不如令尸体迅速腐烂归虚为好。

珊瑚

金石部 | 玉类

【释名】梵语称：钵摆娑福罗。

【集解】苏敬说：珊瑚产于南海，还有从波斯国以及狮子国来的。

苏颂说：现在广州也产，说是生长在海底，如枝柯形状，明润如红玉，中有许多孔，也有无孔的，枝柯多的更难得到，随时可采集。

寇宗奭说：珊瑚有红油色的，皱纹细小很可爱；有铅丹色的，无皱纹，为下品。入药用红油色的。波斯国海中有珊瑚洲，人们乘船把铁网坠入水底捞取珊瑚。珊瑚生于磐石上，白如菌，一年变黄，三年变赤，枝干交错，高三四尺。人潜入水底用铁器挖掘它的根，将网系在船上，把它绞出来，过时不捞取就会被腐蠹。

李时珍说：珊瑚生于海底，五七株成林，叫做珊瑚林。珊瑚在水中直而软，见风和太阳就变得曲而硬，变成红色的珊瑚为上品，汉代赵佗把它叫做火树。珊瑚也有黑色的，但不好，还有碧色的也好。

【性味】味甘，性平，无毒。

【主治】祛目中翳，消宿血。研末吹鼻，止鼻出血。（《新修本草》）

能明目镇心，止惊痫。（《日华诸家本草》）

用来点眼，去飞丝。（李时珍）

【发明】李珣说：珊瑚主治与金相似。

寇宗奭说：现在的人用珊瑚来点眼，治疗目翳。

陈藏器说：珊瑚用针刺后流出的汁像血一样，以金投入为丸名金浆，以玉投入为玉髓，久服长生。

【附方】**小儿目翳未坚**：不可乱用药，宜用珊瑚研成粉，每天用少许稍稍点眼，三天病愈。

玛瑙

金石部 | 玉类

【释名】又名：马脑、文石。佛书上称"摩罗伽隶"。

陈藏器说：赤烂红色，像马的脑，所以有此名，也叫马脑珠。胡人说马脑是马口中吐出的，谬论。

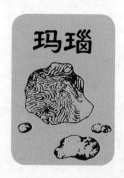

李时珍说：按《增韵》所说：马脑属于玉类。其文理交错，像马的脑，所以称为马脑。《本草拾遗》说是鬼血所化，更是荒谬。

【集解】陈藏器说：玛瑙产于西域的玉石间，也是美石之类，为宝物。进口到中国的都是制成器物的玛瑙。也有产于日本的。用玛瑙碾压木头，不发热的为上品，发热的便不是真的。

寇宗奭说：玛瑙非玉石类，自成一类。有红、白、黑三种，也有纹如缠丝的。西域人将小的当成把玩之物，大的则碾制为器具。

李时珍说：玛瑙出自西南各国，传说粘上自然灰即变软，可加以刻制。曹昭的《格古论》说：玛瑙多出自北方、南番、西番，非石非玉，坚硬而且脆，刀刮不动，其中成人物鸟兽形的最珍贵。顾荐《负暄录》载：玛瑙的品种很多，产地有南北之分，大的如斗，质地较硬，碾造时很费功夫。南玛瑙产于大食等国，颜色正红无眼，可用来制作杯盏。产自西北的玛瑙颜色青黑，以宁夏、瓜、沙、羌地砂碛中的尤为珍奇。有柏枝玛瑙，花如柏枝；夹胎玛瑙，正看莹白，侧看却如凝血，一物有两种颜色；截子玛瑙，黑白相间；合子玛瑙，漆黑中有一条白色分界线；锦江玛瑙，其色如锦；缠丝玛瑙，红白如丝，这些都是珍贵之品。浆水玛瑙，有淡水花；酱斑玛瑙，有紫红花，曲蟮玛瑙，有粉红花。这些都不贵重。另外，还有紫云玛瑙出自和州，土玛瑙出自山东沂州，也有红色云头、缠丝、胡桃花的。竹叶玛瑙产于淮南，花如竹叶，可以做桌面和屏风。金陵雨花台的小玛瑙，只可以充当把玩之物。检验玛瑙的方法：用玛瑙摩擦木头，不发热的为真品。

【性味】味辛，性寒，无毒。

【主治】辟恶，熨目赤烂。（陈藏器）

主治眼球上生白膜，研末每天用来点眼。（李时珍）

玻璃

金石部｜玉类

【释名】又名：颇黎、水玉。

【集解】李时珍说：玻璃产于南番。有酒色、紫色、白色，莹澈与水晶相似，碾开有雨点花的为真品。《梁四公子记》记载：扶南人来卖碧色玻璃镜，宽一尺半，内外皎洁，对着明亮的地方看它，不见其质。蔡绦也有说：御库里有玻璃母，是大食国进贡的，状如铁滓，煅烧后就如珂子状，有青、红、黄、白几种颜色。

【性味】味辛，性寒，无毒。

【主治】主治惊悸心热，安心明目，去赤眼，熨热肿。（陈藏器）

可用来摩去翳障。（《日华诸家本草》）

云母

金石部｜玉类

【释名】又名：云华、云珠、云英、云液、云砂、磷石。

【集解】《名医别录》说：云母生于

泰山山谷、齐山、庐山及琅琊北定山的石间。云华五色俱全，云英颜色多青，磷石颜色纯白。

苏颂说：如今兖州云梦山及江州、淳州、杭越间也有，产于土石间。做片成层透明，以明亮、光滑、洁白的为上品。其层片有很大而莹洁的。现在的人用来装饰灯笼，也是古扇屏的遗意。江南所产的多青黑，不堪入药。谨按方书中所用的云母，都已洁白有光泽的为贵。

杨损之说：青赤黄白紫都可服用，以由色轻薄通透的为上品，黑的不能用，能使人淋漓生疮。

【修治】李时珍说：道家书中载，盐汤煮云母可为粉。又说，云母一斤，用盐一斗渍湿它，再放入铜器中蒸一天，白中捣成粉。又说，云母一斤，用盐一升，同捣细，放入多层布袋内揉搓，浇水洗除尽盐味，悬在高出风干，自然成粉。

【性味】味甘，性平，无毒。

甄权说：有小毒，恶徐长卿，忌羊血。

徐之才说：泽泻为其使，畏蛇甲及流水。

陶弘景说：炼云母用矾制则柔烂，也是药性相畏，百草上的露更胜东流水，也有用五月茅草屋上溜下的水。

独孤韬说：制汞说，伏丹砂。

【主治】治身皮死肌，中风寒热，如在车船上，除邪气，安五脏，益子精，明目，久服轻身延年。（《神农本草经》）

下气坚肌，续绝补中，疗五劳七伤、虚损少气，止痢，久服使人悦泽不老，耐寒暑。（《名医别录》）

治下痢肠澼，补肾冷。（甄权）

【发明】韩保晟说：云母属金，所以色白而主肺。

寇宗奭说：古代虽有服炼法，但现在很少有人服食，是为了谨慎起见。唯有合成云母膏，用来治一切痈毒疮等，方见于《太平惠民和剂局方》。

李时珍说：以前的人说用云母充填尸体，可使尸身不腐朽。有盗墓贼掘开冯贵人的坟，其尸形貌如生，于是将其奸污；有盗掘晋幽公的坟，百尸纵横以及衣服都和活人一样，这都是使用云母充塞尸体的缘故。

【附方】**一切恶疮、金疮出血**：用云母粉外敷。

紫石英

金石部｜玉类

【集解】《名医别录》载：紫石英产于泰山山谷，随时开采。

掌禹锡说：它的颜色淡紫，质地莹澈，大小不一，都呈五棱形，两头如箭镞。煮水饮用，暖而无毒，与白石英相比，效力倍增。

李时珍说：按《太平御览》所说：从大岘到泰山，都产紫石英，泰山产的，甚是奇物。平氏阳山县产的，色深特别好。乌程县北垄土所出的，光明但小黑。东莞县爆山所出产的，以前用来进贡。江夏矾山也产紫石英。永嘉固陶村小山所出的，芒角很好，但成色小而薄。

【修治】李时珍说：凡入丸散，用火煅醋淬七次，碾成末用水飞过，晒干后入药。

【性味】味甘，性温，无毒。

徐之才说：与长石相使。畏扁青、附子。恶鮀甲、黄连、麦句姜。得茯苓、人参，治疗心中结气。得天雄、菖蒲，治疗霍乱。

李时珍说：服食紫石英后，如乍寒乍热，饮酒良。

【主治】治心腹咳逆邪气，补不足，女子风寒在子宫，绝孕十年无子。久服温中，轻身延年。（《神农本草经》）

治疗上气心腹痛、寒热邪气结气，补心气不足，定惊悸，安魂魄，镇下焦，止消渴，除胃中久寒，散痈肿，令人悦泽。（《名医别录》）

【发明】王好古说：紫石英入手少阴、足阙阴经。

李时珍说：紫石英，是入于手少阴、足阙阴经的血分药。上能镇心，取重能去怯；下能益肝，取湿能去枯。心主血，肝藏血，其性暖而补，所以心神不安、肝血不足，以及女子血海虚寒不孕的病证适宜使用。《名医别录》说其补心气，甄权说其养肺，都没有分清气阳血阴营卫的区别。只有《神农本草经》中所说的各种病

证，才是正确的。

丹砂

金石部 | 石类

【释名】又名：朱砂。

李时珍说：丹是石头的名字，其字形如井中有一点，就像丹落在井中的形状。这种说法出自许慎的《说文解字》。后人以丹为朱色之名，所以又称朱砂。

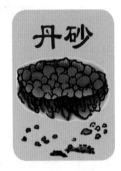

【集解】苏恭说：丹砂大略分为土砂、石砂两种。土砂中又有块砂、末砂，体并重而色黄黑，不能用来画画，用来治疗疮疥效果很好，但是不入心腹之药，也可烧之，出水银多。石砂有十几种，最上乘的是光明砂，说是每一颗分别生在一石龛内，大的如鸡蛋，小的如枣粟，形似芙蓉，剖开如云母，光明照彻。其次的或出自石中，或出自水里，大的如拇指，小的如杏仁，光明无杂，叫马牙砂，又叫无重砂，入药及画画都很好，民间也很少有。其他如磨嵯、新井、别井、水井、芙蓉、石末、石碲、豆末等砂，形类颇相似。入药及画画，当拣去其中的杂土石，便可以使用。

李时珍说：丹砂中以辰砂、锦砂最

39

好。麻阳也就是古时的锦州一带。品质最好的是箭镞砂，结不实的为肺砂，细碎的为末砂。颜色紫不染纸的为旧坑砂，都是上品；色鲜艳能染纸的，为新坑砂，质量差些。苏颂、陈承所谓阶州砂、金砂、商州砂，其实是陶弘景所说的武都雄黄，而不是丹砂。范成大《桂海志》记载：本草经中以辰砂为上，宜砂次之，然宜州出砂的地方，与湖北大云山相连。北为辰砂，南为宜砂，地质结构没有大的区别，时间长一些的也是出于白石床上。苏颂因而说：宜砂出于土石之间，不是出于石床上，是没有认识到这一点。另外还有一种色红质嫩的，名土坑砂，出于土石之间，不耐火煅。邕州也有丹砂，大的重达数十、上百两，结成快，颜色黑暗，不能入药用，只能用来烧取水银。云南、波斯、西湖的砂，都光洁可用。柳州产的一种砂，全与辰砂相类似，只是块圆像皂角子，不能做药用。商州、黔州土丹砂，宜州、信州砂，里面含毒气以及金银铜铅气，不可服。

【修治】李时珍说：现在的制法只是取上好的丹砂研制成末，用流水飞三次后使用。那些末砂大都夹杂着石末、铁屑，不堪入药。另一治法：用绢织的袋子盛上砂，用荞麦灰淋湿，煮三昼夜后取出，用流水浸泡洗过后，研粉晒干用。

【性味】味甘，性微寒，无毒。

李时珍说：丹砂，《名医别录》中说无毒，但岐伯、甄权等说有毒，似乎矛盾。其实按何孟春《余冬录》中所说，丹砂性寒而无毒，入火则就热而产生剧毒，服后会死人，药性随火煅而改变。丹砂之所以畏慈石、碱水，是因为水能克火。

【主治】治身体五脏百病，养精神，安定魂魄，益气明目，祛除毒邪。能升华成汞。（《神农本草经》）

通血脉，止烦满消渴，增益精神，悦润颜面，除中恶、腹痛、毒气疥瘘诸疮。（《名医别录》）

镇心、治结核、抽风。（甄权）

润心肺，治痂疮、息肉，可做成外敷药。（《日华诸家本草》）

治惊痫，解胎毒、痘毒，驱疟邪，发汗。（李时珍）

【发明】李杲说：丹砂纯阴，纳浮溜之火而安神名，凡心热者非此不能除。

王好古说：丹砂为心经血分主药，主命门有余。

李时珍说：丹砂生于南方，禀受离火之气而成，体阳而性阴，所以其外呈现红色而内含真汞。其药性不热而寒，是因离火之中有水的缘故。其药味不苦而甘，是因离火之中有土的缘故。正因如此，它与远志、龙骨等中药配伍，可以保养心气；与当归、丹参等中药配伍，则养心血；与枸杞、地黄等中药配伍，养肾；与厚朴、川椒等中药配伍，养脾；与天南星、川乌等中药配伍，可以祛风。除上述功效外，丹砂还可以明目、安胎、解毒、发汗，随着与其配伍的佐药、使药不同而有不同的疗效。

【附方】1.**小儿发热，夜卧多啼**：取朱砂半两、牛黄一分，共研细末。每次服一字，用犀角磨水送下。2.**急惊搐搦**：用丹砂半两，一两重的天南星一个，炮制后到开裂后用酒浸泡，再用大蝎三个，共研细末，每次服一字，用薄荷汤送服。3.**癫痫狂乱，用归神丹，能治一切惊扰，思虑多忘，及一切心气不足**：用猪心两个，切开，入大朱砂二两、灯芯草三两在内，外用麻线扎牢，放在石器里煮一个昼夜，去砂为末，以茯神末二两，洒上酒，糊成梧桐子大的药丸。每次服九丸至十五丸、至二十五丸，麦门冬下，病重者，乳香人参汤送下。

水银

金石部 | 石类

【释名】又名：汞、澒、灵液、姹女。

李时珍说：其形像水，颜色像银，故名水银。澒，流动的样子，方士把水银和牛、羊、猪三种牲畜的油脂合成后制成膏，用通草为灯捻，照于有宝物处，即知金银铜铁铅玉龟蛇妖怪，所以叫灵液。

苏颂说：《广雅》记载水银叫做澒，炼丹的人称作汞，

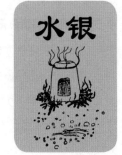

两字通用。

【集解】《名医别录》中记载：水银产于符陵的平原地带，是从丹砂中提炼出来的。

苏恭说：水银出于朱砂，皆因热气，没有听说过有朱砂腹中自出水银的。南方人以蒸法取，得水银虽少，而朱砂不损，只是颜色轻微变黑。

李时珍说：从朱砂中提炼出来的是真汞。

【性味】味辛，性寒，有毒。

甄权说：有大毒。《日华诸家本草》说：无毒。徐之才说：畏磁石、砒霜。

寇宗奭说：水银得铅则凝，遇硫则结，与枣肉共研则散，另外方法煅为腻粉、粉霜，铜遇见它则明，尸体灌了它则后腐，金银铜铁能浮于其上，得紫河车则伏，遇川椒则收。

土宿真君说：荷叶、松叶、松脂、谷精草、萱草、金星草、瓦松、夏枯草、忍冬、莨菪子、雁来红、马蹄香、独角莲、水慈姑，皆能制伏汞。

【主治】治疗瘘疬白秃，杀皮肤中虱，堕胎除热，解金银铜锡毒。（《神农本草经》）

敷男子阴部，治疗各种阴部疾病。（《名医别录》）

利小便，去热毒。（陈藏器）

治天行热疾，除风，安神镇心，治恶疮痂疥，杀虫，催盐，下死胎。（《日华

41

诸家本草》)

治小儿惊热涎潮。（寇宗奭）

能镇坠痰逆，呕吐反胃。（李时珍）

【发明】陈藏器说：水银入耳，能食人脑至尽；入肉令骨节挛缩，倒绝阴阳。人患疮疥，多用水银涂之，水银性滑重，直入肉，宜谨慎。头疮切不可用水银，唯恐入经络后，必缓筋骨，无药可治。

李时珍说：水银是至阴的精华，禀性沉着。用火煅烧后，即飞腾灵变；接触到人体后，气息熏蒸，钻入骨髓筋脉，灭绝阳气，腐蚀脑海。阴毒的物质没有比得上它的。

水银粉

金石部｜石类

【释名】又名：汞粉、轻粉、峭粉、腻粉。

李时珍说：轻是指它的质地；峭是指它的形状；腻是指它的性质。以前萧史为秦穆公炼制飞云丹，第一转得到的就是轻粉。

【性味】味辛，性冷，无毒。

《日华诸家本草》载：畏慈石、石黄、一切血，因其出于丹砂之故。

李时珍说：温燥有毒，性升浮。黄连、土茯苓、陈酱、黑铅、铁汞等都可以制约它的毒性。

【主治】通大肠，治小儿疳积及瘰疬，杀疮、疥、癣、虫，治疗酒渣鼻、风疮瘙痒等疾病。（陈藏器）

治痰涎积滞，水肿鼓胀、毒疮。（李时珍）

【发明】李时珍说：水银是一种至阴的毒物，因从火煅丹砂而产生，再加盐、矾炼而为轻粉，加上硫黄升而为银朱，轻飞灵变，化纯阳为燥烈之性的药物。其性走而不守，善于劫夺痰涎消积滞。所以水肿、风痰、湿热、毒疮被其劫夺，涎液从齿龈出，郁邪也因此而暂时散开，疾病因此而愈。倘若服用过量，或服用的方法不对，那么毒气被熏蒸窜入经络筋骨，难以透出，痰涎既已被逐去，而血液也耗亡，筋失所养，因而营卫不相顺从，导致筋脉拘挛，骨节疼痛，发为痈肿疳漏，或者手足皲裂，虫癣顽痹。

【附方】1.臁疮，疮口不愈合：用菹汁温洗患处，拭干后，用葱汁调轻粉涂搽，又方：轻粉五分，黄蜡一两。先将轻粉铺纸上，再铺黄蜡，然后敷在疮上，黄水流出即愈。2.各种痛疽恶疮，杨梅疮：用水银一两，丹砂、雄黄各二钱半，白矾、绿矾各二两半，研匀，装入罐中，用盐泥封好口，用文武火炼。炼毕，开启罐口，扫收罐口粉末，取此粉每三钱加乳香、没药各五分，洒在太乙膏之类的膏药上，贴患处，有奇效，此方名为"五宝霜"。

雄黄

金石部 | 石类

【释名】又名：黄金石，石黄、熏黄。

吴晋说：雄黄生于山脉的向阳面，是丹的雄烈品，所以叫雄黄。

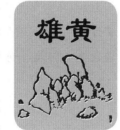

陈藏器说：现在的人们敲取石黄中精明耀灿的为雄黄，熏黑烧时有臭味，以此来区别。

李时珍说：雄黄是在冶炼黄金时点入使用，所以叫黄金石，但并不是金矿的苗。

【集解】《名医别录》载：雄黄生于武都山谷，敦煌山脉的向阳面。随时可采。

李时珍说：武都水窟所产的雄黄，北人拿来充丹砂，但研细末后色呈黄。据《丹房镜源》说：雄黄千年可化为黄金，武都所产的雄黄质量最佳，西北各地稍次。磁铁色的质量好，鸡冠色的质量稍次。

雷敩说：凡用雄黄，勿用臭黄，气臭。黑鸡黄，颜色如乌鸡头；夹腻黄，一重黄，一重石，并不能用。真雄黄，似鹧鸪鸟肝色的质量好。

【修治】孙思邈说：凡服用武都雄黄，必须用油煎九日九夜，才可入药，否则有毒。一定要谨慎使用，不要生用。

李时珍说：另有一法，即用米醋加入萝卜汁煮干，效果也好。

【性味】味苦，性平、寒，有毒。

土宿真君说：南星、地黄、莴苣、五加皮、紫河车、地榆、五叶藤、黄芩、白芷、当归、地锦、鹅肠草、鸡肠草、苦参、鹅不食草、圆桑、猬脂，都可制雄黄。

【主治】治恶寒发热及淋巴结瘘管、恶疮、疽、痔腐肉不去，除各种邪气、虫毒，胜过五兵。（《神农本草经》）

疗疥虫、疮、目痛、鼻中息肉以及绝筋破骨。治全身关节疼痛，积聚癖气，中恶、腹痛、鬼疰，解诸蛇。虺毒及藜芦毒，使人颜面润泽。（《名医别录》）

主疥癣风邪，祛山岚瘴气，治疗癫痫及一切虫兽伤。（《日华诸家本草》）

能搜肝气，泄肝风，消涎积。（王好古）

治疗寒热疟疾、伏暑泻痢、酒饮成癖、惊痫、头风眩晕，化腹中瘀血，驱杀痨虫疳虫。（李时珍）

【发明】《抱朴子》中说：将雄黄带在身上，进入山林后，就不畏惧蛇。如被蛇咬伤，用少许雄黄敷伤口，很快就会好。吴楚之地，暑湿之气郁蒸，多毒虫及射工、砂虱之类毒物，只需要用雄黄、大蒜等份共捣烂做一丸佩戴，如果已被毒物刺中，涂擦也有良效。

寇宗奭说：将雄黄焚烧，蛇嗅气味都

会远远离去。

李时珍说：雄黄是治疮解毒的要药，入肝经气分，故肝风、肝气、惊痫痰涎、头痛眩晕、暑疟泻痢积聚等病证，用它有良效。还能化血为水，但是方士炼制雄黄服食，并夸大它的作用，因此中雄黄毒的人也很多。

【附方】1.**伤寒咳逆，服药没有效果**：用雄黄二钱，酒一盏，煎至七分，让患者乘热嗅其气，可止。2.**偏头风病，用至灵散**：取雄黄、细辛等份研为细末，每次取一字吹入鼻中。左边头痛吹右边，右边头痛吹左边。3.**酒癖，饮酒过度引起头晕、恶心、呕吐，长期不愈，用酒癖丸**：取皂角子大的雄黄六块、巴豆连皮油十五个、蝎梢十五个，共研细末，加面粉五两半，滴水做成如豌豆大的丸子。丸子将干时放于麸中炒香。炒时，取一粒丸子放入水里观察，如果浮在水面，则表明丸子炒好了，将其收存起来。每服二丸，温酒送下。4.**阴肿，痛不可忍**：用雄黄、矾石各二两，甘草一尺，加水五升，煮成二升，浸肿处。5.**食物中毒**：用雄黄、青黛，等份研为末，每服二钱，新汲水送下。6.**百虫入耳**：烧雄黄熏耳内，虫自出。7.**马汗疮（牧马人多得，初起肿痛，后感预热，重者可致死）**：用雄黄、白矾各一钱，乌梅三个，巴豆一个，合研为末，用油半钱调敷疮上。8.**打伤肿痛**：用雄黄二分、密陀僧一分，共研为末，水调敷伤处。即见

效。9.**解藜芦毒**：水服雄黄末一钱。10.**眉毛脱落**：用雄黄末一两，调醋搽。11.**白秃头疮**：用雄黄、猪胆汁调匀敷上。12.**疗疮恶毒**：先用针刺毒疮的四边及中心，再以雄黄粉敷上。又方：用雄黄、蟾蜍各五分，共研为末，和葱、蜂蜜捣成如小米大的丸。以针刺破疮顶，将药插入。13.**牙齿虫痛**：用雄黄和枣肉，捏成小丸，塞牙齿空洞中。14.**走马牙疳，臭烂出血**：用豆大的雄黄七粒，每粒用一个去了核的淮枣包好，再用铁丝把枣子穿成一串，烧化为末。每次取少量搽患处，让涎流出，搽至病愈为止。15.**多年臁疮**：用雄黄二钱、陈皮五钱，卷入布中成精捻子，烧烟熏疮，令热水流出，数次可愈。

石膏

金石部｜石类

【释名】又名：细理石、寒水石。

李时珍说：由于石膏的纹理细密，所以名叫细理石。其药性大寒如水，故又名寒水石，与凝水石是同名异物。

【集解】《名医别录》载：石膏产于齐山山谷及齐庐山、鲁蒙山，随时可采。以纹理细密，色白润泽者质地优良，黄色的服后会让人得淋病。

李时珍说：石膏有软、硬两种。软石膏体积大，成很大的块生于石中，一层

层像压扁的米糕，每层厚数寸，有红白两种颜色，红色的不可服用，白色的洁净，纹理短密像束针，正如凝固的白蜡，松软易碎，煅后白烂如粉。还有一种明洁，色略呈微青，纹理长细如白丝的，叫理石。与软石膏是一物二种。捣碎以后形状颜色和前一种一样，不好分辨。硬石膏成块状，纹理直、起棱，像马齿一样坚白，敲击后一段段横向分开，光亮如云母、白石英，烧后裂散但不能成粉状。其中似硬石膏成块状，敲击时一块块分解的，为方解石，烧之也散且不烂。它与硬石膏是同类两种，敲碎后形、色一样，不好辨别。自陶弘景、苏敬、大明、雷敩、苏颂、阎孝忠都以硬的为石膏，软的为寒水石，到朱震亨才开始断定软的为石膏，且后人使用后也得以验证，长时间的疑惑才弄明白，那就是：前人所称的寒水石，即软石膏，所称的硬石膏，为长石。石膏、理石、长石、方解石四种，性气都寒，都能去大热气结，不同的是石膏又能解肌发汗。理石即石膏之类，长石即方解石之类，都可待用。现在人们用石膏点制豆腐，这是前人所不知道的。

【修治】李时珍说：古法修治只是将石膏打碎如豆大，用绢包好，放入汤中煮。近人考虑到石膏性寒，影响脾胃，因此火煅过后使用，或者用糖拌炒后用，则不影响脾胃。

【性味】味辛，性微寒，无毒。

王好古说：入足阳明、手太阴、少阳经气分。

徐之才说：与鸡子相使。恶莽草、巴豆、马目毒公。畏铁。

【主治】治中风恶寒发热、心下逆气、惊悸、喘促、口干舌焦不能休息、腹中坚硬疼痛、产乳金疮。（《神农本草经》）

除时气头痛身热，三焦大热，皮肤热，肠胃中结气，解肌发汗，止消渴烦逆，腹胀暴气，喘息咽热，也可煎汤洗浴。（《名医别录》）

治伤寒头痛如裂，高热不退，皮肤如火烧。与葱同煎代茶饮，去头痛。（甄权）

治疗流行性热狂头，头风眩晕，下乳汁。用它揩齿，有益牙齿。（《日华诸家本草》）

除胃热肺热，消散阴邪，缓脾益气。（李杲）

止阳明经头痛，发热恶寒，午后潮热、大渴引饮、中暑潮热、牙痛。（张元素）

【发明】成无己说：风属阳邪，寒属阴邪。风喜伤阳，寒喜伤阴，营卫阴阳，为风寒所伤，则不是单单轻剂所能发散的，必须轻剂重剂合用而散邪，才使阴阳之邪俱祛，营卫之气调和。所以用大青龙汤，汤中以石膏为使药。石膏是重剂，而又专达肌表。又说：热淫所胜，佐以苦甘。知母、石膏之苦甘，可以散热。

【附方】1.伤寒发狂，翻越墙壁上屋，用鹊石散：取石膏二钱、黄连一钱，共研细。甘草煎汤，待药汁冷后送服。

2.小儿丹毒：用石膏粉一两调水搽涂。

3.热盛喘嗽：用石膏二两、炙甘草半两，共研为末，每次服三钱，用生姜蜜汤送下。**4.胃火牙痛**：用好软石膏一两，火煅，淡酒淬过，加防风、荆芥、细辛、白芷各五分，共研细。天天擦牙，有效。

5.流鼻血，头痛，心烦：用石膏、牡蛎各一两，研细。每服二钱，新汲水送下。同时用水调少量药滴鼻内。**6.风热所致的筋骨疼痛**：用石膏三钱、面粉七钱，研细，加水调匀，入锅里煅红。冷定后化在滚酒中，趁热服下，盖被发汗。连服药三日，病愈。**7.湿温，多汗，妄言烦渴**：用石膏、炙甘草，等分为末，每服两小匙，热水送服。**8.妇女乳痈，用一醉膏**：取石膏煅红，研细。每次服三钱，温酒送下。服药后，再喝酒至醉即安睡。如此再服药一次，即见效。**9.油伤火烧，痛不可忍**：用石膏粉敷上。**10.疮口不敛，用红玉散**：用石膏烧红，研细，取二两，加铅丹半两，共研为末，撒洒疮上。

理石

【释名】又名：肌石、立制石。

李时珍说：理石也就是石膏中纹理长

细直如丝且明洁微带青色者，因此称为理石、肌石。

【性味】味辛，性寒，无毒。

徐之才说：滑石为之使，恶麻黄。

【主治】治身热，利胃解烦，益精明目，破积聚，去肠虫。（《神农本草经》）

除营卫中大热结热，解烦毒，止消渴，以及中风痿痹。（《名医别录》）

渍酒服用，能治疗两胁间的积块，使人肥健悦泽。（苏恭）

滑石

【释名】又名：画石、液石、脊石、脱石、冷石、番石、共石。

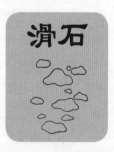

寇宗奭说：滑石今称为画石，是因为它软滑，可以绘画。

李时珍说：由于滑石性滑能通利窍孔，其质又滑腻，所以叫滑石。裱画艺人用滑石刷在纸上代替粉，很白腻。脊为凝固的脂，故名。脱就是无骨的肉。滑石性滑腻，无硬坚的为上品，故有上面这些名称。

【集解】苏恭说：此石很普遍，最先发现于岭南，白如凝脂，极软滑。掖县出产的，理粗、质青有黑点，可制器物，不可入药。

李时珍说：滑石，广西桂林各地以及瑶族居住地区的山洞皆有出产，这些地方即古代的使安。滑石有黑白两种，功效相似。山东蓬莱县桂府村出产的品质最好，故处方上常写桂府滑石，与桂林出产的齐名。现在的人们用来刻图书，但不怎么牢固。滑石之根为不灰木，滑石中有光明黄子的是石脑芝。

【修治】雷敩说：凡用白滑石，先用刀刮净研粉，以牡丹皮同煮一昼夜。然后去牡丹皮，取滑石，以东流水淘过，晒干用。

【性味】味甘，性寒，无毒。

《名医别录》载：大寒。

徐之才说：与石韦相使，恶曾青，制雄黄。

【主治】主身热泄痢，妇女乳汁分泌困难，癃闭，利小便，荡涤胃中积聚寒热，益精气。（《神农本草经》）

能通利九窍六腑津液，去滞留、郁结，止渴，令人利中。（《名医别录》）

燥湿，分利水道而坚实大肠粪便，解饮食毒，行积滞，逐凝血，解燥渴，补益脾胃，降心火，为治疗石淋的要药。（朱震亨）

疗黄疸水肿脚气，吐血衄血，金疮出血及诸疮肿毒。（李时珍）

【发明】李时珍说：滑石能利窍，不独利小便，上能利毛发腠理之孔窍，下能利精、尿之孔窍。其味甘淡，先入于胃，渗走经络，游溢津气，上输于肺，下通膀胱。肺主皮毛。为水之上源，膀胱主司津液，经气化可利出。故滑石上能发表，下利水道，为荡热燥湿之药。发表是荡涤上中之热，利水道是荡涤中下之热；发表是燥上中之湿，利水道是燥中下之湿。热散则三焦安宁，表里调和，湿去则阑门通（大小肠交界处），阴阳平利。刘河间用益元散，通治上下诸病，就是此意，只是没有说明确而已。

【附方】1.益元散，又名天水散、太白散、六一散：用白滑石六两（水飞过），粉甘草一两，研细末，用蜂蜜少许，温水调和后服下，每次服三钱。实热病者用新汲水下，通利用葱豉汤下，通乳用猪肉面汤调下。2.膈上烦热：用滑石二两捣细，水三大盏，煎成二盏，去滓，加入粳米煮粥食。3.治女劳黄疸，表现为午后发热，恶寒，小腹硬满，大便溏、色黑，额头色黑：用滑石、石膏等份，研为末，用大麦汁冲服一茶匙，一日三次，服后小便大利即愈，如腹满者则难治。4.伤寒衄血：用滑石粉和米饭做成梧桐子大药丸。每次服十丸，在口中微嚼破，新汲水咽下，立即可止血。汤晦叔说：伤寒鼻衄，是由于应当发汗而没有发汗所导致。如血色紫黑，不论血量多少，不可止血，且还要服温性药，待流出的血色鲜红时，急服此药止血。5.小便不通：用滑石粉一升，加车前汁，调匀，涂脐的周围，干了就换。冬天没有车前汁，可用水代。6.治疗

妇女小便不通，因过忍小便而致：用滑石粉二钱，葱汤送服。**7.伏暑吐泻，或吐，或疟，小便赤色，心烦，口渴，用玉液散**：取烧好的好滑石四两、藿香一钱、丁香一钱，共研细末。每服二钱，米汤送下。**8.风毒热疮，遍身流黄水**：先用虎杖、豌豆、甘草各等份，煎水洗浴，然后用滑石粉扑敷身上。

炉甘石

金石部 | 石类

【释名】又名：炉先生。

李时珍说：炉甘石处于炉火中，味甘，所以名叫炉甘石。

【集解】李时珍说：炉甘石在冶炼矿石处分布广泛，以川蜀、湘东最多。但太原、泽州、阳城、高平、灵丘、融县及云南所产的质量好。炉甘石大小不一，形状像羊脑，质地松如石脂，也粘舌。产于金矿井的色微黄，质量好。产于银矿井的色白，或带青，或带绿，或粉红。赤铜与炉甘石接触，就变为黄色。现在的黄铜，都是用炉甘石点化。

【修治】李时珍说：凡使用炉甘石，当用炭火煅红，童子小便淬七次，用水洗净，研成细粉，水飞过，晒干使用。

【性味】味甘，性温，无毒。

【主治】止血，消肿毒，生肌，明目去翳退赤，收湿除烂。配伍龙脑点眼，治眼中一切疾病。（李时珍）

【发明】李时珍说：炉甘石为阳明经的药物。它吸收了金银之气，所以是治疗眼病的要药。我常用炉甘石煅淬、海螵蛸、硼砂各一两，研为细末，用来点眼治疗各种眼部疾病，疗效很好。如果加入朱砂五钱，就没有黏性了。

【附方】**1.耳流脓汁**：用炉甘石、矾石各二钱，胭脂半钱，麝香少许，共研细，吹耳内。**2.下疳阴疮**：用炉甘石（火煅、醋淬五次）一两、孩儿茶三钱，共研细末，用芝麻油调敷患处。**3.阴汗湿痒**：用炉甘石一分、蚌粉半分，共研细末，敷患处。

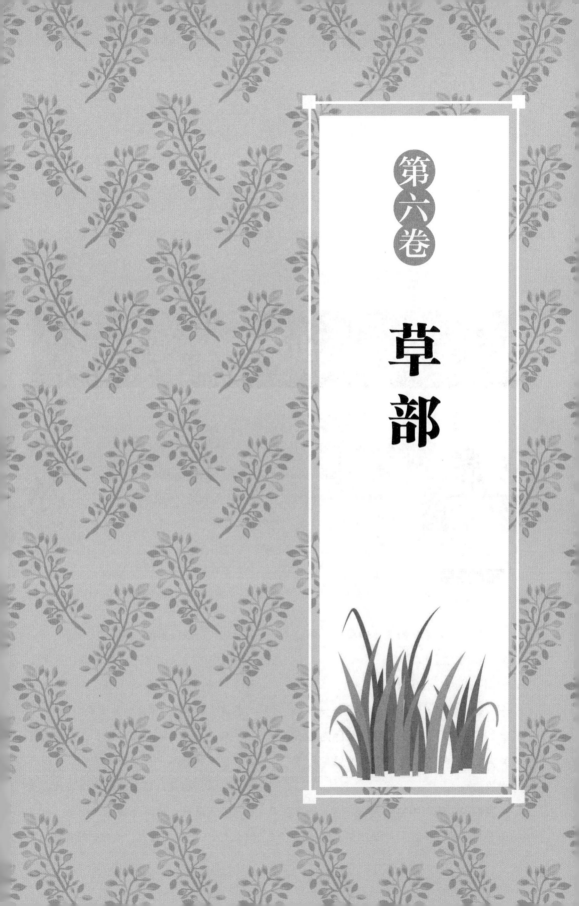

第六卷

草部

李时珍说：天造地化而生草木，刚柔相交而成根蔓，柔刚相交则成枝干。叶片、花萼属阳；花朵、果实属阴。正如草中有木，木中有草。得到灵气的孕育，成为良草，受到戾气的侵袭则称为毒草。所以草木有五行（金、木、水、火、土）、五气（香、臭、臊、腥、膻）、五色（青、红、黄、白、黑）、五味（酸、苦、甘、辛、咸）、五性（寒、热、温、凉、平）、五用（升、降、浮、沉、中）的不同。除去谷、菜二部之外，凡是草木类的植物，又可供医药之用的，可分为山草类、芳草类、隰草类、毒草类、蔓草类、水草类、石草类、苔类、杂草类等。

山草类

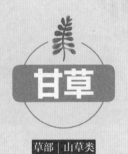

甘草

草部 | 山草类

产地分布：陕西、山西等。

成熟周期：春天长苗，七月开花，八月结果。

形态特征：枝叶像槐，叶端微尖而粗涩，似有百毛，子像小扁豆，非常坚硬。

功效：益气补中，清热解毒，祛痰止咳，缓急止痛，调和药性。

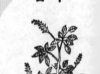

甘草

　　【释名】又名：蜜甘、蜜草、美草、蕗草、灵通、国老。

　　陶弘景说：甘草最为众药之主，经方中很少有不用的，就像香中的沉香一样。国老即黄帝老师的称呼，虽非君而为君所尊崇，是因为它能调和百药而解各种药毒的缘故。

　　甄权说：诸药中甘草为君，治七十二种矿石毒，解一千二百种草木毒，调和众药有功，所以有国老的称呼。

　　【集解】《名医别录》记载：甘草生长在河西川谷积沙山及上郡。二月、八月的黄道吉日采跟，曝晒，十日成。

　　陶弘景说：河西上郡现在已不通商贸易。现在的甘草出产于蜀汉中，多从汶山诸地而来。赤皮断理，看起来坚实的，是抱罕草，最佳。抱罕是西羌的地名。也有像火炙干的，理多虚疏。又有如鲤鱼肠的，被刀破，不复好。青州也有甘草，但是不好，又有紫甘草，细而且实，没有的时候也可以用它来代替。

苏颂说：今陕西、河东等州郡都出产甘草。春天长出青苗，高一二尺，叶像槐叶，七月开紫色的花像柰冬，结的果实为角状，像毕豆。

李时珍说：甘草的枝叶像槐，高五六尺，但叶端微尖而粗涩，好像有白毛，结的果实与相思角相像，成熟时果实自然裂开，子像小扁豆，非常坚硬。现在的人只以粗大、结紧、断纹的为好，又称为粉草，质轻、空虚、细小的，其功用都不如粉草。

■ 甘草根

【修治】雷敩说：凡使用甘草，必须去掉其头尾尖处。因为其头尾尖部服后会使人呕吐。入药使用时切成三寸长，掰做六七片，盛入瓷器，用酒从上午九时浸蒸到下午一时，取出晒干，锉细用。一法：每斤甘草用油七两涂炙，以油耗尽为度。又法：先将甘草炮制，使其里外都是赤黄色时备用。

李时珍说：方书中炙甘草都是用长流水沾湿后炙，炙熟后刮去红皮，或用浆水炙熟，没有用油酥炙、酒蒸的。一般补中宜炙用，泻火宜生用。

【性味】味甘，性平，无毒。

【主治】治五脏六腑寒热邪气，强筋骨，增气力。生肌，解毒，疗金疮痈肿。

久服可轻身延年益寿。（《神农本草经》）

温中下气，用于烦满短气、伤脏咳嗽，并能止渴，通经脉，调气血，解百药毒，为九土之精，可调和七十二种矿石药及一千二百种草药。（《名医别录》）

除腹中胀满、冷痛，能补益五脏，治疗惊痫，肾气不足的阳痿，妇人血淋腰痛。凡体虚有热者宜加用本品。（甄权）

安魂定魄，能补各种劳伤、虚损，治疗惊悸、烦闷、健忘等证，通九窍，利血脉，益精养气，壮筋骨。（《日华诸家本草》）

甘草生用泄火热，炙用散表寒，去咽痛，除热邪，扶正气，养阴血，补脾胃，润肺。（李杲）

治疗肺萎咳吐脓血及各种疮肿痈疽。（王好古）

解小儿胎毒，治惊痫，降火止痛。（李时珍）

■ 甘草梢

【主治】生用治胸中积热、祛阴茎中痛，加酒煮玄胡索、苦楝子效果更好。（张元素）

■ 甘草头

【主治】生用能行足阙阴、阳明二经的瘀滞，消肿解毒。（朱震亨）

主痈肿，适宜与吐药配合使用。（李时珍）

【发明】朱震亨说：甘草味甘，缓解各种火毒邪气，要使药效到达下焦，必须

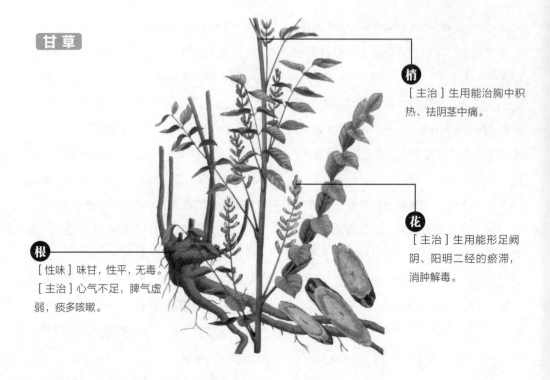

甘草

梢
[主治] 生用能治胸中积
热、祛阴茎中痛。

花
[主治] 生用能形足阙
阴、阳明二经的瘀滞，
消肿解毒。

根
[性味] 味甘，性平，无毒。
[主治] 心气不足，脾气虚
弱，痰多咳嗽。

用甘草梢。

李杲说：甘草气薄味厚，能升能降，为阴中的阳药。阳不足者，用甘味药补益。甘温药能除大热，故生用则性平，补脾胃的不足并大泄心火；炙用则性温，补三焦元气并散表寒，除邪热，去咽痛，补正气，养阴血。凡是心火乘脾，腹中急痛，腹肌痉挛的患者，宜加倍使用甘草。甘草功能缓急止痛，又调和诸药，使方中各药不相冲突。所以，在热药中加入甘草能缓和热性，在寒药中加入甘草能缓和寒性，在寒热药并用时加甘草，能协调寒热药的偏性。

李时珍说：甘草外红中黄，色兼坤离；味厚气薄，滋补脾土，调和众药，有元老的功德；能治各种病邪，有帮助天帝的力

量而无人知晓，敛神仙的功力而不归于自己，可以说是药中良相。但是，腹满呕吐及嗜酒者患病，不能用甘草；并与甘遂、大戟、芫花、海藻相反。

苏颂说：根据孙思邈《千金方》所说，甘草解百药毒。有服码头、巴豆中毒的病人，甘草入腹即解，效果显著。方书上说大豆汁能解百药毒，我多次试验后都无效，而加用甘草的甘豆汤，则疗效神奇。

【附方】**1.伤寒心悸：**用甘草二两，水三升，煮至一升半，服七合，每日一次。**2.伤寒咽痛：**用甘草汤，取甘草二两，蜜水炙过，加水二升，煮成一升半，每服五合，每日两次。**3.肺热喉痛（有痰热者）：**用炒甘草二两，桔梗一两（淘米水浸一夜），

加阿胶半斤，水一盅半，煎服，每服五钱。**4. 肺萎吐涎沫（头昏眩，小便频数，但不咳嗽）：**用甘草干姜汤，取炙甘草四两，炮姜二两，水三升，煮至一升半，分几次服。**5. 小儿热咳：**用凉膈丸，取甘草二两，用猪胆汁浸泡五夜，取出炙后研末，和蜜做成丸子，如绿豆大。每次饭后薄荷汤送服十丸。**6. 新生儿解毒：**取甘草一指节长，炙碎，加水二合，煎成一合，用棉蘸点入小儿口中，可给一蚬壳，会让新生儿吐出胸中恶汁。此后待小儿饥渴时，再给。可以使小儿聪明健康，出痘稍少。**7. 新生儿便闭：**用甘草、枳壳各一钱，水半盏煎服。**8. 小儿口噤：**用生甘草二钱半，水一盏，煎至六分温服，令吐痰涎，而后用乳汁点小儿口中。**9. 婴儿慢肝风（目涩、畏光、肿闭，甚至流血）：**取甘草一截，用猪胆汁炙过，研为细末，用米汁调少许灌下。**10. 小儿遗尿：**用大甘草头煎汤，每夜临睡前服用。**11. 小儿尿中带血：**用甘草一两二钱，水六合，煎成二合。一岁的小儿一日服尽。**12. 小儿干瘦：**取甘草三两，炙焦，研为细末，和蜜成丸，如绿豆大。每服五丸，温水送服，每日二次。**13. 赤白痢：**取甘草一尺长，炙

后劈破，用淡浆水蘸二三次，再用慢火炙，再取去皮生姜半两，将这两味药以淡浆水一升半，煎至八合服下。**14. 舌肿塞口，不治有生命危险：**用甘草煎成浓汤，热漱，随时吐出涎汁。**15. 口疮：**用甘草二寸、粟米大的白矾一块，一起放在口中细嚼，汁咽下。**16. 背痈：**用甘草三两，捣碎筛末，加大麦粉九两，和匀。滴入好醋少许和开水少许，做成比疮大一分的饼子，热敷疮上，中间用绸布和纸片隔开，冷了再换。已成脓的，脓水熟破流出，没有成脓的可内消，同时服黄芪粥效果更好。**17. 各种痈疽：**用甘草三两，微炙，切细，加与酒一斗浸泡；另取黑铅一片，溶汁投酒中，不久取出，反复九次。让病人喝这种酒直到醉了为止，痈疽自渐愈。又方，国老膏：甘草二斤，锤碎，水浸一夜，揉取浓汁，用密绢滤过，再将汁液慢火熬成膏，收存罐中。每服一、二匙，用无灰酒或白汤送下。消肿去毒，功效显著。**18. 初起乳痈：**取炙甘草二钱，用新汲水煎服。仍然要叫人外咂乳头，免致阻塞。**19. 痘疮：**用炙甘草、瓜蒌根等份，水煎服。**20. 阴部瘙痒：**用甘草煎汤，日洗三五次。

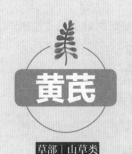

黄芪

草部 | 山草类

产地分布： 今山西、陕西等地。

成熟周期： 在十月下种，次年八月中旬可采挖它的根。

形态特征： 呈圆柱形，略扭曲，长20～60厘米，条粗长、皱纹少、质坚而棉。

功效： 补气升阳，益卫固表，利水消肿，托疮生肌。

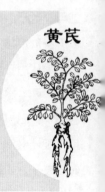

黄芪

【释名】又名：黄耆、戴糁、戴椹、独椹、芰草、蜀脂、百本、王孙。

李时珍说：耆，长的意思。黄芪色黄，为补药之长，故名。今通称为"黄芪"。

【集解】苏颂说：今河东，陕西州郡多有生长。八月中旬采挖它的根，其皮柔韧折之如绵，叫做绵黄芪。黄芪有白水芪、赤水芪、木芪几种，功用都差不多，但以白水芪功效强。木芪短且纹理横生。现在的人多用苜蓿根来充当黄芪，折皮也似棉，颇能乱真，但苜蓿根坚硬而脆，黄芪很柔韧，皮是微黄褐色，肉为白色。

李时珍说：黄芪叶似槐叶但稍微要尖小些，又似蒺藜叶但略微宽大些，青白色。开黄紫色的花，大小如槐花。结尖角样果实，长约一寸。根长二三寸，以紧实如箭杆的为好。嫩苗可食用。收取它的果实，在十月下种，就像种菜一样。

【修治】雷敩说：使用时不要用木耆草，二者极相似，只是木耆叶短而根横长。使用黄芪，须去头上皱皮，蒸半天，掰细在槐砧上锉碎用。

李时珍说：现在的人将黄芪捶扁，用蜜水炙数次，以熟为度。也有用盐汤浸润透，盛在器皿中，在汤瓶内蒸熟切片用的。

■ 黄芪根

【性味】味甘，性微温，无毒。

《名医别录》载：白水耆性寒主补。

张元素说：黄芪味甘，性温或平。气薄味厚，可升可降，属阴中阳药，入手足太阴经气分，又入手少阳、足少阴命门。

徐之才说：与茯苓相使，恶龟甲、白鲜皮。

【主治】主痈疽、烂疮日久，能排脓止痛。疗麻风病，痔疮、瘰疬，补虚，治小儿百病。（《神农百草经》）

治妇人子宫邪气，逐五脏间恶血，补男子虚损，五劳消瘦，止渴，腹痛泻痢。可益气，利阴气。（《名医别录》）

治虚喘，肾虚耳聋，疗寒热，治痈疽发背，内补托毒（甄权）

益气壮筋骨，生肌补血，破癥瘕。治瘰疬瘿瘤，肠风血崩，带下，赤白下痢，

月经不调，痰咳，头痛，热毒赤目。（《日华诸家本草》）

治虚劳自汗，补肺气，泻肺火心火，固卫表，养胃气，去肌热及诸经疼痛。（张元素）

主治太阴疟疾，阳维的寒热病，督脉的气逆里急。（王好古）

【发明】陶弘景说：黄芪产于陇西的温补，产于白水的冷补。又有红色的用做膏药，消痈肿。

张元素说：黄芪甘温纯阳，功用有五：一补各种虚损；二益元气；三健脾胃；四去肌热；五排脓止痛，活血生血，内托阴疽，为疮家圣药。又说：黄芪补五脏虚损，治脉弦自汗，泻阴火，去虚热，无汗用之发汗，有汗用之则止汗。

朱震亨说：用黄芪补元气，肥胖多汗者适宜，面黑形瘦的人服用会致胸满，应用三拗汤泻之。

李杲说：防风能制黄芪，黄芪与防风通用则功效愈大，这是相畏而相使的配伍。

【附方】1. 小便不通：绵黄芪二钱，水二盏，煎成一盏，温服，小儿减半。2. 酒后黄疸（心痛、足胫肿胀，小便黄，身上发赤、黑、黄斑，这是由大醉受风、入水所致）：取黄芪二两，木兰一两，共研为末，用温酒送服一方寸匕，每日三次。3. 气虚所致小便混浊：盐炒黄芪半两，茯苓一两，共研细末，每服一钱，白开水送服。4. 各种虚损所致的烦悸焦渴、面色萎黄等：取绵黄芪箭杆者去芦六两，一半生焙、一半用盐水润湿在饭上蒸三次，焙干挫细，另取粉甘草一两，也是一半生用，一半炙黄，研为细末。每服二钱，白开水送服，早、午各一次，也可煎汤。此方名叫"黄芪六一汤"，可平补气血，安和脏腑。常服此方，终身可免痈疽之疾。5. 老年人便秘：用绵黄芪、陈皮各半两，研为细末。另用大麻子一合研烂，水滤浆，煎至乳起，调入蜂蜜一匙，再煎沸。把黄芪、陈皮末加入调匀，空腹服下，每服三钱。便秘严重的不超过两剂即可通便。此药不寒不热，经常服用无便秘之患。6. 肠风泻血：取黄芪、黄连等份研为细末，用面调糊做成丸，如绿豆大，每次服三十丸，米汤送下。7. 尿血石淋，痛不可忍：取黄芪、人参等份研为细末，取大萝卜一个，切成一指厚大的四五片，加蜂蜜二两腌炙，蘸药末服食，盐汤送下。8. 吐血不止：黄芪二钱半，紫背浮萍五钱，研为细末，每服一钱，姜蜜水送下。9. 咳脓咳血，咽干：用好黄芪四两、甘草一两，共研细末。每服二钱，热水送下。10. 胎动不安下黄水，腹中作痛：黄芪、川芎各一两，糯米一合，加水一升，煎成半升，分次服用。

■ **黄芪茎叶**

【主治】疗渴以及痉挛，痈肿疽疮。（《名医别录》）

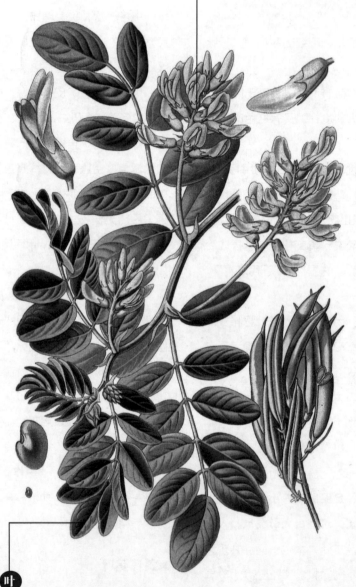

花
[性味] 味甘，性微温，无毒。
[主治] 月经不调，痰咳，头痛，热毒，赤目。

叶
[性味] 味甘，性微温，无毒。
[主治] 疗渴以及筋挛，痈肿疽疮。

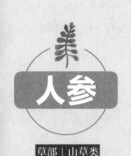

人参

草部 | 山草类

产地分布： 辽宁东部、吉林及黑龙江东部，河北、山西等有引种。

成熟周期： 花期5～6月，果期7～8月。

形态特征： 主根肥大、肉质，呈圆柱形或纺锤形，长15～25厘米不等，表皮为黄白色。

功效： 大补元气，宁神益智，益气生津，补虚扶正。

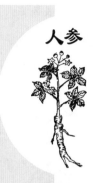

人参

【释名】又名：人薓、黄参、血参、人衔、神草、土精、地精、海腴、皱面还丹。

李时珍说：人参的生长时间长了，其根会逐渐长成人形，有神，故称为人薓、神草。薓是浸字，有逐渐之义，后世因字繁，简便起见，便用参、星等字代替，然沿用日久也不易改变过来了。《名医别录》一名人微，微字乃薓字之讹。其生长有阶段，所以名人衔。人参长在阴处，所以又叫鬼盖。它为五参之一，色黄属土而补脾胃，生阴血，所以有黄参、血参的叫法。它吸收了土地的精华，所以又有地精、土精的名字。

【集解】《名医别录》中记载：人参生长在上党山谷及辽东等地。在二月、四月、八月上旬采根，可以先用竹刀刮去泥土，然后晒干，但不能风吹。

陶弘景说：上党在冀州的西南部，那出产的人参，细长色黄，形状如防风，大多润实而甘。通常用的是百济产的，形细坚实色白，气味薄于上党的参，其次用高丽产的，高丽地处辽东附近。那里的参形大虚软，不如百济、上党所出的。人参一

茎直上，四五片叶子相对二生，开紫色的花。

苏颂说：如今河东诸州以及泰山都有，又有河北榷场及闽中的叫新罗人参，都没有上党的人参好。人参春天长苗，多生长在深山背阴，靠近椴树、漆树下湿润的地方。初生时较小，大约三四寸长，一桠五叶；四五年后，长成两桠五叶，没有花茎；至十年后长成三桠；时间更长的便长四桠，每桠各五叶。中心生一茎，俗称百尺杵。三月、四月开花，花细小如粟米，花蕊如丝，紫白色。秋后结子，有的有七八枚，如大豆，没成熟的时候为青色，成熟以后变为红色，自然脱落。

李时珍说：上党也就是如今的潞州。当地人认为人参会对人体造成危害，所以不再去挖取。现在所用的都是辽参。秋冬季采挖的人参很坚实，而春夏季采挖的则虚软，这并不是说因产地不同而有虚实之分。辽参连皮的色黄润如防风，去皮的坚实色白如粉。假人参都是用沙参、荠苨、桔梗的根来伪造的。沙参体虚无心而味淡，桔梗体实有心而味苦。人参则体实有心，

味甘、微带苦味，余味无穷，俗称金井玉阑。像人形的人参，叫孩儿参，伪品尤其多。苏颂《图经本草》所绘制的潞州参，三桠五叶，是真人参。其所绘滁州参，是沙参的苗叶，沁州、兖州的是荠苨的苗叶，江淮产的土人参也是荠苨，都没有详细的审核。现在又有不道德的人把人参浸泡后取汁自饮，然后将它晾干，再卖出去，称为汤参，其实根本不能入药用，不可不察。

【修治】陶弘景说：人参易蛀，因此需要将它放在新器中密封好，可经年不坏。

■ **人参根**

【性味】味甘，性微寒，无毒。

张元素说：人参得升麻引用，补上焦之元气，泻肺中之火；得茯苓引用，补下焦之元气，泻肾中之火。得麦门冬则生脉，得干姜则补气。

李杲说：人参得黄芪、甘草，乃甘温除大热，泻阴火，补元气，又为疮家圣药。

朱震亨说：人参入手太阴经。与藜芦相反，服人参一两，入藜芦一钱，则人参功效尽废。

【主治】补五脏，安精神，定魂魄，止惊悸，除邪气，明目益智。久服可轻身延年。（《神农本草经》）

治肠胃虚冷，心腹胀痛，胸肋逆满，霍乱吐逆。能调中，止消渴，通血脉，破坚积，增强记忆力。（《名医别录》）

主五劳七伤，虚损痰弱，止呕哕，补五脏六腑，保中守神。消胸中痰，治肺萎及痫疾，冷气逆上，伤寒不下食，凡体虚、梦多而杂乱者宜加用人参。（甄权）

有除烦之功。（李杲）

消食开胃，调中治气，杀金石药毒。（《日华诸家本草》）

治肺胃阳气不足，肺气虚促，短气少气，补中缓中，泻心肺脾胃中火邪，止渴生津液。（张元素）

治男女一切虚证，发热自汗，眩晕头痛，反胃吐食，疟疾，滑泻久痢，小便频数淋漓，劳倦内伤，中风中暑，痿痹，吐血咳血下血，血淋、血崩，胎前产后诸病。（李时珍）

李杲说：人参性味甘温，能补肺中元气，肺气旺则四脏之气皆旺，精自生而形体自盛，这是因为肺主气的缘故。张仲景说，病人汗后身热、亡血、脉沉迟的，或下痢身凉，脉微血虚的，都加用人参。古人治疗血脱用益气的方法，是因为血不能自主，须得到生阳气的药乃生，阳生则阴长，血才旺。如果单用补血药，则血无处可生。《素问》上说：无阳则阴无以生，无阴则阳无以化。所以补气必须用人参，血虚的也必须用。《本草十剂》载：补可去弱，如人参、羊肉等。人参补气，羊肉补形。

王好古说：自古老人说用沙参代替人参，是取沙参的甘味。但人参补五脏之阳，沙参补五脏之阴，怎么没有差别呢？虽说都是补五脏，也须各用本脏药相佐使引用。

【附方】1. **治中汤,即理中汤,用来治疗胸痹,心中痞坚,结胸,肋下逆气抢心**:取人参、白术、干姜、甘草各三两,加水八升,煮取三升,每次服一升,每日三次,可随症加减。2. **四君子汤,用来治脾胃气虚,不思饮食,诸病气虚者**:人参一钱,白术二钱,白茯苓一钱,炙甘草五分,生姜三片,大枣一枚,加水二杯,煎取一杯,饭前温服,随症加减。3. **开胃化痰**:人参二两(焙干),半夏五钱(姜汁浸焙),共研细末,面粉调糊做丸如绿豆大,每次姜汤送服三十至五十丸。饭后服,每日三次。老少均宜。4. **胃寒气满,不能传化,易饥不能食**:用人参末二钱、生附子末半钱、生姜二钱,加水七合煎取二合,调入鸡蛋清一个搅匀,空腹服下。5. **胃虚恶心,或呕吐有痰**:用人参一两,加水两碗,煎成一碗,再加竹沥一杯、姜汁三匙,饭前温服。此方最宜老人。6. **治胃寒呕吐**:人参、丁香、藿香各二钱半,陈皮五钱,生姜三片,水二盏,煎取一盏,温服。7. **食入即吐,用人参半夏汤**:取人参一两,半夏一两五钱,生姜十片,加水三升,白蜜三合,煮取一升半,分次服用。8. **霍乱吐泻,烦躁不止**:人参二两,陈皮二两,生姜一两,加水六升,煮取三升,分三次服用。9. **妊娠呕吐,心腹痛,不能饮食**:用人参、炮干姜,等份研末,加生地黄汁,做成梧桐子大的丸子。每次服用五十丸,米汤送下。10. **阳虚气喘,自汗盗汗,气短头晕**:用人参五钱、熟附子一两,

分为四剂,每剂用生姜十片,加水两碗,煎成一碗,饭前温服。11. **产后便秘,出血多**:用人参、麻子仁、枳壳(麦麸炒),共研细,加蜜成丸,如梧桐子大。每次服五十万,米汤送下。12. **肺虚久咳**:用人参末二两、鹿角胶(炙研末)一两,每次服三钱。另用薄荷、豉汤一盏,加少许葱,煎一二沸,送服药末。13. **止咳化痰**:取人参末一两,明矾二两,醋二升,把明矾熬成膏,加人参末炼蜜和丸,每次取豌豆大一丸,放在舌下含化。14. **鼻血不止**:用人参、嫩柳枝,等份为末。每次用水送服一钱,一日三次。没有柳枝可用莲子心代替。15. **虚疟寒热**:人参二钱二分,雄黄五钱,共研末,用粽子尖捣成丸药如梧桐子大,发作那天清晨,用井水吞服七丸,发作前再服,忌各种药物,马上见效。16. **冷痢厥逆,六脉沉细**:人参、大附子各一两半,每次取半两,加生姜十片、丁香十五粒、粳米一撮,水二盏,煎取七分,空腹温服。17. **老人虚痢不止,不能饮食**:用上党参一两,鹿角去皮炒过五钱,共研细末,每次用米汤调服一茶匙,一天三次。

18. **筋骨风痛**:人参四两,用白酒浸泡三天,取出晒干,与土茯苓一斤、山慈菇一两,共研细末,炼蜜和丸,如梧桐子大。每次服一百丸,饭前用米汤送服。

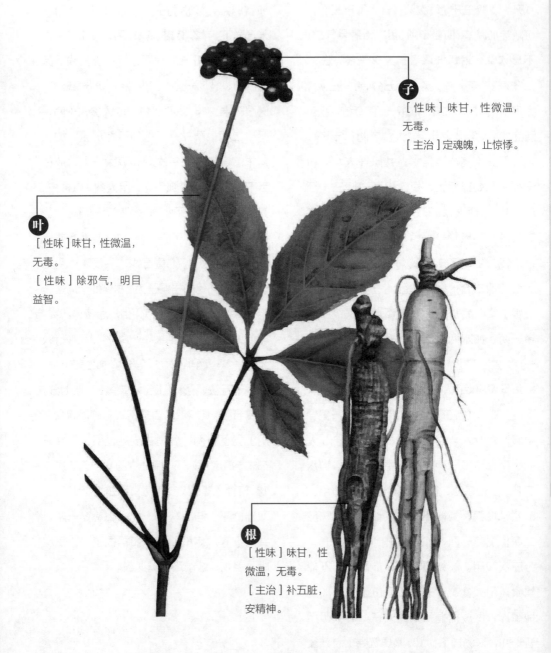

人参

子

[性味] 味甘，性微温，无毒。

[主治] 定魂魄，止惊悸。

叶

[性味] 味甘，性微温，无毒。

[性味] 除邪气，明目益智。

根

[性味] 味甘，性微温，无毒。

[主治] 补五脏，安精神。

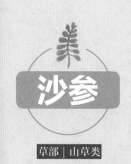

沙参

草部 | 山草类

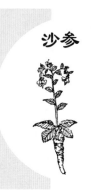

产地分布：江苏、安徽、浙江、江西等地。

成熟周期：二月、八月采根。

形态特征：生长在沙地上，长一尺多，生于黄土地的则短而小，根和茎上都有白汁。

功效：养阴润肺，益胃生津。

【功效】又名：白参、知母、羊乳、羊婆奶、铃儿草、虎须、苦心、文希、识美、志取。

陶弘景说：此与人参、玄参、丹参、苦参组成五参，它们的形态各不相同，而主治相似，所以都有参名。此外还有紫参，即牡蒙。

李时珍说：沙参色白，宜于沙地生长，故名。其根多白汁，乡人俗称为羊婆奶。沙参无心味淡，但《名医别录》中记载：一名为苦心，又与知母同名，道理不清楚。铃儿草，是因其花形而得名。

【集解】《名医别录》中记载：沙参生于黄河流域河谷及冤句、般阳、续山，二月、八月采根曝干。

李时珍说：各处的山谷平原都有沙参，二月长苗，叶像初生的小葵叶，呈团扁状，不光滑，八九月抽茎，高一二尺。茎上的叶片，尖长像枸杞叶，但小而有细齿。秋季叶间开小紫花，长二三分，状如铃铎，五瓣，白色花蕊，也有开白色花的。所结的果实大如冬青实，中间有细子。霜降后苗枯萎。根生长在沙地上，长一尺多，大小在一虎口间。生于黄土地的则短而小，根和茎上都有白汁。八、九月采摘的，白而坚实；春季采摘的，微黄而空虚。不法药商也常将沙参蒸压实后当人参卖，以假乱真。但沙参体轻质松，味淡而短，由此可以区别出来。

■ 沙参根

【性味】味苦，性微寒，无毒。

徐之才说：恶防己，反藜芦。

【主治】治惊风及血瘀，能除寒热，补中，益肺气。（《神农本草经》）

疗胃痹心腹痛，热邪头痛，肌肤发热，安五脏。久服对人有益。又说：羊乳，主头痛眩晕，益气，长肌肉。（《名医别录》）

祛风邪，治疝气下坠，疗嗜睡，养肝气，宜五脏风气。（甄权）

补虚，止惊烦，益心肺。治一切恶疮疥癣及身痒，排脓，消肿毒。（《日华诸家本草》）

清肺火，治久咳肺萎。（李时珍）

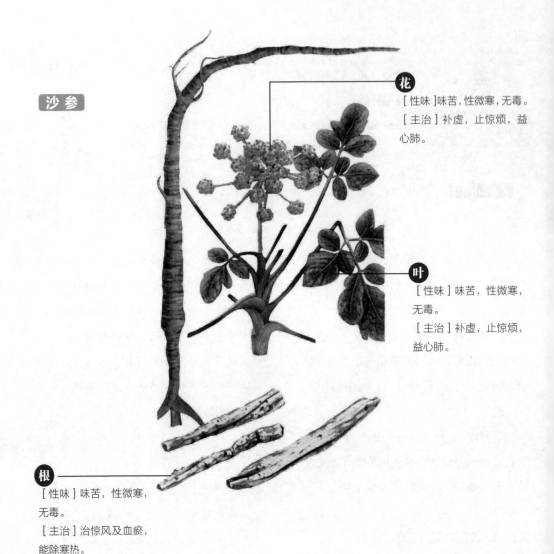

沙参

花

[性味]味苦,性微寒,无毒。

[主治]补虚,止惊烦,益心肺。

叶

[性味]味苦,性微寒,无毒。

[主治]补虚,止惊烦,益心肺。

根

[性味]味苦,性微寒,无毒。

[主治]治惊风及血瘀,能除寒热。

【发明】王好古说:沙参味甘微苦,为厥阴经之药,又是脾经气分药。微苦补阴,甘则补阳,所以洁古老人取沙参代人参。这是因人参性温,补五脏之阳;沙参性寒,补五脏之阴。虽说补五脏,仍须各用本脏药相佐。

李时珍说:人参甘苦性温,其体重实,专补脾胃元气,因而益肺与肾,所以内伤元气的病人适宜食用。沙参甘淡而性寒,其体轻空虚,专补肺气,因而益脾与肾,所以金能受火克的人适宜食用。人参、沙参二者,一补阳而生阴,一补阴而制阳,不可不辨。

【附方】**1.肺热咳嗽:**用沙参半两,水煎服。**2.突然患疝痛,小腹及阴中绞痛,自汗出,几欲死:**沙参捣筛研末,酒送服方寸匕。**3.妇女白带增多:**用沙参研细,每次服二钱,米汤送下。

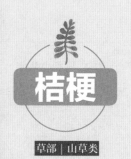

桔梗

草部 | 山草类

产地分布：主产安徽、江苏、湖北、河南。

成熟周期：花期7～9月，果期8～10月。

形态特征：根长长纺锤形，长6～20厘米，表面淡黄白色，有扭转纵沟及横长皮孔斑痕。

功效：宣肺，利咽，祛痰，排脓。

桔梗

【释名】又名：白药、梗草。

李时珍说：此草之根结实而梗直，所以叫桔梗。

【集解】《名医别录》记载：桔梗长于嵩高山谷及冤句，二、八月采根晒干用。

陶弘景说：附近各地都有桔梗，二月、三月长苗，可煮来食用。桔梗治疗蛊毒的效果明显，俗方中用本品叫荠苨。现在还有一种叫荠苨，能解药毒，与人参很像，可以假乱真。荠苨叶和桔梗叶很像，但荠苨叶下光滑润泽无毛，且不像人参叶那样对生。这是它们区别的地方。

苏颂说：现在到处都有桔梗。它的根像小指般大小，黄白色，春季长苗，茎高一尺多，叶像杏叶，呈长椭圆形，四叶对生，嫩时也可煮来食用。夏天开紫碧色小花，像牵牛花，秋后结子。八月采跟，根为实心。如果无心的是荠苨。关中产的桔梗，根是黄皮，像蜀葵根；茎细，色青；叶小，青色，像菊叶。

■ **桔梗根**

【修治】李时珍说：现在只刮去桔梗根表面的浮皮，用米泔水浸一夜，切片微炒后入药用。

【性味】味辛，性微温，有小毒。

李时珍说：应当是味苦、辛，性平为妥。

徐之才说：桔梗节皮相使，畏白及、龙眼、龙胆草，忌猪肉。与牡蛎、远志同用，治疗恚怒。与消石、石膏同用，治伤寒。

【主治】主治胸肋疼痛如刀刺，腹满肠鸣，惊恐悸气。《神农本草经》

利五脏肠胃，补血气，除寒热风痹，温中消谷，疗咽喉痛，除蛊毒。（《名医别录》）

治下痢，破血行气，消积聚、痰涎，去肺热气促嗽逆，除腹中冷痛，主中恶以及小儿惊痫。（甄权）

下一切气，止霍乱抽筋，心腹胀痛。补五劳，养气，能除邪气，辟瘟，破癥瘕、肺痈，养血排脓，补内漏，治喉痹。（《日华诸家本草》）

利窍，除肺部风热，清利头目，利咽喉。治疗胸膈滞气及疼痛。除鼻塞。（张元素）

治寒呕。（李杲）

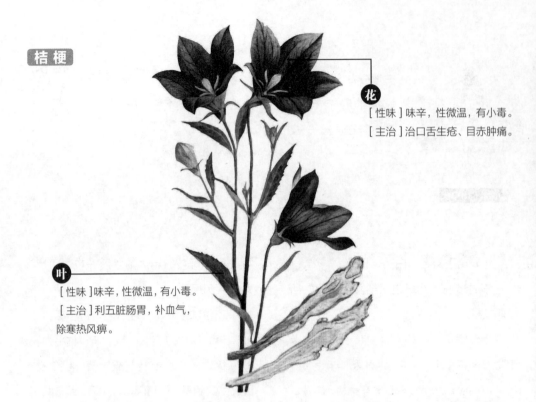

桔梗

花
[性味]味辛,性微温,有小毒。
[主治]治口舌生疮、目赤肿痛。

叶
[性味]味辛,性微温,有小毒。
[主治]利五脏肠胃,补血气,
除寒热风痹。

治口舌生疮、目赤肿痛。（李时珍）

【发明】朱震亨说：干咳为痰火之邪郁在大肠,宜先用苦桔梗开郁。痢疾腹痛为肺气郁在大肠,也宜先用苦桔梗开郁,后用治痢药。因桔梗能升提气血,所以在治气药中适宜使用。

【附方】**1.胸满不痛**：桔梗、枳壳等份,加水二盅,煎取一盅,温服。**2.伤寒腹胀,为阴阳不和所致,用桔梗半夏汤**：用桔梗、半夏、陈皮各三钱,生姜五片,加水二盅,煎取一盅服用。**3.肺痈咳嗽**：用桔梗一两、甘草二两,加水三升,煮成一升,分次温服。吐出脓血时,是病渐愈的表现。**4.喉痹**：用桔梗二两,水三升,煎取一升,一次服下。**5.虫牙肿痛**：用桔梗、薏苡等份,研为末,内服。**6.牙疳臭烂**：用桔梗、茴香等份,烧后研细敷患处。**7.肝风盛致眼睛痛,眼发黑,用桔梗丸**：取桔梗一斤、黑牵牛头末三两,共研细末,加蜜做成梧桐子大的丸子。每次用温水送服四十丸,一天二次。**8.治鼻出血、吐血**：桔梗研末,每次用水送服一方寸匕,一日四次。或药中加生犀牛角屑,可治吐血、便血。**9.打伤瘀血在肠内,久不消,时常发作疼痛**：用桔梗末,每次米汤送服一刀圭。**10.妊娠中恶,心腹疼痛**：桔梗一两锉细,加水一盅,生姜三片,煎取六分,温服。

■ **桔梗芦头**

【主治】上膈风热痰实,取生芦头研成末,白开水调服一二钱,探吐。（李时珍）

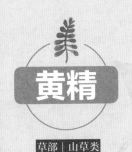

黄精

草部 | 山草类

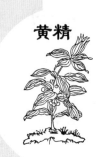

黄精

产地分布：主产于河北、内蒙古、陕西等省区。

成熟周期：花期5～6个月，果期6～7个月。

形态特征：根茎横生，肥大肉质，黄白色，略呈扁圆形。

功效：滋肾润脾，补脾益气。

【释名】又名：黄芝、戊己芝、菟竹、鹿竹、仙人余粮、救穷草、米铺、野生姜、重楼、鸡格、龙衔、垂珠。

李时珍说：黄精为服食要药，仙家认为它属于芝草一类，因吸取了坤土的精粹，故叫它黄精。《五符经》中说，黄精吸取了天地的淳精，所以名叫戊己芝。余粮、救穷是以其作用命名，鹿竹、菟竹的名字是因其叶似竹，而鹿、兔均食之，故有两名。垂珠是因叶子的形状命名。

陈嘉谟说：黄精的根像嫩黄姜，俗称野生姜。九蒸九晒后，可以代替粮食，所以又叫米铺。

【集解】《名医别录》中记载：黄精生长在山谷里，二月采根阴干用。

苏恭说：在肥沃的土地中生长的黄精，如拳头般大；在贫瘠土地中生长的黄精，如拇指般大小。葳蕤的根肥，很像小的黄精，二者的肌理形色，大都相似。现在将黄白、黄连与黄精相比较，它们并不相似。黄精叶像柳，钩吻蔓生，叶像肺叶，二者并不相似。

苏颂说：黄精三月生苗，高一二尺左右。叶像竹叶而短，两两相对。茎梗柔脆，很像桃枝，下端为黄色而顶梢为赤色。四月开青白色的花，像小豆花。结的子色白像黍粒，也有不结子的。根像嫩生姜味黄色。二月采根，蒸过晒干后使用。现在人们到了八月便去采摘，当地人蒸九次晒九次后，当作果实卖，黄黑色且味道甘美。它的苗刚长出来时，当地人多把它采来当菜吃。

陈藏器说：黄精的叶偏生不对的叫偏精，功用不如正精。正精的叶是对生的。钩吻是野葛的别名，黄精与钩吻并不相似。

李时珍说：黄精在山中野生，也可以将根劈成二寸长，稀疏种植在土里，一年后就会长得极为稠密；种子也可以种植。其叶像竹叶但不尖，有两叶、三叶、四叶、五叶，都是对节生长。其根横着长，状似葳蕤。一般多采摘它的苗，煮熟后淘去苦味食用，也叫笔管菜。

■黄精根

【修治】雷敩说：采来黄精，用溪水

65

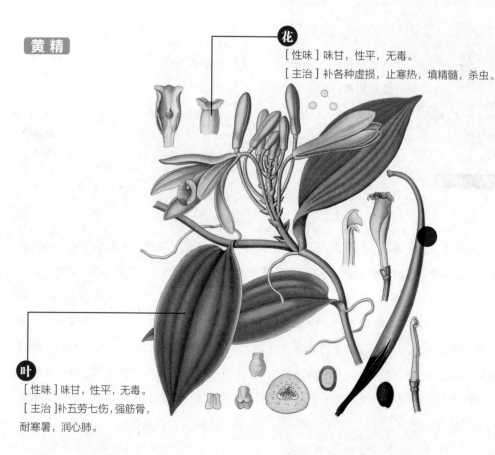

黄精

花

[性味]味甘，性平，无毒。

[主治]补各种虚损，止寒热，填精髓，杀虫。

叶

[性味]味甘，性平，无毒。

[主治]补五劳七伤，强筋骨，耐寒暑，润心肺。

洗净后蒸，从上午九时蒸至夜半一时，取出切薄片晒干用。

【性味】味甘，性平，无毒。

李时珍说：忌梅实，黄精花、叶、子的禁忌与根相同。

【主治】补中益气，除风湿，安五脏。久服可轻身长寿耐饥饿。（《名医别录》）

补五劳七伤，强筋骨，耐寒暑，益脾胃，润心肺。（《日华诸家本草》）

补各种虚损，止寒热，填精髓，杀虫。（李时珍）

【发明】李时珍说：黄精吸取了戊己的淳气，是补黄宫的上品。土为万物之母，

母体得到补养，则水火相济，木金交合，各种邪气自然祛除，百病不生。

章禹锡说：在灾荒年月，黄精可以当作粮食吃，所以又叫米脯。

【附方】1. 补肝明目：用黄精二斤、蔓荆子一斤，淘洗后一同九蒸九晒，研为细末。每次用米汤送服二钱，空腹服，一日两次。常服有延年益寿的作用。2. 补益精气，用于脾胃虚弱，体倦乏力：用黄精、枸杞子等份，捣碎作饼，晒干研细，炼蜜后调药成丸，如梧桐子大。每次米汤送服五十丸。

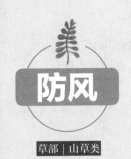

防风

草部 | 山草类

产地分布： 东北、内蒙古、河北、山东、河南、陕西、山西、湖南等地。

成熟周期： 春、秋均可采挖。

形态特征： 高30～80厘米，全体无毛。根粗壮，茎基密生褐色纤维状的叶柄残基。

功效： 解表祛风，胜湿，止痉。

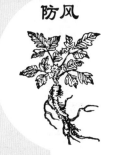

防风

【释名】又名：铜芸、茴芸、茴草、屏风、百枝、白蜚。

李时珍说：防，防御的意思。它的作用以治风为主，所以叫防风。屏风是防风的隐语。称芸、茴，是因为它的花像茴香，气味像芸蒿。

【集解】苏颂说：现在汴东、淮浙各州郡都有防风生长。它的茎叶为青绿色，茎色深而叶色淡，像青蒿但短小些。防风初春时呈嫩紫红色，江东人采来当菜吃，很爽口。它五月开细白花，中心攒聚成大房，像莳萝花；果实像胡荽子但大些；根为土黄色，与蜀葵根相似，二月、十月采挖。关中所产的防风在三月、六月采挖，但质轻空虚不如齐州所产的好。又有石防风，出自河中府，根像蒿根而色黄，叶青花白，五月开花，六月采根晒干，能治头痛和眩晕。

李时珍说：江淮一带所产的大多是石防风，生长在山石之间，二月采其嫩苗做菜，味辛甘而香，称作珊瑚菜。它的根粗、外形丑，子可做种子。

吴绶说，凡入药以黄色润泽的防风为好，白的多沙条，不好用。

【性味】味甘，性温，无毒。

张元素说：防风味辛而甘，性温，气味俱薄，浮而升，属阳，是手、足太阳经的本药。

李杲说：防风能制约黄芪，黄芪配上防风同用，其功效愈大，这是相畏相使的配伍。

徐之才说：防风与葱白同用，能行全身气血；与泽泻、藁本同用，能治风病；与当归、芍药、阳起石、禹余粮同用，能治疗妇人子宫虚冷。防风畏萆薢，能解附子毒，恶藜芦、白蔹、干姜、芫花。

【主治】主大风，恶风头痛眩晕及风邪所致的视物不清，风行周身，骨节疼痛，烦满，久服身轻。（《神农本草经》）

治三十六种风病，男子一切劳伤，能补中益神，治疗目赤肿痛，遇风流泪及瘫痪，通利五脏关脉，治五劳七伤，赢损盗汗，心烦体重，能安神定志，匀气脉。（《日华诸家本草》）

防风

[性味] 味甘，性温，无毒。
[主治] 中风出热汗。

叶

花

[性味] 味甘，性温，无毒。
[主治] 治四肢拘急，不能走路，经脉虚赢，骨节间痛，心腹痛。

子

[性味] 味甘，性温，无毒。
[主治] 治风症力强，可调配食用。

■ 防风叶

【主治】中风出热汗。（《名医别录》）

■ 防风花

【主治】治四肢拘急，不能走路，经脉虚赢，骨节间痛，心腹痛。（甄权）

■ 防风子

【主治】治风症力强，调配食用。（苏恭）

【发明】张元素说：防风，治风通用。治上半身风症，用防风身；治下半身风症，用防风梢。防风是治风祛湿的要药，因风能胜湿。它还能泻肺实，如误服会泻入上焦元气。

李杲说：防风治周身疼痛，药效较弱，随配伍引经药而至病所，是治风药中的润

剂。如果补脾胃，非防风引用不可。凡项背强痛，腰痛不能转身，为手足太阳症，正应当用防风。凡疮在胸膈以上，虽然没有手足太阳症，也应当用防风。因防风能散结，祛上部风邪。病人身体拘挛者，属风邪所致，各种疮痈见此证也须用防风。

【附方】**1. 自汗不止**：取防风（去芦）研为末，每次用浮小麦煎汤送服二钱。又方：防风用麸炒过，用猪皮煎汤送服。注：芦头是指接近根部的叶柄残基。**2. 盗汗**：取防风二两、川芎一两、人参半两，共研为末，每次服三钱，临睡时服。**3. 消风顺气，治老年人便秘**：取防风、枳壳（麸炒）各一两，甘草半两，共研为末，每次用白开水送服二钱，饭前服。**4. 偏正头痛**：取防风、白芷等份，研为末，蜜调制成梧桐子大的丸子。每次嚼服一丸，用清茶送服。

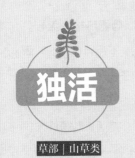

独活

草部 | 山草类

产地分布： 陕西南部、四川和云南。

成熟周期： 花期7月，果期10月。

形态特征： 根粗厚而长，叶为1～3月回羽状复叶，叶轴和羽片轴几无毛至疏被微柔毛。

功效： 疏风解毒，活血祛瘀，止痛。

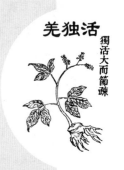

羌独活
獨活大而節疎

【释名】又名：羌活、羌青、独摇草、护羌使者、胡王使者、长生草。

陶弘景说：一茎直上，不随风摇动，所以叫作独活。

《名医别录》中记载：此草得风不摇，无风自动，所以名独摇草。

李时珍说：独活以羌中所产的为好，所以有羌活、胡王使者等名称。它们是同一种植物的两个品种，正如川芎、抚芎；苍术、白术之义，只是入药使用时稍有不同，后人便以为它们是两种植物。

【集解】苏颂说：独活、羌活现在以产自蜀汉的为好。它们春天生苗叶如青麻；六月开花成丛，有黄有紫。结实时叶黄的，是夹石上所生；叶青的，是土脉中所生。《神农本草经》上说二者属同一类，现在的人以紫色而节密的为羌活，黄色而成块的是独活。大抵此物有两种，产自西蜀的，黄色，香如蜜；产自陇西的，紫色，秦陇人叫作山前独活。

李时珍说：按王貺所说，羌活须用紫色有蚕头鞭节的。独活是极大羌活有白如

鬼眼的。

■ 独活根

【修治】李时珍说：去皮或焙干备用。

【性味】味苦、甘，性平，无毒。

张元素说：独活性微温，味甘、苦、辛，气味俱薄，浮而升，属阳，是足少阴行经气分之药。羌活性温，辛苦，气味俱薄，浮而升，也属阳，是手足太阳行经风药，也入足厥阴、少阴经气分。

【主治】主外感表征，金疮止痛，奔豚气、惊痫，女子疝瘕。久服轻身耐老。（《神农本草经》）

疗各种贼风，全身关节风痛，新久者都可。（《名医别录》）

独活：治各种中风湿冷，奔喘逆气，皮肤苦痒，手足挛痛劳损，风毒齿痛。羌活：治贼风失音不语，手足不遂，口面歪斜，全身皮肤瘙痒。（甄权）

羌活、独活：治一切风症，筋骨拘挛，骨节酸疼，头旋目赤疼痛，五劳七伤，利五脏及伏水气。（《日华诸家本草》）

治风寒湿痹，酸痛不仁，诸风掉眩，颈项难伸。（李杲）

去肾间风邪，搜肝风，泻肝气，治项强及腰脊疼痛。（王好古）

散痈疽败血。（张元素）

【发明】张元素说：风能胜湿，所以羌活能治水湿。独活与细辛同用，治少阴头痛。头晕目眩者，非此不能除。羌活与川芎同用，治太阳、少阴头痛，能利关节，治督脉疾病，脊强而厥。

王好古说：羌活是足太阳、厥阴、少阴经的药物，与独活不分作两种。后人因羌活气雄，独活气细，所以雄者治足太阳风湿相搏。头痛、肢节痛、一身尽痛者，非此不能除。细者治足少阴伏风。头痛、两足湿痹、不能动止者，非此不能治，而不治太阳之症。

李时珍说：羌活、独活都能祛风湿，利关节，但二者气味有浓淡的差别。《素问》中说：从下而上者，引而去之。羌活、独活两药味苦辛，性温，为阴中之阳药，所以能引气上升，通达周身而散风胜湿。

【附方】1. **中风口噤**：独活四两，加好酒一升，煎至半升饮服。2. **中风失语**：独活一两，加酒二升，煎至一升；另用大豆五合，炒至爆裂，以药酒热投，盖好。过一段时间，温服三合，不愈可再服。3. **热风瘫痪**：羌活二斤，枸子一斤，共研为末，每次用酒送服方寸匕，一日三次。4. **产后中风，语涩、四肢拘急**：羌活三两研成末，每次取五钱，加酒、水各一盏，煎成一盏服用。5. **产后虚风**：独活、白鲜皮各三两，加水三升，煮成两升，分三次服。能喝酒者可加酒同煮。6. **产后腹痛或产肠脱出**：羌活二两，酒煎服。7. **妊娠浮肿或风水浮肿**：羌活、萝卜子共炒香，只取羌活研成细末。每次用温酒调服二钱，第一天服一次，第二天服二次，第三天服三次。8. **历节风痛**：独活、羌活、松节等分，用酒煮过，每天空腹饮一杯。9. **风牙肿痛**：用独活煮酒，趁热漱口。又方：独活、地黄各三两，共研末，每取三钱，加水一盏煎，连渣温服，睡前再服一次。10. **喉痹口噤**：羌活三两，牛蒡子二两，水煎至一盅，加白矾少许，灌服。11. **眼睑下垂疼痛难忍，或兼便血，病名肝胀**：用羌活煎汁，服数盏后病自愈。12. **太阳头痛**：羌活、防风、红豆等分，共研为末，每取少许吸鼻。

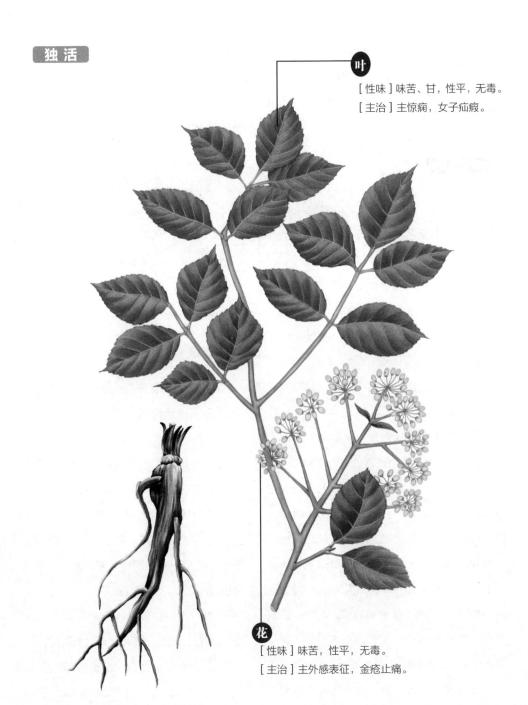

叶

[性味] 味苦、甘，性平，无毒。

[主治] 主惊痫，女子疝瘕。

花

[性味] 味苦，性平，无毒。

[主治] 主外感表征，金疮止痛。

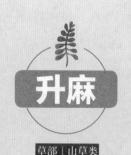

升麻

草部 | 山草类

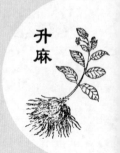

升麻

产地分布：四川、陕西、云南等地。

成熟周期：秋季采挖。

形态特征：不规则的长形块状，呈结节状。表面黑褐色或棕褐色，有坚硬的细须根残留。

功效：升阳、发表透疹、清热解毒。

【释名】又名：周升麻、周麻、鸡骨升麻、绿升麻。

李时珍说：此物叶像麻，性上升，所以叫升麻。张揖《广雅》及《吴普本草》中，升麻又叫作周升麻。周应该指的是周地，就像现在人们称川升麻的意思。《名医别录》中叫做周麻，如果不是省文，那就是缺文造成的错误。

【集解】《名医别录》中记载：升麻生长在益州山谷，二月、八月采根，晒干。

陶弘景说：从前以产自宁州的最好，形细而黑，非常坚实。现在则以益州所产的为好。好的升麻细削，皮呈青绿色，叫作鸡骨升麻。北方也有升麻，但形虚大，呈黄色。建平也有升麻，只是形大味薄，不堪用。有人说它是落新妇的根，其实不是。它们只是外形相似，气味完全不同。落新妇也能解毒，取其叶作小儿浴汤，主惊忤。

陈藏器说：落新妇，现在的人多叫它小升麻。它的作用同升麻，只是大小不同而已。

苏颂说：现在蜀汉、陕西、淮南州郡都产升麻，以蜀川所产的为好。升麻春天生苗，高三尺多；叶像麻叶，为青色；四五月开花，像粟穗，白色；六月以后结实，黑色；根像蒿根，紫黑色，多须。

■ 升麻根

【修治】雷敩说：采得升麻后刮去粗皮，用黄精汁浸泡一夜，晒干，锉碎蒸后再晒干用。

李时珍说：现在人只取里白外黑而紧实，称作鬼脸升麻的去须及头芦，锉碎用。

【性味】味甘、苦，性平、微寒，无毒。

李杲说：升麻引葱白，散手阳明经风邪；引石膏，止阳明经齿痛；人参、黄芪，不用升麻引，不能上行。

李时珍说：升麻与柴胡同用，引升发之气上行；与葛根同用，能发阳明之汗。

【主治】解百毒，辟瘟疫瘴气邪气蛊毒，入口皆吐出，治中恶腹痛，流行疾病，头痛寒热，风肿诸毒，喉痛口疮。久服不夭，轻身长年。（《名医别录》）

有安神定志作用，治疗癔病、疳积及

游风肿毒。（《日华诸家本草》）

小儿惊痫，热壅不通，疗痈肿豌豆疮，煎汤用棉沾拭疮上。（甄权）

治阳明头痛，补脾胃，去皮服风邪，解肌肉间风热，疗肺萎咳唾脓血，能发浮汗。（张元素）

治牙根浮烂恶臭，太阳鼻衄，是疮家的圣药。（王好古）

能消斑疹，行瘀血，治阳陷眩晕，胸胁虚痛，久泄下痢，后重遗浊，带下崩中，血淋下血，阳痿足寒。（李时珍）

【发明】张元素说：补脾胃药，不用升麻引经不能取得效果，治脾痹症没有它也不能消除。升麻的功用有四：一是手、足阳明引经药；二能升发阳气到至阴之下；三能除头顶及皮肤的风邪；四可治阳明经头痛。

李时珍说：升麻引阳明清气上升，柴胡引少阳清气上行。升麻是禀赋素弱、元气亏虚及劳役饥饱冷内伤，脾胃引经药中最重要的一味药。升麻葛根汤是发散阳明风寒的方药，时珍用来治阳气郁遏及元气下陷所致各种疾病，红眼病，都有很好的疗效。又升麻能解痘毒，但只有在初起发热时可用来解毒；痘已出后，气虚或泄泻者，也可稍稍用些；其升麻葛根汤，在发斑后切记不可用，因其能发散。本草书中以升麻为解热毒、吐蛊毒的要药，那是因为升麻为阳明经本经药，而性又上升的缘故。

【附方】1. **豌豆斑疮**：用蜜煎升麻，随时取食。并以水煮升麻，用棉花沾药汁拭洗疮。2. **清瘴明目，用七物升麻丸**：取升麻、犀角、黄芩、朴消、栀子、大黄各二两，豆豉二升，微熬后同捣为末，蜜调做成梧桐子大的药丸。如果觉得四肢发热，大便困难时，即服三十丸，取微利为度。如果四肢小热，只需在饭后服二十丸。3. **突发肿毒**：用升麻磨醋，频频涂搽患处。4. **喉痹作痛**：取升麻片含咽，或者用升麻半两煎服，取吐。5. **胃热牙痛**：用升麻煎汤乘热含嗽并咽下。方中也可以加生地黄。6. **口舌生疮**：取升麻一两、黄连三分，研为末，用棉裹药末含咽。7. **热痱瘙痒**：用升麻煎汤内服，并外洗痱子。8. **产后恶露不净**：用升麻三两，加清酒五升，煮取二升，分两次服，当排出恶物。9. **解莨菪、野葛、蛊毒等**：用升麻煮汁，频服。

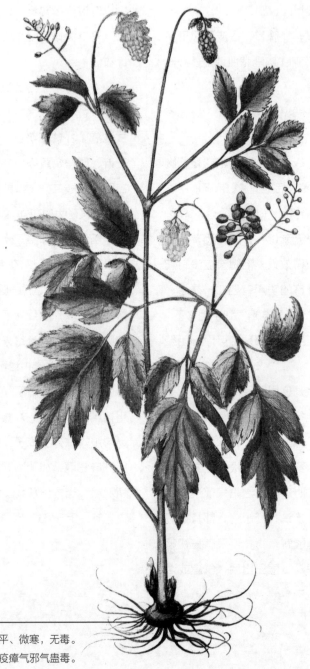

根

[性味] 味甘、苦，性平、微寒，无毒。

[主治] 解百毒，辟瘟疫瘴气邪气蛊毒。

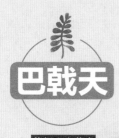

巴戟天

草部 | 山草类

产地分布：主产广东、广西。

成熟周期：花期 4～6 月，果期 7～11 月。

形态特征：根呈扁圆柱形，略弯曲。表面灰黄色或暗灰色，具纵纹及横裂纹。

功效：补肾助阳、祛风除湿、强筋壮骨。

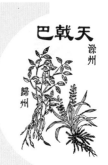

巴戟天
滁州
赣州

【释名】又名：不凋草、三蔓草。

【集解】《名医别录》中记载：巴戟天长在巴郡以及下邳的山谷中，二月、八月采根阴干用。

陶弘景说：现在也用建平、宜都所产的，根形如牡丹而细，外红里黑，用时打去心。

苏恭说：巴戟天的苗俗称三蔓草。叶似茗，冬天也不枯萎。根如连珠，老根为青色，嫩根为白紫色，一样使用，以连珠多肉厚的为好。

■ **巴戟天**

【修治】雷敩说：凡是使用巴戟天，必须先用枸杞子汤浸泡一夜，泡软后滤出，再用酒浸泡一伏时，滤出，同菊花熬至焦黄，去掉菊花，用布拭干用。

李时珍说：现在的制法是，用酒浸泡一夜，锉细焙干后入药，如果急用，只用温水浸软去心也可。

【性味】味辛、甘，性微温，无毒。

徐之才说：与覆盆子相使，恶雷丸、丹参、朝生。

【主治】治麻风病、阳痿不举。能强筋壮骨，安五脏，补中增志益气。（《神农本草经》）

疗头面游风，小腹及阴部疼痛。能补五劳，益精，助阳利男子。（《名医别录》）

治男子梦遗滑精，强阴下气，疗麻风。（甄权）

治一切风症，疗水肿。（《日华诸家本草》）

《仙经》中用巴戟天来治脚气，去风疾，补血海。（李时珍）

【发明】王好古说：巴戟天，是肾经血分药。

甄权说：病人虚损，宜加量使用巴戟天。

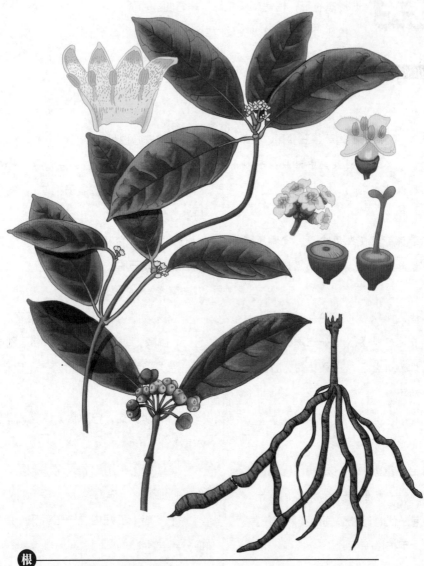

巴戟天

根

[性味] 味辛、甘，性微温，无毒。

[主治] 治麻风病、阳痿不举。

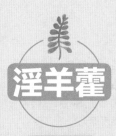

淫羊藿

草部 | 山草类

产地分布：陕西、辽宁、山西、湖北、四川、广西。

成熟周期：四月开花，五月采叶。

形态特征：茎像粟秆，叶青像杏，叶上有刺，根为紫色、有须。

功效：治阳痿绝伤、阴茎疼痛。利小便，益气力。

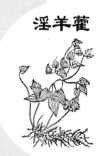

淫羊藿

【释名】又名：刚前、仙灵脾、仙灵毗、黄连祖、放杖草、弃杖草、干两金、三枝九叶草。

陶弘景说：服后使人性欲旺盛。西川（今四川中西部）北部有淫羊这种动物，一日交合百遍，因食此草所致，所以叫淫羊藿。

李时珍说：豆叶叫藿，淫羊藿的叶像豆叶，所以也叫藿。仙灵脾、千两金、放杖、刚前都是说它的功效。鸡筋、黄连组、三枝九叶草，是因它的根形而得名。

【集解】苏恭说：各地都有淫羊藿。它的叶像豆叶而圆薄，茎细且坚硬，俗称仙灵脾。

苏颂说：江东、陕西、泰山、汉中、湖湘间都有淫羊藿。它的茎像粟秆，叶青像杏，叶上有刺，根为紫色、有须。四月开白花，也有开紫色花的。五月采叶晒干。湖湘生长的，叶像小豆，枝茎紧细，经冬不凋，根像黄连。关中称它为三枝九叶草，苗高一、二尺，根、叶都可用。

李时珍说：此物生于大山中，一根多茎，茎粗像线，高一二尺。一茎上有三个分枝，一个分枝上有三片叶，叶长二三寸，像杏叶和豆藿，表面光滑背面色淡，很薄而有细齿，有小刺。

■ 淫羊藿叶

【修治】雷敩说：凡用时，用夹刀夹去叶四周的花枝，每一斤用羊脂四两拌炒，等脂尽为度。

【性味】味辛、甘，性温，无毒。

李时珍说：味甘、香、微辛，性温。

徐之才说：与山药、紫芝相使，用酒炒用，效果更佳。

【主治】治阳痿绝伤，阴茎疼痛、利小便，益气力，强志。（《神农本草经》）

坚筋骨。消瘰赤痈，外洗杀虫疗阴部溃烂。男子久服，有子。（《名医别录》）

治一切冷风劳气，男子亡阳不育，女子亡阴不孕，老人昏耄，中年健忘，筋骨挛急，四肢麻木，能补腰膝，强心力。（《日华诸家本草》）

【发明】李时珍说：淫羊藿味甘气香，

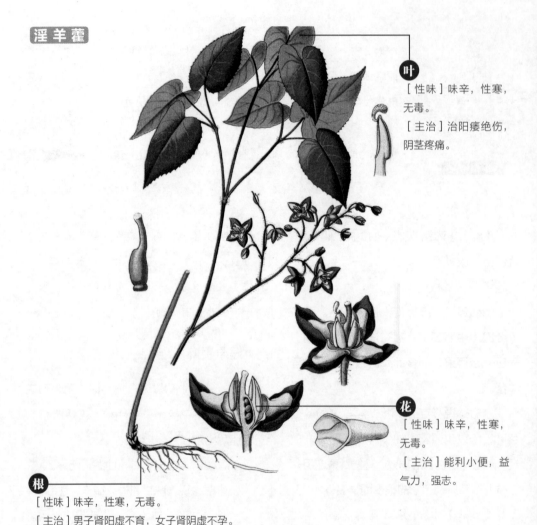

淫羊藿

叶
[性味] 味辛，性寒，无毒。
[主治] 治阳痿绝伤，阴茎疼痛。

花
[性味] 味辛，性寒，无毒。
[主治] 能利小便，益气力，强志。

根
[性味] 味辛，性寒，无毒。
[主治] 男子肾阳虚不育，女子肾阴虚不孕。

性温不寒，能益精气，为手足阳明、三焦、命门的药物，肾阳不足的人尤适宜。

【附方】1. **阳痿，腰膝冷以及半身不遂**：淫羊藿一斤，用酒一斗浸泡，春、夏季泡三天，秋、冬季泡五天，每天饮用，但不能大醉。2. **三焦咳嗽，腹满不思饮食，气不顺**：用淫羊藿、覆盆子、五味子（炒）各一两，共研为末，加熟蜜调和做成如梧桐子大的药丸。每次服二十丸，用姜茶送服。3. **目昏生翳**：取淫羊藿、生王瓜（红色的小瓜蒌），等份研为末，每次用茶水送服一钱，一日两次。4. **病后青盲，病程短的**：淫羊藿一两，淡豆豉一百粒，水一碗半，煎至一碗，一次服完。5. **小儿夜盲**：取淫羊藿根、晚蚕蛾各半两，炙甘草、射干各二钱半，共研末；另取羊肝一副切开，掺入制好的药末二钱，扎紧；和黑豆一合，淘米水一盏同煮熟，分两次吃，用汤送服。

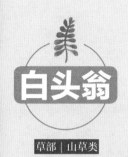

白头翁

草部 | 山草类

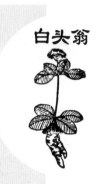

白头翁

产地分布：主产于东北、华北、华东等地。

成熟周期：秋播或春播，4月下旬采种。

形态特征：呈类圆柱形或圆锥形，近根头处常有朽状凹洞。根头部稍彭大，有白色绒毛。

功效：清热解毒、凉血止痢、燥湿杀虫。

【释名】又名：老公花、野丈人、耗子花、奈何草、老翁花、胡王使者。

陶弘景说：本品处处皆有。近根处有白色茸毛，形状似白头老翁，故以为名。

李时珍说：野丈人、胡王使者、奈何草，这些名字都是说此草形状像老翁的意思。

【集解】《名医别录》中记载：白头翁生长在高山山谷及田野，四月采摘。

苏恭说：白头翁抽一茎。茎头开一朵紫花，似木槿花。

苏颂说：白头翁处处有之。正月生苗，作丛生，状似白薇而柔细，也更长些。白头翁的叶生于茎头，像杏叶，上面有细白毛而不光滑。近根处有白色茸毛，根为紫色，深如蔓荆。

■白头翁根

【性味】味苦，性温，无毒。

【主治】治温疟、癫狂寒热，癥瘕积聚瘿气，能活血止痛，疗金疮。（《神农本草经》）

止鼻出血。（《名医别录》）

止毒痢。（陶弘景）

治赤痢腹痛，齿痛，全身骨节疼痛，项下瘰疬瘿瘤。（甄权）

主一切风气，暖腰膝，明目消赘。（《日华诸家本草》）

【附方】**1.热痢下重：**用白头翁二两，黄连、黄柏、秦皮各三两。加水七升煮成二升，每次服一升，不愈再服。妇人产后体虚痢疾者，加甘草、阿胶各二两。**2.下痢咽痛：**春夏季得此病，宜用白头翁、黄连各一两，木香二两。加水五升，煎成一升半，分三服。**3.外痔肿痛：**取白头翁草，捣碎外涂，可活血止痛。**4.小儿秃疮：**用白头翁捣烂外敷，半月可愈。

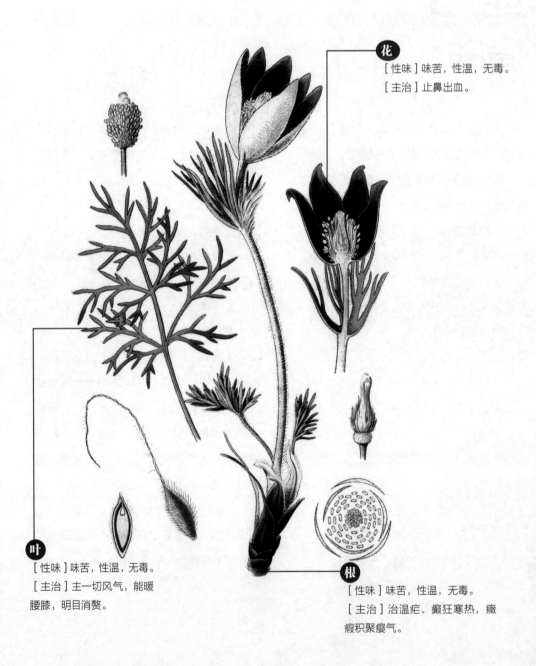

花

[性味] 味苦，性温，无毒。

[主治] 止鼻出血。

叶

[性味] 味苦，性温，无毒。

[主治] 主一切风气，能暖腰膝，明目消赘。

根

[性味] 味苦，性温，无毒。

[主治] 治温疟、癫狂寒热，癥瘕积聚瘿气。

芳草类

产地分布：主产甘肃、云南、四川。

成熟周期：花果期7～9月。

形态特征：茎带紫色。基生叶及茎下部叶卵形，密生细柔毛。双悬果椭圆形，侧棱有翅。

功效：补血和血、调经止痛、润燥滑肠。

当归

草部 | 芳草类

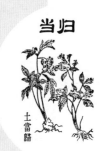

当归

土当归

【释名】又名：乾归、山蕲、白蕲、文无。（"蕲"为古"芹"字。）

李时珍说：当归本非芹类，因其花叶像芹，故得芹名。古人娶妻是为了延续子嗣。当归调血，为女人要药，有思念丈夫的意思，故有"当归"之名。

陈承说：当归善治妊娠产后恶血上冲，很有效。气血逆乱的人，服用当归即定。当归能使气血各有所归，恐怕当归的名字由此得来。

【集解】《名医别录》中记载：当归生长在陇西的川谷中，二月、八月采根阴干用。

苏颂说：现在川蜀、陕西各郡以及江宁府、滁州都产当归，以川蜀出产的最佳。当归春天生苗，绿叶有三瓣。七八月开浅紫色的花，花似蕲萝，根似黑黄色，以肉厚而不干枯的为佳。

李时珍说：当归以秦州陇西产的头圆尾多，色紫气香肥润的，质量最佳，名马尾归。头大尾粗色白坚枯的，为镵头归，只适合入发散药中使用。

■当归根

张元素说：当归头止血；当归尾破血；当归身和血；全用则一破一止。先用水将当归洗净。治上用酒浸；治外用酒洗过，用火焙干或晒干入药。

李时珍说：治上部疾患宜用当归头；治中部疾患宜用当归身；治下部疾患宜用当归尾；通治一身疾病就用全当归。当归晒干趁热用纸封好，密封收藏在瓮中，可防虫蛀。

【性味】味甘，性温，无毒。

徐之才说：当归恶菖茹、湿面，畏菖蒲、海藻、牡蒙、生姜，制雄黄。

【主治】主咳逆上气、温疟寒热，妇人漏下、不孕不育，各种恶疮金疮，可煮汁饮服。（《神农本草经》）

《名医别录》中记载：可温中止痛，除客血内寒，中风汗不出，湿痹中恶，客气虚冷，还可补五脏，生肌肉。（《名医别录》）

止呕逆，治虚劳寒热、腹痛、齿痛，女人沥血腰痛、崩漏，补各种虚损。（甄权）

治一切风寒，补一切血虚、劳损。破恶血，生新血，还可治癥癖，肠胃冷。（《日华诸家本草》）

治头痛，心腹诸痛，润肠胃筋骨皮肤，还可治痈疽，排脓止痛，和血补血。（李时珍）

治冲脉为病，气逆里急。疗带脉为病，腹痛，腰部冷痛。（王好古）

【发明】成无己说：脉为血之府，诸血都属心。凡通血脉的药物，必定先补益心血。因此张仲景治疗手足厥寒、脉细欲绝之症，用当归之苦温以助心血。

张元素说：当归作用有三，一为心经本药，二能和血，三治各种疾病夜晚加重的。凡是血分有病，必须用当归。血壅不流则痛，当归之甘温能和血，辛温能散内寒，苦温能助心散寒，使气血各有所归。

【附方】1. 血虚发热：用当归身二钱（酒洗），绵黄芪一两（蜜炙），加水二盏，煎至一盏，做一次空腹温服，一日两次。当归补血汤主治肌热燥热，目赤面红，烦渴引饮，脉洪大而虚，重按无力，此为血虚之症，与白虎汤主治的症状相似。如作为热证而误服白虎汤致死。2. **失血过多致晕眩，治伤胎、产后、崩漏、外伤、拔牙等一切失血过多所致心烦眩晕**：用当归二两，川芎一两，每次用五钱，加水七分、酒三分，煎至七分，热服，一日两次。3. **鼻出血不止**：取当归焙干，研末，每次服一钱，米汤送服。4. **小便出血**：取当归四两，锉细，加酒三升，煮取一升，一次服下。

5. **头痛欲裂**：当归二两，酒一升，煎取六合饮下，一日两次。6. **视物昏花，用六一丸补气养血**：用当归（生晒）六两，附子（火炮）一两，研末，蜜调成如梧梧子的丸子，每次用温酒送服三十丸。7. **心下痛刺**：将当归研末，酒服方寸匕。8. **手臂疼痛**：取当归三两切碎，用酒浸泡三天后温服。饮尽，再配药饮用，以病愈为止。9. **久疟不止，用胜金丸**：取当归二两，吴茱萸一两，共炒香后去掉吴茱萸，只将当归研末，蜜调成如梧梧子的丸子，米汤送服三十丸。

10. **月经逆行，从口鼻出**：先用京墨磨汁服下，再用当归尾、红花各三钱。水一盏半，煎至八分，温服，其经即通。11. **产后血胀、腹痛牵引胁痛**：取当归二钱，炮干姜五分，研末。每次服三钱，加水一盏，煎至八分，加少许盐醋，热服。12. **产后自汗、壮热、气短，腰脚疼痛**：当归三钱，黄芪、白芍药（酒炒）各二钱，生姜五片，水一盏半，煎至七分，温服。

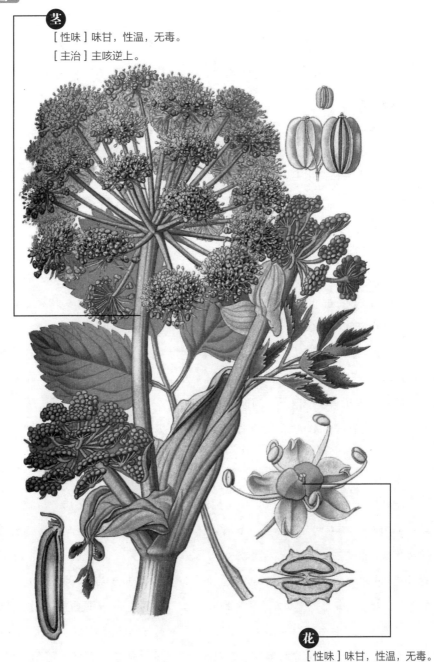

当归

茎

[性味] 味甘，性温，无毒。

[主治] 主咳逆上。

花

[性味] 味甘，性温，无毒。

[主治] 主妇人漏下、不孕不育。

芎䓖

草部 | 芳草类

产地分布：主产于浙江、四川、贵州、云南。

成熟周期：八月采挖。

形态特征：多年生草本。根茎匍匐。茎直立，下部木质化。单叶对生，具短柄。

功效：泻肺降气、下痰止嗽、活血止痛。

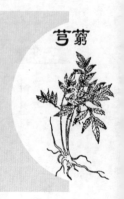

芎䓖

【释名】又名：川芎、胡芎、香果、山鞠穷。

李时珍说："芎"本作"劳"，名义不详。有人说头顶的穹隆最高，如天之象。此药上行，专治头脑诸疾，所以有芎䓖的名称。芎䓖以产自戎戎的品质最优，所以叫胡芎。古人因它根节的形状像马衔，便称之为马衔芎䓖。后世的人因其状如雀脑，叫它雀脑芎。其中产自关中的称京芎，也叫西芎；产自四川的称川芎；产自天台的称台芎；产自江南的称抚芎，都是以产地来命名。

【集解】《名医别录》中记载：芎䓖叶名蘼芜。

李时珍说：蜀地气候温和，人工多栽培芎䓖，深秋时节茎叶也不枯萎。清明后，上年的根长出新苗，将枝分出后横埋入土，则节节生根。八月时根下开始结川芎，便可挖取蒸后晒干备用。《救荒本草》上说：芎䓖叶像芹菜叶但略微细窄些，有丫叉，也像白芷叶，叶细；又像胡荽叶而微状；还有一种像蛇床叶但比它粗些。芎䓖的嫩叶可食用。

【性味】味辛，性温，无毒。

张元素说：性温，味辛、苦，气厚味薄，浮而升，属阳。川芎为少阳本经引进药，入手、足厥阴经气分。

徐之才说：与白芷相使，畏黄连，伏雌黄。配细辛用，可止痛疗金疮。配牡蛎用，治头风吐逆。

【主治】治中风头痛，寒痹痉挛拘挛，刀箭伤，妇人经闭不孕。（《神农本草经》）

《名医别录》载：除脑中冷痛，面上游风，泪出多涕，疗各种寒冷气，胸腹胁肋胀痛，能温中散寒。（《名医别录》）

甄权说：治腰腿软弱，半身不遂，胞衣不下。（甄权）

治一切风症，气分病，劳损及血分病。补五劳，壮筋骨，调血脉，破癥结宿血，生新血，止吐血、鼻出血、尿血，治脑痈发背，瘰疬瘿赘，痔瘘疮疖，能长肉排脓，消瘀血。《日华诸家本草》

燥湿，止泻痢，行气开郁。（李时珍）

用蜂蜜拌和做丸，晚上服，治疗风痰有很好的功效。（苏颂）

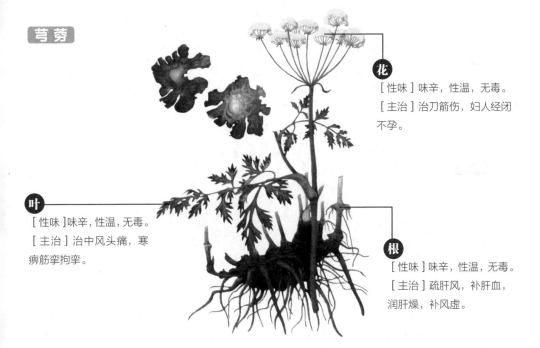

芎䓖

花
[性味] 味辛，性温，无毒。
[主治] 治刀箭伤，妇人经闭不孕。

叶
[性味] 味辛，性温，无毒。
[主治] 治中风头痛，寒痹筋挛拘挛。

根
[性味] 味辛，性温，无毒。
[主治] 疏肝风，补肝血，润肝燥，补风虚。

治齿根出血，含服。（陶弘景）

【发明】张元素说：芎䓖上行头目，下行血海，所以清神及四物汤都用它。它能散肝经治风。治少阳厥阴经头痛，是血虚头痛的圣药。川芎的功用有四：一是少阳经引经药；二治各经头痛；三助清扬之气；四去湿气在头。

李杲说：头痛须用川芎，如不愈，则用川芎加各引经药：太阳经加羌活；阳明经加白芷；少阳经加柴胡；太阴经加苍尤；厥阴经加吴茱萸；少阴经加细辛。

李时珍说：川芎为血中气药，若肝苦急，辛味药可补，因此血虚者适宜服用；因辛能散气，因此气郁结者也适宜。

【附方】1.**气虚头痛**：取川芎研末，每取二钱，用蜡茶调服，效果明显。2.**气阙头痛，妇人气盛头痛及产后头痛**：取川芎、天台乌药等份，研为末，每次用葱茶调服二钱。又方：川芎加白术，水煎服。3.**风热头痛**：取川芎一钱，茶叶二钱，水一盏，煎至五分，饭前热服。4.**偏头痛**：将京芎锉细，泡酒，每天饮用。5.**头晕目眩及偏正头痛，多汗恶风，痰饮**：用川芎一斤，天麻四两，共研为末，炼蜜做成弹子大的丸子，每次嚼服一丸，用清茶送下。6.**一切心痛**：取大川芎一个，研末，用白酒送服。7.**崩漏下血**：用川芎一两，清酒一大盏，煎至五分，慢慢服下。又方：上方另加生地黄二合，同煮。8.**牙烂口臭**：川芎煎水，含漱。9.**牙痛**：取大川芎一个，焙后加入细辛，共研为末，擦牙。10.**诸疮肿痛**：将抚芎煅后研末，加入适量轻粉，用麻油调涂患处。

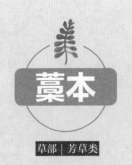

藁本

草部 | 芳草类

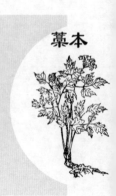

藁本

产地分布：主产四川、湖南、辽宁、河北等地。

成熟周期：花期 7~8 月，果期 9~10 月。

形态特征：多年生草本，根茎短。茎直立，通常单一，中空，表面具纵棱，常带紫色。

功效：祛风，散寒，除湿，止痛

【释名】又名：藁茇、鬼卿、地新、山苣、蔚香、微茎。

苏恭说：此草根上苗下像禾藁，所以名藁本。本即根的意思。

李时珍说：古人将它用作香料，名藁本香。《山海经》中称它为藁茇。

【集解】《名医别录》中记载：藁本生长在崇山山谷，正月、二月采根曝晒，晒三十天。

苏颂说：藁本的叶像白芷香，又像芎䓖，但芎䓖似水芹而大，藁本叶较细。它五月开花，七八月结子，根为紫色。

李时珍说：江南深山中都生长有藁本。藁本的根像川芎但质地轻虚，味麻，不能当茶饮用。

■藁本根

【性味】味辛，性温，无毒。

张元素说：藁本性温，味苦、大辛，无毒。气厚味薄，属阳，是足太阳本经药。

徐之才说：恶䕡茹，畏青葙子。

【主治】疗妇女疝瘕，阴部寒冷肿痛，腹中急，除风头痛，长肌肤，悦颜色。（《神农本草经》）

辟雾露润泽，疗风邪，金疮，可用洗浴药面脂。（《名医别录》）

治一百六十种恶风侵袭，腰部冷痛，能利小便，通血脉，去头风疱疹。（甄权）

治皮肤皴裂，酒渣鼻、粉刺，痫疾。（《日华诸家本草》）

治头面身体皮肤风湿。（李杲）

治督脉为病，脊强而厥。（王好古）

治痈疽，能排脓、托毒。（李时珍）

【发明】张元素说：藁本是太阳经治风药，其气雄壮。寒气郁结于太阳经，头痛必用藁本。头顶痛非此不能除。藁本与木香同用，治雾露之清邪犯于上焦。藁本与白芷同作面脂。

【附方】**1. 大实心痛，用此清其毒：**取藁本半两，苍术一两，分作两次服，每次加水两杯，煎至一杯，温服。**2. 干洗头屑：**藁本、白芷等份，共研末，夜间干擦头发，清晨梳去，头屑自除。**3. 小儿疥癣：**用藁本煎汤沐浴，并用来洗涤换下的衣物。

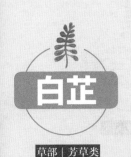

白芷

草部 | 芳草类

产地分布：主产黑龙江、吉林、辽宁等地。

成熟周期：花期6～7月，果期7～9月。

形态特征：根茎粗大，近于圆柱形，通常呈紫红色，基部光滑无毛，近花序处有短柔毛。

功效：解表散风、通窍、止痛、燥湿止带、消肿排脓。

【释名】又名：白茝、芳香、泽芬、苻篱、莞、川白芷、香白芷。

李时珍说：徐锴说初生根干为芷，因此又称白芷。王安石说：茝香能养鼻，又能养体，所以茝字从茝。茝音怡，养的意思。许慎《说文解字》说：茝即（造字：嚣字上加草字头张），齐谓之茝，楚谓之蓠、药。它生长水泽湿地，气味芳香与兰草一样，因此诗人常以兰茝咏叹，而在草药书中有芳香、泽芬的名称，古人叫它香白芷。

【集解】《名医别录》中记载：白芷生长在河东川谷水湿之地，二月、八月采根晒干。

苏颂说：白芷各地都已，吴地特别多，根长一尺多，粗细不等，为白色。枝干离地五寸以上。春天生叶，相对婆娑，呈紫色，有三指宽。花为白色微黄。白芷进入三伏后结子，立秋后苗枯。二月、八月采根晒干，以黄色有光泽者为佳。

■ 白芷根

【性味】味辛，性温，无毒。

张元素说：气温，味苦、大辛。气味俱轻，属阳。行手、足阳明经，也入手太阴经。

徐之才说：与当归相使，恶旋覆花，制雄黄、硫黄。

【主治】治女人漏下赤白，经闭阴肿，恶寒发热，头风侵目泪出，能长肌肤，润泽颜色，可作面油使用。

治疗风邪，久渴吐呕，两胁气满，风痛，头眩，目痒。还可作膏药用。

治目赤胬肉，去面部疤痕，并能安胎漏，破瘀血，生新血，治乳痈发背瘰疬，肠风痔瘘，疮痍疥癣，止痛排脓。

能蚀脓，止心腹血刺痛，女人沥血腰痛，血崩。（甄权）

除阳明经头痛，中风恶寒发热以及肺经风热，头面皮肤风痹燥痒。（张元素）

治鼻渊鼻衄，齿痛，眉棱骨痛，便秘，小便带血，妇女血虚眩晕，翻胃呕吐，治蛇虫咬伤，刀箭伤。（李时珍）

【发明】李杲说：白芷用来疗风通用，其气芳香，能通九窍，解表发汗不能缺少。

李时珍说：白芷色白味辛，行手阳明

87

庚金; 性温气浓, 行足阳明戊土; 芳香上达, 入手太阴肺经。肺为庚之弟, 戊之子。所以白芷主治的疾病不离肺、胃、大肠三经。如头目眉齿诸病, 为三经风热所致。风热者用辛散之, 湿热者用温除之。所以都能用白芷治疗。白芷为阳明经主药, 所以又能治血病胎病, 而排脓生肌止痛。

【附方】1. 一切伤寒、风邪, 用神白散, 又名圣僧散: 白芷一两, 生甘草半两, 姜三片, 葱白三寸, 大枣一枚, 豆豉五十粒。水二碗, 煎服取汗。如果服下不出汗再服, **2. 风寒流涕:** 香白芷一两, 荆芥穗一钱。研末, 用蜡茶点服二钱。**3. 小儿身热:** 白芷煮汤洗浴以发汗, 注意需避风。**4. 偏正头风:** 用香白芷 (炒) 二两五钱, 川芎 (炒)、甘草 (炒)、川乌头 (半生半熟) 各一两, 研为末。每次用细茶、薄荷汤送服一钱。**5. 头风眩晕, 用都梁丸:** 香白芷洗后晒干研末, 炼蜜做成弹子大的丸子, 每次嚼服一丸, 用茶汤或荆芥汤化下。**6. 眉棱骨痛, 属风热与痰:** 白芷、片芩 (酒炒) 等份, 研末。每次服二钱, 用茶水服下。**7. 风热牙痛:** 香白芷一钱, 朱砂五分。研为末, 炼蜜做成芡子大的丸子。频擦牙。**8. 眼疾:** 取白芷、雄黄研为末, 炼蜜做成如龙眼大的丸子, 以朱砂作衣。每次服一丸, 茶水送服, 一天两次。**9. 口臭:** 用香白芷七钱。研为末。饭后用水送服一钱。**10. 盗汗不止:** 取太平白芷一两, 辰砂半两, 研末。每次用温酒送服二钱。

山奈

草部 | 芳草类

【释名】又名: 山辣、三奈。

【集解】李时珍说: 山奈生长在广西中部, 家庭都可栽种。根、叶都似生姜, 有樟木香气。当地人像吃姜一样吃它的根, 切开晒干, 皮为红黄色, 里面的是白色的。现在的人用它做香料, 可除肉类的腥臭味。

■ 山奈根

【性味】味辛, 性温, 无毒。

【主治】暖中, 除瘴疠恶气, 治受凉引起的心腹痛, 寒湿霍乱, 风虫牙痛。(李时珍)

【附方】**1. 牙痛:** 取三奈子一钱, 用面包好, 煨熟, 加入麝香二字, 研为末。从左右各喷一字入鼻孔内, 口含温水漱去。**2. 心腹冷痛:** 三奈、丁香、当归、甘草等份, 研为末, 以醋糊丸如梧梧子大。每次服三十丸, 用酒送服。**3. 风虫牙痛:** 用山奈研末, 铺纸上卷作筒, 烧灯吹灭, 乘热和药吹入鼻内, 痛即止。又方: 用肥皂一个 (去穰), 入山奈、甘松各三分, 花椒食盐不拘多少, 填满, 面包红, 取研, 日用擦牙漱去。

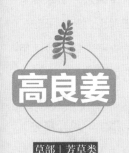

高良姜

草部 | 芳草类

产地分布：台湾、海南、广东、广西、云南。

成熟周期：夏末秋初，挖起 4 ～ 6 年的根茎。

形态特征：根茎圆柱状形，横生，棕红色，具节，节上有环形膜质鳞片，节上生根。

功效：温中散寒，理气止痛。

高良姜

【释名】又名：蛮姜。子名：红豆蔻。

李时珍说：陶隐居说此姜最早出自高良郡，故得此名。高良即现在的高州。汉时为高凉县，吴国改为郡。因那里的山高而稍凉，因此叫高凉，则高良实当作高凉。

【集解】陶弘景说：此物出自高良郡，二月、三月采根。外形与杜若相似，而叶如山姜。

苏颂说：现在岭南各州及黔、蜀等地皆有高良姜，但大都不入药用。它在春天长出茎叶，像姜苗而大，高约一二尺。开的花是红紫色，如山姜花。

李珣说：红豆蔻生长在南海诸谷，是高良姜的子。高良姜的苗像芦，叶像姜，花成穗，嫩叶卷住花生长，微带红色。嫩的放入盐，则花朵不散落，须用朱槿花染成深红色。醒酒很好，可解酒毒。

李时珍说：按范成大《桂海志》中所记载：红豆蔻的花丛生，叶瘦如碧芦。春末才发芽，初开花时抽一茎杆，外有大竹皮包裹，拆竹皮见花。一穗有数十个花蕊，淡红鲜丽，如桃杏的花色。花蕊重则下垂像葡萄样，每个花蕊有花心两瓣，人们将此喻为连理。其子也像草豆蔻。

【修治】李时珍说：高良姜、红豆蔻都宜炒过入药。也有用姜同吴茱萸、东壁土炒过入药用的。

■ 高良姜根

【性味】味辛，性大温，无毒。

【主治】治疗爆冷，胃中冷痛、呕逆，霍乱腹痛。（《名医别录》）

下气利咽，润肤。煮来饮用，可止痢。（陈藏器）

治风破气，腹部久冷气痛，去风冷、痹痛、无力。（甄权）

治转筋泻痢，反胃呕吐，可解酒毒，消宿食。（《日华诸家本草》）

口含咽津，能利咽，治突然恶心及呕吐清水，口臭的人，将高良姜同草豆蔻研为末，水煎服。（苏颂）

有健脾胃，宽噎膈，破冷癖，除瘴疟的作用。（李时珍）

【发明】杨士瀛说：治疗胃寒呕逆，

高良姜为要药，佐以人参、茯苓同用，功效温胃，能解散胃中风邪。

李时珍说：《十全方》中记载：心脾冷痛的人，用高良姜细锉微炒后研末，米汤送服一钱，痛立止。

【附方】1. 霍乱吐利：将高良姜用火炙令焦香。每用五两，加酒一升，煮沸三四次，一次服完。2. 心腹冷痛：取高良姜三钱，五灵脂六钱，共研为末，每次用醋汤调服三钱。3. 心脾冷痛及一切寒冷食物伤脾：用高良姜、干姜等份，炮过后研末，加面调糊成梧桐子大的丸子，每次饭后用橘皮汤送服十五丸。产妇忌服。4. 眼睛突然红肿痛：取高良姜末吹入鼻内使打喷嚏，或弹出鼻血，即红肿消散。5. 风牙痛肿：取高良姜二寸，全蝎（焙）一枚共研末。擦痛处，吐出涎水，再用盐汤漱口。

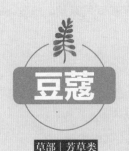

豆蔻

草部 | 芳草类

产地分布：主产于广东、广西、云南等地。

成熟周期：花期4~6月，果期6~8月。

形态特征：叶片狭椭圆形或线状披针形，先端渐尖，基部渐狭，有缘毛，两面无毛或仅在下面被极疏的粗毛。

功效：收敛、止泻、健胃、排气。

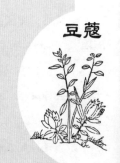

豆蔻

【释名】又名：草豆蔻、漏蔻、草果。

寇宗奭说：豆蔻即草豆蔻。这是针对肉豆蔻而命名。如若作为果品，则味道不好。前人将其编入果部，不知是何意义。

李时珍说：按扬雄《方言》所说：凡物丰盛的称蔻。豆蔻之名，可能是取此义。豆像其形也。南方《异物志》写作漏蔻，现在豆蔻虽不专为果，也还可作为茶食料使用，有草果的名称。《金光明经》三十二品香药中称之为苏乞迷罗。

【集解】《名医别录》记载：豆蔻生长在南海。

苏恭说：豆蔻的苗像山姜，花为黄白色，苗根及子亦像杜若。

苏颂说：草豆蔻现在岭南等地也有。它的苗像芦，叶像山姜、杜若之类，根像高良姜。二月开花成穗房，长在茎下，由嫩叶卷之而生，初生时像芙蓉花，色微红，穗头呈深红色。它的叶子逐渐长大，花渐渐绽开而颜色渐淡，也有黄白色的。南方人多采花来当果，以嫩的尤为贵重。将穗加盐一起腌制，叠叠成朵状不会散。又用木槿花同浸，使其色红。

李时珍说：草豆蔻、草果虽是一物，但略有不同。现在建宁所产的豆蔻，大如龙眼而形微长，皮为黄白色，薄而棱尖，它的仁大小如缩砂仁而辛香气和。滇、广所产草果，大小如诃子，皮黑厚而棱密，其子粗而辛臭，像斑蝥的气味。当地人常用来做茶及作为食物佐料。广东人将生草蔻放入梅汁中，用盐腌渍使其变泛红，晒干放入酒中，名红盐草果。南方还用一种火杨梅，有人用它伪充成草豆蔻，它的形态圆而粗，气味辛猛而不温和，人们也经常使用，也有人说那即是山姜实，不可不辨别。

■豆蔻仁

【性味】味辛、涩，性温，无毒。

【主治】温中，治疗心腹痛，止呕吐，除口臭气。（《名医别录》）

下气，止霍乱，主一切冷气，消酒毒。（《开宝本草》）

可调中补胃，健脾消食，祛寒，治心、胃疼痛。（李杲）

治瘴疠寒疟，伤暑吐下泄痢，噎膈反胃，痞满吐酸，痰饮积聚，妇女恶阻带下，除寒燥湿，开郁破气，杀鱼肉毒。制丹砂。（李时珍）

【发明】寇宗奭说：草豆蔻气味极辛微香，性温而调散冷气甚速。

李杲说：风寒客邪在胃口之上，当心作疼者，宜煨熟后用。

李时珍说：豆蔻治病，取其辛热浮散，能入太阴、阳明经，可除寒燥湿，开郁消食的作用。南方多潮湿、雾瘴，饮食多酸咸，脾胃容易患寒湿郁滞之病。所以食物中必用豆蔻，这与当地的气候相宜。但过多食用也会助脾热，伤肺气及损目。也有人说：豆蔻与知母同用，治瘴疟寒热，取一阴一阳无偏胜之害。那是因为草果治太阴独胜之寒，知母治阳明独胜之火。

【附方】1. **心腹胀满，短气**：用草豆蔻一两，去皮研为末，用木瓜生姜汤调服半钱。2. **胃弱呕逆不食**：用草豆蔻仁二枚，高良姜半两，水一盏，煮取汁，再加生姜汁半合，和白面调和后做成面片，在羊肉汤中煮熟，空腹食用。3. **虚疟自汗不止**：用草果一枚，面裹煮熟后，连面一起研细，加平胃散二钱，水煎服。4. **气虚瘴疟，热少寒多，或单寒不热，或虚热不寒**：用草果仁、熟附子等份，加水一盏，姜七片，枣一枚，煎至半盏服下。5. **赤白带下**：取连皮草果一枚，乳香一小块。面裹煨成焦黄色，同面研细。每次用米汤送服二钱，一日两次。

■豆蔻花

【性味】味辛，性热，无毒。

【主治】主降气，止呕逆，除霍乱，调中焦，补胃气，消酒毒。（《日华诸家本草》）

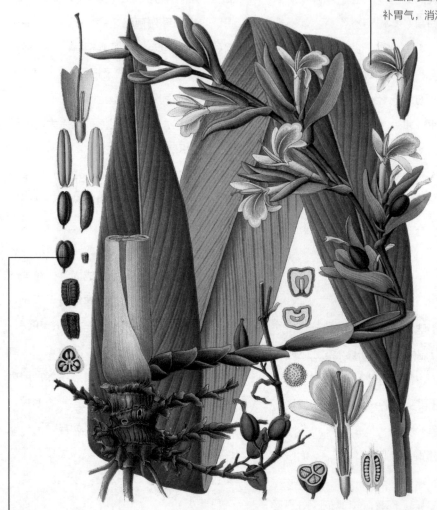

豆蔻

花

[性味] 味辛，性热，无毒。

[主治] 主降气，止呕逆，补胃气，消酒毒。

仁

[性味] 味辛、涩，性温，无毒。

[主治] 温中，治疗心腹痛，止呕吐，除口臭。

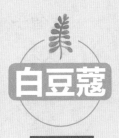

白豆蔻

草部 | 芳草类

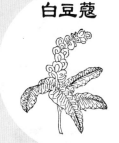

白豆蔻

产地分布： 分布于越南、泰国等地；我国广东、广西、云南有少量栽培。

成熟周期： 各地栽培和成熟周期不同。

形态特征： 茎丛生，叶片卵状披针形，顶端尾尖，两面光滑无毛，近无柄；叶舌圆形。

功效： 补肾助阳，纳气平喘，温脾止泻。

【释名】又名：多骨。

【集解】马志说：白豆蔻出自伽古罗国，称为多骨。其草形如芭蕉，叶像杜若，长八九尺而光滑，冬夏不凋，花为浅黄色，子作朵如葡萄，初长出时微青，成熟时则变为白色，七月采子。

苏颂说：如今广州、宜州也有产，但不如国外的好。

李时珍说：白豆蔻子圆，大小如牵牛子。其壳白厚，仁像缩砂仁，入药时需去皮炒用。

■ 白豆蔻仁

【性味】味辛，性大温，无毒。

王好古说：味大辛，性热，味薄气厚，轻清而升，属阳，主浮。入手太阴经。

【主治】主积冷气，能止吐逆反胃，消谷降气。（《开宝本草》）

可散肺中滞气，宽膈进食，去白睛翳膜。（李杲）

能补肺气，益脾胃，理元气，收脱气。（王好古）

治噎膈，除疟疾寒热，解酒毒。（李时珍）

【发明】张元素说：白豆蔻气味俱薄，功用有五：一为专入肺经本药；二散胸中滞气；三祛寒邪腹痛；四能温暖脾胃；五治突发红眼，白睛红者。

【附方】1. **胃寒恶心，进食即欲吐：** 用白豆蔻子三枚。捣细。加好酒一盏，温服，数服以后见效。2. **突然恶心：** 取白豆蔻仁细嚼，最佳。3. **小儿胃寒吐乳：** 取白豆蔻仁十四个，缩砂仁十四个，生甘草二钱，炙甘草二钱。共研为末。常掺入小儿口中。

4. **产后呃逆：** 取白豆蔻、丁香各半两。研细，桃仁汤服一钱，少顷再服。5. **脾虚反胃：** 取白豆蔻、缩砂仁各二两，丁香一两，陈廪米一升，黄土炒焦，去土研细，用姜汁调和成梧桐子大的丸子。每次服百丸，用姜汤送服。名太仓丸。

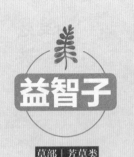

益智子

草部 | 芳草类

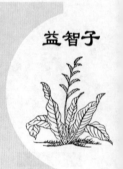

益智子

产地分布：主产于海南岛。

成熟周期：花期4～6月，果期6～8月。

形态特征：果实椭圆形，两端略尖，表面棕色或灰棕色，有纵向凹凸不平的突起棱线13～20条。果实薄而较韧，与种子团紧贴。种子团被隔膜分为3瓣，每瓣有种子6～11粒。

功效：温脾、暖肾、固气、涩精。

【**释名**】李时珍说：脾主智，此物能益脾胃而得名益智子，与龙眼又名益智子的意义相同。

【**集解**】陈藏器说：益智出自昆仑国及交趾国，现在岭南各地也有。顾微《广州记》上说：它的叶像襄荷，长一丈多。根上有小枝，高八九寸，茎像竹箭，子从茎心中长出。一枝上有十子丛生，大小如小枣。核黑而皮白，以核小者为佳。

李时珍说：按嵇含《南方草木状》所载：益智的子像笔头而两头尖，长七八分，现在用做调味品，也可以加盐曝晒或者做粽子食用。

■益智仁

【**性味**】味辛，性温，无毒。

【**主治**】主遗精虚漏，小便淋漓，能益气安神，补虚调气，通利三焦。如果夜尿多的人，可取益智仁二十四枚研碎，加盐一同煎服，效果好。（马志）

治风寒犯胃，和中益气，多涎。（李杲）

益脾胃，理元气，补肾虚，治疗滑精。（王好古）

治心气不足，梦遗赤浊，热伤心系，吐血，血崩等证。（李时珍）

【**发明**】刘完素说：益智辛热，能开发郁结，使气宣通。

李时珍说：益智大辛，为助阳退阴的药物，三焦、命门气弱者宜使用。

【**附方**】**1. 小便频数，脬气不足**：将益智子用盐炒后，去盐，取炒后益智子、乌药等份，研为末，另用酒煮山药粉为糊，做成如同梧桐子大的丸。每次空腹服七十丸，用盐水送服。**2. 白浊腹满，不分男女**：取益智仁（盐水浸炒）、厚朴（姜汁炒）等份，加姜三片、枣一枚，用水煎服。**3. 小便赤浊**：取益智子仁、茯神各二两，远志、甘草（水煮）各半斤，研为末，加酒糊成梧桐子大的丸，空腹姜汤送服五十丸。**4. 除口臭**：取益智子仁一两，甘草二钱，共研成粉，常含口中。

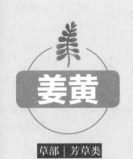

姜黄

草部 | 芳草类

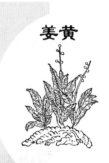

姜黄

产地分布：分布于江西、福建、台湾、广东、广西、四川、云南等地。

成熟周期：12月下旬采挖。

形态特征：根茎发达，根粗壮，末端膨大呈块根；叶片长圆形或椭圆形，叶顶端短渐尖；苞片卵形或长圆形，淡绿色，顶端钝，花冠淡黄色。

功效：破血行气，通经止痛。

【释名】又名：宝鼎香、黄姜、蒁。

【集解】苏恭说：姜黄的根叶都像郁金。它的花春生于根，与苗同出，入夏花灿烂无子。根有黄、青、白三色。

苏颂说：如今江、广、蜀川多有姜黄。它的叶青绿色，长一二尺，宽三四寸，有斜纹如红蕉叶而小。花为红白色，到中秋时渐渐凋落。春末始生，先长花，再生叶，不结实。其根盘呈屈黄色，类似生姜而圆，有节。八月采根，切片晒干。

李时珍说：现在以扁如干姜的，为片子姜黄；圆如蝉腹的，为蝉肚郁金，两者都可浸水染色。蒁的外形虽然像郁金，但色不黄。

■ **姜黄根**

【性味】味辛、苦，性大寒，无毒。

【主治】主心腹结积，能下气破血，除风热，消痈肿，药效强于郁金。（《新修本草》）

治癥瘕血块，通月经，治跌打损伤瘀血，止暴风痛冷气，下食。（《日华诸家本草》）

祛邪辟恶，治气胀、产后败血攻心。（苏颂）

治风痹臂痛。（李时珍）

【发明】李时珍说：姜黄、郁金、蒁药三物，形状功用皆相近。但郁金入心治血；而姜黄兼入脾，兼治气；蒁药则入肝，兼治气中之血，这是它们的不同。古方五痹汤用片子姜黄，治风寒湿气手臂痛。

戴原礼《要诀》说：片子姜黄能入手臂治痛，其兼理血中之气可知。

【附方】1. **心痛难忍**：取姜黄一两，桂三两，研为末。每次用醋汤送服一钱。

2. **产后血痛腹内有血块**：用姜黄、桂心等份，研为末，用酒调服。血下尽即愈。3. **胎寒腹痛，啼哭吐乳，大便泻青，状若惊搐，出冷汗**：取姜黄一钱，没药、木香、乳香二钱。为末，蜜丸芡子大。每服一丸，钩藤煎汤化下。（《和剂方》）

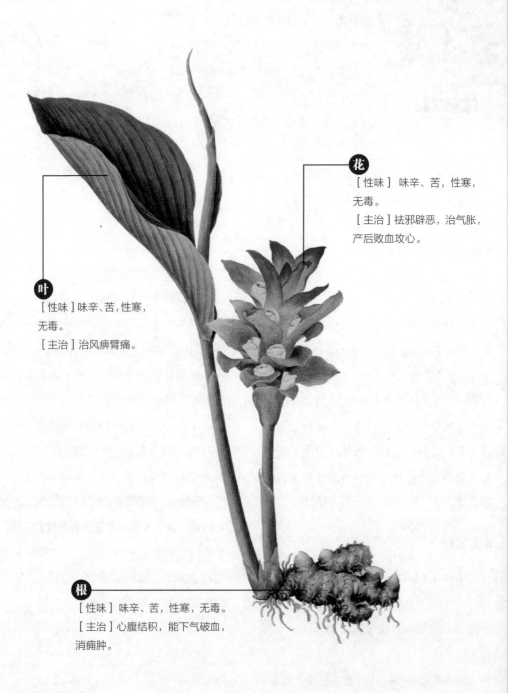

花

[性味] 味辛、苦，性寒，
无毒。

[主治] 祛邪辟恶，治气胀，
产后败血攻心。

叶

[性味] 味辛、苦，性寒，
无毒。

[主治] 治风痹臂痛。

根

[性味] 味辛、苦，性寒，无毒。

[主治] 心腹结积，能下气破血，
消痈肿。

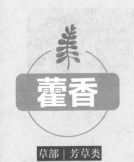

藿香

草部 | 芳草类

产地分布：主产四川、江苏、浙江、湖南。

成熟周期：花期 6～7 月，果期 10～11 月。

形态特征：多年生草本，高达 1 米，有香气。
茎方形，略带红色；叶对生，心状卵形或长圆
状披针形，边缘有不整齐钝锯齿。

功效：芳香化浊，开胃止呕，发表解暑。

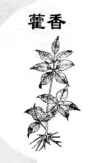

藿香

【释名】又名：兜娄婆香。

李时珍说：豆叶叫做藿，因此草的叶子像豆叶，故名藿香。《楞严经》上说：坛前用兜娄婆香煎水洗浴，指的就是藿香。

【集解】掌禹锡说：按《南州异物志》上所说，藿香产自海边诸国，形状像都梁，叶像水苏，可放入衣服中。

苏颂说：藿香，岭南多产，人们也多有栽种。二月生苗，茎梗甚密，成丛，叶像桑叶小而薄，六、七月采摘，须黄色的才可采收。

李时珍说：藿香茎方有节中空，叶子有点像茄叶。张洁古、李东垣只用其叶，不用枝梗。现在的人们将枝梗并用，因叶伪品较多。

■藿香枝、叶

【性味】味辛，性微温，无毒。

李杲说：可升可降，属阳。入手、足太阴经。

【主治】主风水毒肿，能去恶气，止霍乱心腹疼痛。（《明医别录》）

为治脾胃吐逆的要药。（苏颂）

有助胃气，开胃及增进食欲的作用。（张元素）

能温中顺气，治肺虚有寒，上焦壅热之症，煎汤漱口可除饮酒后口臭。（王好古）

【发明】李杲说：芳香之气助脾胃，因此藿香能止呕逆，增进饮食。

王好古说：藿香是手、足太阴之药。所以入顺气乌药散，则补肺；入黄芪四君子汤，则补脾。

【附方】1. 霍乱吐泻：用藿香叶、陈皮各半两，水二盏，煎至一盏，温服。2. 暑天吐泻：用滑石（炒）二两，藿香二钱半，丁香五分，研为末。每次用淘米水调服一二钱。3. 胎动不安，气不升降，呕吐酸水：用香附、藿香、甘草二钱，研为末，每服二钱。加少许盐，开水送服。4. 除口臭：将藿香洗净，煎汤，随时漱口。5. 疮痈溃烂：用藿香叶、细茶等份，烧灰，用油调涂敷疮上。

隰草类

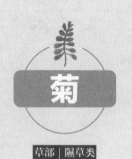

菊

草部｜隰草类

产地分布： 我国各地均有栽培。

成熟周期： 早菊（九月），秋菊（十月至十一月），晚菊（十二月至元月）。

形态特征： 茎色嫩绿或褐色，基部半木质化。单叶互生，卵圆至长圆形，边缘有缺刻及锯齿。头状花序顶生或腋生，一朵或数朵簇生。

功效： 疏散风热，清肝明目，平肝阳，解毒。

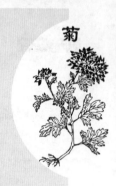

菊

【释名】又名：节华、女节、女华、女茎、日精、更生、傅延年、治蔷、金蕊、阴成、周盈。李时珍说：按陆佃《埤雅》所说：菊本作鞠。鞠，穷尽的意思。《月令》：九月菊开黄花。因花开到此时就穷尽了，因此谓之鞠。节华之名，也是取其与节候相应。崔实《月令》上说：女节、女华是菊花的名字。治蔷、日精是菊根的名字。《抱朴子》说：仙方中所说的日精、更生、周盈，都是指菊，只是根、茎、花、果的不同称呼。

【集解】《名医别录》载：菊花生长在雍州川泽及田野，正月采根，三月采叶，五月采茎，九月采花，十一月采实，都阴干备用。

陶弘景说：菊有两种，一种茎为紫色，气味香而味甘，叶子可作为羹食用，这种是真菊；另一种茎为青色而大，有蒿艾气味，味苦不能食用，叫苦薏，不是真菊。

李时珍说：菊的品种有上百种，宿根自生，茎、叶、花、色，各不相同。宋朝刘蒙泉、范致能、史正志都著有《菊谱》，却不能全部收录。菊的茎有株、蔓、紫、赤、青、绿的差异，它的叶有大、小、浓、薄、尖、秃的区别，花有千叶单叶、有心无心、有子无子、黄白红紫、间色深浅、大小的区别，有甘、苦、辛的差异，还有夏菊、秋菊、冬菊的区别。一般只用单叶味甘的入药，如《菊谱》所载的甘菊、邓州黄、邓州白之类。甘菊一开始生长在山野，如今的人多有栽种。它的花细碎，品味不太高。花蕊像蜂窠，内有细小的子，也可将菊枝压在土中分植。菊的嫩叶和花都可炸着吃。白菊花稍大，味不很甜，也可在秋季采收。菊中无子的，叫做牡菊。

■ 花、叶、根、茎、实

【性味】味苦，性平，无毒。

李杲说：味苦、甘，性寒，可升可降，属阴中微阳。

李时珍说：《神农本草经》记载菊花味苦，《名医别录》载菊花味甘。各家都以味甘的为菊，味苦的是苦薏，只取味甘的入药。按张华《博物志》所说，菊有两种，苗花一样，只是味稍有不同，味苦的不能食用。范致能在《菊谱序》里说只有甘菊一种可食用，也可入药药用。其余黄菊白菊都味苦，虽不能食用，却可入药用。治头风尤以白菊为好。据以上两种说法，可知菊类自有甘、苦两种，做食品必须用甘菊，入药则各种菊都可以，但不能用野菊，即苦薏。

【主治】治诸风头眩肿痛，流泪，皮肤死肌，恶风及风湿性关节炎。经常服用利血气，抗衰老，延年益寿。（《神农本草经》）

治腰痛无常，除胸中烦热，安肠胃，利五脉，调四肢（《名医别录》。

治头目风热，晕眩倒地，脑颅疼痛，消身上一切游风，利血脉。（甄权）

用菊作枕头可明目，菊叶也可明目，生熟都可食用。（《日华诸家本草》）

养肝血，去眼膜。（张元素）

■ 白菊

【性味】味苦、辛，性平，无毒。

【主治】治风眩，能令头不白。（陶弘景）

可用来染黑胡须和头发。和芝麻、茯苓制成蜜丸服用，可治风眩，延年，益面色。（陈藏器）

【发明】朱震亨说：黄菊花属土与金，有水与火，能补阴血，因此养目。

李时珍说：菊在春天生长，夏天繁茂，秋天开花，冬天结实，备受四时之气，饱经露霜，叶枯而不落，花枯而不凋，味兼甘苦，性禀平和。过去人们说它能除风热，益肝补阴，殊不知菊得金水的精华尤其多，能补肺肾二脏。补水可制火，益金可平木，木平则风息，火降则热除，用来治疗头目的各种风热，意义深奥微妙。黄菊入金水阴分，白菊入金水阳分，红菊行妇人血分，都可入药，它的苗可做蔬菜，叶可吃，花可做糕饼，根及种子可入药，装在布袋里可做枕头，蜜酿后可做饮品，自上而下，全身都是宝。古代圣贤将菊比作君子，《神农本草经》将它列为上品，隐士采摘它并用于泡酒，诗人墨客采食其花瓣。

【附方】1. **风热头痛**：取菊花、石膏、川芎各二钱，同研末，每服一钱半，茶调下。2. **膝风疼痛**：用菊花、陈艾叶做护膝，久则自除。3. **病后生翳**：取白菊花、蝉脱等份，研为末，每次取二、三钱，加蜂蜜少许，加水煎服。

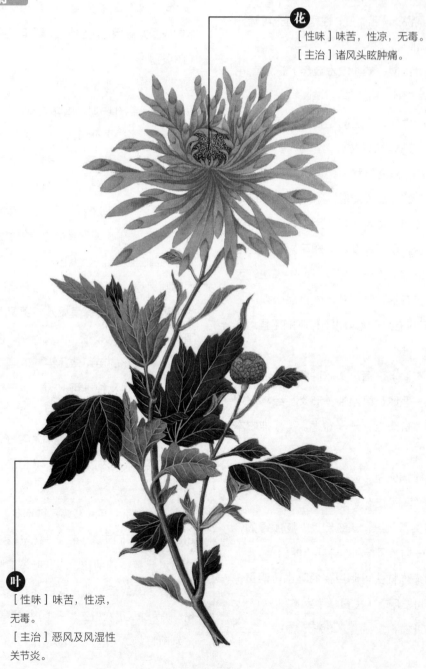

花
[性味] 味苦，性凉，无毒。
[主治] 诸风头眩肿痛。

叶
[性味] 味苦，性凉，
无毒。
[主治] 恶风及风湿性
关节炎。

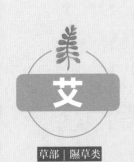

艾

草部 | 隰草类

产地分布：我国的东北、华北、华东、西南以及陕西、甘肃等地均有分布。

成熟周期：每年收获4～5茬。

形态特征：多年生草本，地下根茎分枝多。叶片卵状椭圆形，基部裂片常成假托叶。

功效：回阳，理气血，逐湿寒，止血安胎。

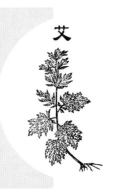

艾

【释名】又名：冰台、医草、黄草、艾蒿。

【集解】苏颂说：艾到处都有，初春生苗，茎像蒿，叶的背面为白色，以苗短的为好。三月三日、五月五日采叶晒干，陈久的才可用。

李时珍说：自成化以来，认为蕲州所产的艾最好，称为蕲艾。此草多生长在山上及平原，二月老根重新生苗，成丛状，它的茎直生，为白色，高四五尺。叶向四面散开，形状像蒿，分为五尖，桠上又有小尖，叶面青色而背面是白色，有茸毛，柔软而厚实。七八月，叶间长出穗，开小花，结的果实累累盈枝，中间有细子，霜降后才枯萎。人们都是在五月五日连茎割取，晒干后收叶。

■艾叶

【修治】李时珍说：凡用艾叶，必须用陈久的，通过修治使它变细软，称作熟艾。如果用生艾炙火，则容易伤人的肌脉。所以孟子说：患七年的病，求三年的陈艾。

艾叶的修治方法，拣取干净的艾叶，扬去尘屑，放入石臼内用木杵捣熟，筛去渣滓，取白的再捣，捣至柔烂如绵为度。用的时候焙干，这样炙火才得力。入妇人丸散中使用，必须用熟艾，用醋煮干，捣成饼子，烘干再捣成细末用。或者用糯糊和成饼，还有的用酒炒，都不好。红氏《容斋随笔》说：艾叶不好着力，如果加入白茯苓三五片同碾，马上可碾成细末，这也是一种不同的修治方法。

【性味】味苦，性微温，无毒。

李时珍说：艾叶味苦而辛，生艾性温，熟艾性热，可升可降，属阳。入足太阴、厥阴、少阴经。与苦酒、香附相使。

【主治】炙百病，也可煎服，止吐血下痢，阴部生疮，妇女阴道出血。能利阴气，生肌肉，辟风寒，使人有子。（《名医别录》）

捣汁服，止损上出血，杀蛔虫。（陶弘景）

主鼻血下血，脓血痢，水煮或制成丸、散都可用。（苏恭）

止崩血、肠痔血，撮金疮，止腹痛，安胎。用苦酒做煎剂，治癣极有效。捣汁饮，

101

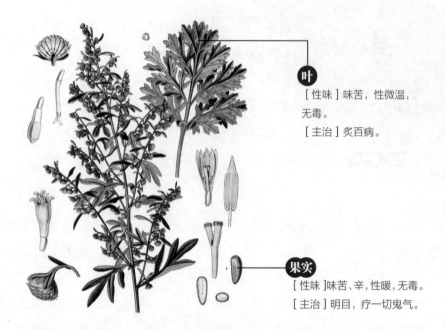

艾

叶
[性味] 味苦，性微温，无毒。
[主治] 炙百病。

果实
[性味] 味苦、辛，性暖，无毒。
[主治] 明目，疗一切鬼气。

治心腹一切冷气。（甄权）

治带下，止霍乱转筋，痢后寒热。（《日华诸家本草》）

治带脉病，腹胀腰疼。（王好古）

温中逐冷除湿。（李时珍）

【发明】李时珍说：艾叶生则微苦大辛，熟则微辛大苦，生温熟热，为纯阳之品。它可以取太阳真火，挽回垂绝元阳。内服则走三服，而逐一切寒湿，转肃杀之气为融合。外炙则透诸经而治百种病邪，使重病之人康复，功用很大。

【附方】1. **流行伤寒，温病头痛，壮热脉盛**：用干艾叶三升，加水一斗，煮取一升，一次服完取汗。2. **中风口歪**：用五寸长的小竹筒一根，一头插入耳内，四周用面密封，另一头用艾炙七壮。病在右侧炙左侧，病在左侧炙右侧。3. **中风口噤**：用熟艾炙承浆与两侧颊车穴，各五壮。4. **脾胃冷痛**：用开水冲服白艾末两钱。5. **蛔虫心痛如刺，口吐清水**：取白熟艾一升，加水三升，煮取一升服下，可吐出虫。或者取生艾捣汁，天明时先吃一点香甜食品，然后服下艾汁一升，可把虫打下。6. **久痢**：艾叶、陈皮等份，水煎服。7. **盗汗不止**：熟艾二钱、白茯神三钱、乌梅一个，加水一盏，煎至八分，临睡前温服。

■ 艾实

【性味】味苦、辛，性暖，无毒。

【主治】明目，疗一切鬼气。（甄权）

壮阳，助肾强腰膝，暖子宫。（《日华诸家本草》）

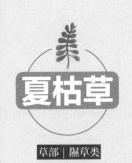

夏枯草

草部 | 隰草类

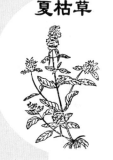

夏枯草

产地分布：主产于江苏、安徽、浙江、河南等地。

成熟周期：夏季果穗呈棕红色时采收。

形态特征：本品呈棒状，淡棕色至棕红色，全穗由数轮至10数轮宿萼与苞片组成，每轮有对生苞片2片，呈扇形，先端尖尾状，脉纹明显，外表面有白毛。体轻质脆，微有清香气，味淡。

功效：清火明目、散结消肿。

【释名】又名：夕句、乃东、燕面、铁色草。

朱震亨说：此草夏至后即枯萎。秉承纯阳之气，遇阴气则枯，因此有夏枯之名。

【集解】《苏颂》说：夏枯草在冬至后开始生长，叶子像旋覆。三月、四月开花抽穗，为紫白色，像丹参花，结子也成穗。它到了五月便枯萎，因此要在四月采摘。

李时珍说：夏枯草在原野间很多，它的苗高一、二尺左右，茎微呈方形。叶子对节生，像旋复叶但更长更大些，有细齿，背色白多纹。茎端抽穗，长一、二寸，穗中开淡紫小花，一穗有细子四粒。将撇苗煮后，浸去苦味，可用油盐拌来吃。

■子、苗

【性味】味苦，性温，无毒。

徐之才说：夏枯草与土瓜相使。伏汞砂。

【主治】治寒热淋巴结核、鼠瘘头疮，破腹部结块，散瘿结气，消脚肿湿痹。(《神农本草经》)

【发明】朱震亨说：本草著作中说夏枯草善治瘰疬，散瘿结气。却没提及它还有补养厥阴血脉的功效。用夏枯草退寒热，虚的人可以用，若用于实证，佐以行散之药，外用艾灸，也能取得效果。

【附方】1.**肝虚目痛，冷泪不止，羞明怕日光：**取夏枯草半两，香附子一两，研末，每次用蜡茶汤调服一钱。2.**赤白带下：**在夏枯草开花时采摘，阴干研成末。每次服二钱，吃饭前用米汤送服。3.**血崩不止：**将夏枯草研末，每次服方寸匕，用米汤送服。4.**扑伤金疮：**口嚼夏枯草至烂，外敷在伤口上。5.**汗斑白点：**将夏枯草煎成浓汁，每天洗患处。6.**瘰疬马刀，无论已溃、未溃，或日久成漏：**用夏枯草六两，水二盅，煎成七分，饭后温服。体虚者，将煎汁熬成膏服痈，涂患处，兼服十全大补汤加香附、贝母、远志更佳。

叶

[性味] 味辛、苦，性寒，无毒。
[主治] 治寒热淋巴结核、鼠瘘
头疮。

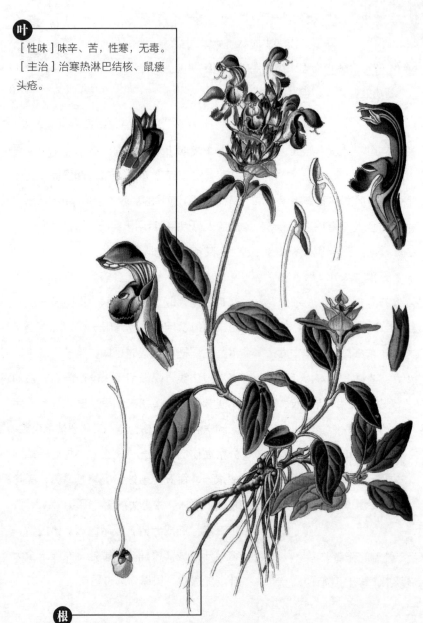

根

[性味] 味辛、苦，性寒，无毒。
[主治] 散瘿结气，消脚肿湿痹。

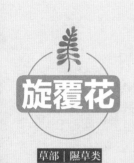

旋覆花

草部 | 隰草类

产地分布： 我国东北部、中部、东部各省。

成熟周期： 果期9～11月。

形态特征： 茎直立，不分枝。基生叶长于椭圆形，稍呈莲座丛状，茎生叶互生，无柄，叶片披针形、长椭圆形状披针或长椭圆形，茎上部叶半包茎，边缘有细齿，两面均有毛。

功效： 降气消痰，行水止呕。

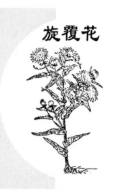
旋覆花

【释名】又名：金沸草、金钱花、滴滴金、盗庚、夏菊、戴椹。

李时珍说：此草的各种名称都是因其花的形状而命名。《尔雅》上说，庚为金，旋覆花在夏天开黄花，盗窃金气，所以叫盗庚。

【集解】《名医别录》载：旋覆生长在平泽川谷。五月采花，晒干，二十天成。

韩保昇说：旋覆的叶像水苏，花黄如菊，六月至九月采花。

李时珍说：此草的花像金钱菊。生长在水泽边的，花小瓣单；人们栽种的，花大蕊簇，这大概是土壤的贫瘠与肥沃造成的，它的根很细白。

■ 花

【修治】雷敩说：采得花，去蕊并壳皮及蒂子，蒸后晒干用。

【性味】味咸，性温，有小毒。

【主治】主结气胁下满，惊悸，除水，去五脏间寒热，补中下气。(《神农本草经》)

消胸上痰结，唾如胶漆，心胁痰水；膀胱留饮，风气湿痹，皮间死肉，李利大肠，通血脉，益色泽。(《名医别录》)

【发明】李时珍说：旋覆是手太阴肺、手阳明大肠经之药。它所治的各种病，功用不外乎水下气，通血脉。李卫公说闻其花能损目。

【附方】1. **中风壅滞：** 将旋覆花洗净，焙过，研细，加炼蜜和成梧桐子大的丸子，睡前用茶汤送服五至十丸。2. **小儿眉癣，小儿眉毛眼睫，因生癣后不复生：** 取旋覆花、天麻苗、防风等份，同研末，洗净患处，用油调涂。

■ 叶

【主治】敷金疮，止血。(《日华诸家本草》)

治疗疮肿毒。(李时珍)

■ 根

【主治】风湿。(《名医别录》)

旋覆花

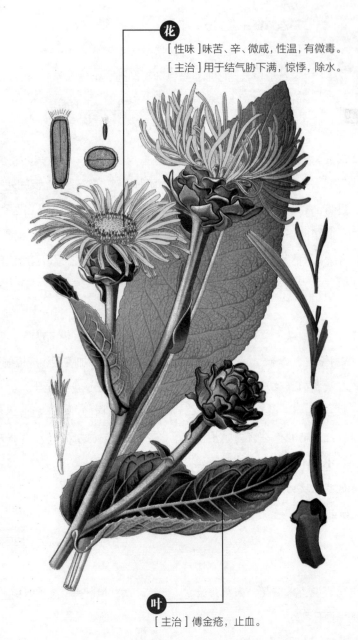

花

[性味]味苦、辛、微咸，性温，有微毒。

[主治]用于结气胁下满，惊悸，除水。

叶

[主治]傅金疮，止血。

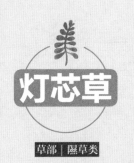

灯芯草

草部 | 隰草类

产地分布： 主产于江苏、四川、云南、贵州等地。

成熟周期： 花期6～7月，果期7～10月。

形态特征： 多年生草本，根茎横走，密生须根。茎簇生，叶鞘红褐色或淡黄色。叶片呈刺芒状。花序假侧生，聚伞状，多花，密集或疏散。

功效： 清心降火，利尿通淋。

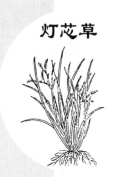

灯芯草

【释名】又名：虎须草、碧玉草。

【集解】马志说：灯芯草长于江南泽地，丛生，茎圆，细而长直，人们用来编席。

寇宗奭说：陕西也有。蒸熟待干后，折取中心的白瓤来点灯，为熟草。有不蒸的，生干剥取为生草。入药宜用生草。

李时珍说：此草属龙须一类，但龙须紧小而瓤实，此草稍粗而瓤虚白。吴人栽种，取瓤为灯炷，以草织席及蓑衣。服食丹药的人以它来伏硫黄、朱砂。

■ 茎及根

【修治】李时珍说：灯芯难研，用粳米粉浆染过，晒干研末，入水洗，浮的是灯芯，晒干用。

【性味】味甘，性寒，无毒。

【主治】治五淋，生煮服用。如果用败席煮服，效果更好。（《开宝本草》）

泻肺，治阴窍阻涩不利，行水，除水肿癃闭。（张元素）

治急喉痹，烧灰吹之甚捷。烧灰涂乳上，喂小儿，可止夜啼。（朱震亨）

降心火，止血通气，散肿止渴。烧灰入轻粉、麝香，治阴疳。（李时珍）

【附方】**1. 伤口流血：** 用灯芯草嚼烂敷患处，立止。**2. 鼻血不止：** 用灯芯草一两，研为末，加丹砂一钱，每次用米汤送服二钱。**3. 喉风痹塞：** 用灯芯一把（瓦上烧存性），加炒盐一匙，每取少许吹入喉中，数次即愈。**4. 湿热黄胆：** 灯草根四两，加酒、水各半，入瓶内煮半日，露一夜，温服。**5. 破伤出血：** 灯心草，嚼烂敷之，立止。（《胜金方》）**6. 痘疮烦喘，小便不利者：** 灯心一把，鳖甲二两，水一升半，煎六合，分二服。（庞安常《伤寒论》）**7. 通利水道：** 白飞霞自制天一丸：用灯心（十斤，米粉浆染，晒干研末，入水澄去粉，取浮者晒干）二两五钱，赤白茯苓（去皮）共五两，滑石（水飞）五两，猪苓二两，泽泻三两，人参一斤（切片熬膏），和药丸如龙眼大，朱砂为衣。每用一丸，任病换引。**8. 湿热黄胆：** 灯草根四两，酒、水各半，入瓶内煮半日，露一夜，温服。（《集玄方》）

灯 芯 草

茎

[性味] 味苦，性寒，无毒。

[主治] 泻肺，治阴窍阻涩不利。

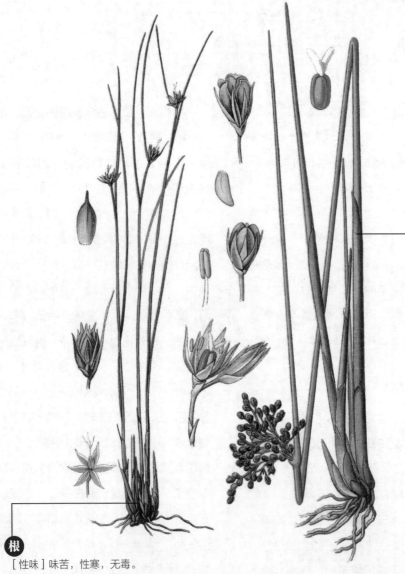

根

[性味] 味苦，性寒，无毒。

[主治] 降心火，止血通气，散肿
止渴。

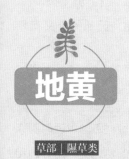

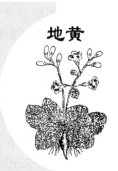

地黄

草部 | 隰草类

产地分布：主产北京、天津、山东、河北。

成熟周期：花期4~6月，果期7~8月。

形态特征：多年生草本植物，根茎肉质，鲜时黄色，叶片卵形至长椭圆形，叶脉在上面凹陷，花在茎顶部略排列成总状花序，花冠外紫红色。

功效：清热生津、凉后、止血。

【释名】又名：芐（音户）、芑（音起）、地髓。

《日华诸家本草》载：生地黄可以用水浸的方法来检验。浮在水面的名天黄，半浮半沉的名人黄；沉的名地黄。入药用以沉的为佳，半沉的次之，浮的不堪用。

【集解】《名医别录》中记载：地黄以生长在咸阳川泽黄土地的为佳，二月、八月采根阴干。

苏颂说：现在种地黄很容易，将根栽入土即生长。以前说种地黄宜黄土。现在则不以为然，它适宜在肥沃疏松的土壤里生长，就会根大且多汁。方法是：用苇席围编如车轮，直径一丈多，将土壤填实入苇席中，成为坛。坛上又用苇席围住，也用土壤填充，比底下的坛直径少一尺。如此数级如宝塔。将地黄根节多的断成一寸长，种植在坛上，层层种满，每日浇水令它生长茂盛。到了春分秋分时，从上层而取，根都又长又大不会折断。这是由于没有被砍伤的缘故。得到根后晒干，产自同州的地黄光润甘美。

李时珍说：现在的人只以怀庆的地黄为上品，不过是各处随时代兴废不同罢了。其苗初生时贴地。叶像山白菜而毛涩，叶面呈深青色，又像小芥叶却厚实些，不分丫权。叶中撺茎，茎上有细毛。茎梢开小筒子花，红黄色。结的果实像小麦粒。根长四五寸，细如手指，皮赤黄色，像羊蹄根和胡萝卜根，晒干后成黑色，生食有土气味。俗呼其苗为婆婆奶。

陈嘉谟说：江浙一地的地黄，因吸收了南方的阳气，质虽光润而功效甚微；怀庆山出产的地黄，禀承了北方纯阴之气，表皮有疙瘩而功效很强。

■干地黄

【修治】取生地黄一百斤，选择肥大的六十斤，洗净后晒至微皱。将剩下的洗净，在木臼中捣烂绞干，倒入酒再捣，晒干，或用火焙干用。

【性味】味甘，性寒，无毒。

甄权说：忌葱、蒜、萝卜及各种血，否则会令人营卫枯涩，须发变白。

李时珍说：地黄用姜汁浸或酒制后就不损伤脾胃，鲜用性寒，晒干用性凉。

【主治】主元气伤中，驱逐血痹，填骨髓，长肌肉。煎汤能除寒热积聚，除痹，疗跌打伤筋。久服可轻身不老，生用疗效更佳。（《神农本草经》）

治男子五劳七伤，妇女中气不足，胞漏下血，破恶血溺血，利大小肠，去胃中宿食，补五脏内伤后引起的虚弱不足，通血脉，益气力，利耳目。（《名医别录》）

治产后腹痛。久服延年益寿。（甄权）

凉血生血，补肾阴，治皮肤干燥，祛除各种湿热。（张元素）

主心脏功能失调引起的手心发热疼痛，脾虚而卧床不起，足下发热疼痛。（王好古）

■ 生地黄

【性味】性大寒。

【主治】妇人崩中血不止，产后血气上迫于心致闷绝。胎落下血，堕坠骨折，瘀血出血，鼻出血，吐血，都可捣汁饮服。（《名医别录》）

【发明】戴原礼说：如果阳盛阴微，相火炽盛，乘阴位，日渐煎熬，为虚火之症，适宜用地黄来滋阴退阳。

李时珍说：《神农本草经》所说的干地黄，乃阴干、晒干、烘干的，故又说生用效果更加。《名医别录》又说生地黄是刚挖掘出的新鲜品，因此性大寒。熟地黄是后人又蒸晒了的。诸家本草多认为干地黄就是熟地黄，虽然主治相同，但凉血、补血的功效稍有区别，因此另外又有熟地黄。

■ 熟地黄

【修治】李时珍说：熟地黄近时制作方法：挑选沉水肥大的熟地黄，用好酒和缩砂仁拌匀，放入柳木甑中在瓦锅内蒸熟，晾干。再用砂仁、酒拌匀蒸晾。如此反复九蒸九晾为止。因为地黄性泥，得砂仁之香后而窜，从而调和五脏冲和之气，归宿到丹田。现在市面所售的只用酒煮熟的不能用。

【性味】味甘、微苦，性微温，无毒。

【主治】填骨髓，长肌肉，生精补血，补益五脏内伤虚损不足，通血脉，利耳目，黑须发，治男子五劳七伤，女子伤中气，月经不调，子宫出血。（李时珍）

补血气，滋肾水，益真阴，去脐腹急痛，病后胫股酸痛。（张元素）

【发明】张元素说：生地黄性大寒而凉血，用于血热的人；熟地黄性微温而补肾，用于血衰的人。另外脐下疼痛属肾经，非熟地黄不能除，是通肾的良药。

王好古说：生地黄可治心火亢盛，手足心发热，入手足少阴厥阴经，能益肾水，凉心血，脉洪实的人宜用。若脉虚，则适宜用熟地黄，凭借火力蒸九次，可补肾中元气。张仲景的八味丸中以地黄为众药之首，这是天一生癸水。汤液四物汤，治藏血也以地黄为君，癸乙同归一治。

李时珍说：按王硕《易简方》记载：男子多阴虚，宜用熟地黄；女子多血热，宜用生地黄。又说，生地黄能生精血，用天门冬引入所生之处；熟地黄能补精血，用麦门冬引入所补之处。虞抟《医学正传》中说，生地黄生血，但胃气弱的人服用，应防伤食；熟地黄补血，但痰多的人服用了会损伤脾胃。也有人说：生地黄酒炒则不妨胃，熟地黄姜汁炒后则不妨碍脾。这都是妙用地黄。

【附方】1. **地黄煎，能补虚补热，此刻吐血咳血，去痈疖**：用生地黄不拘多少，三捣三压，取全部汁，盛存入瓦器，密严，放热水上煮至剩一半汁，去渣，再煎成糖稀状，做成弹子大的丸子。每次用温酒服一丸，一日二次。2. **地黄粥，可利血生精**：取地黄（切）二合，与米同放入罐中煮，待熟后用酥二合，蜜一合同炒香，放入罐内再煮熟食用。3. **虚劳困乏**：地黄一石，取汁，加入三斗酒，搅匀煎汤。一日内服用。4. **口干心躁**：熟地黄五两，加水三盏，煎成一盏半，分三次服下，一日服尽。5. **妇人发热，欲成劳病，肌瘦食减，月经不调**：用干地黄一斤，研为末，炼成梧桐子大的蜜丸，每次用酒送服五十丸。6. **吐血咳嗽**：取熟地黄研末，用酒送服一钱，一日三次。7. **鼻出血**：干地黄、龙脑薄荷等份，研为末，冷水调下。8. **吐血便血**：用地黄汁六合，放入铜内煎沸，加入牛皮胶一两，溶化后加入姜半杯汁，分三次服用。9. **跌打损伤，骨碎伤筋**：用生地黄熬成膏敷患处。用竹简固定，勿令转动。一早一晚各敷一次。10. **牙动动摇**：将生地黄用绵裹好放口中细嚼，令药汁浸入牙根，并咽下汁水，一日五六次。

■地黄叶

【主治】主恶疮似癞，患病十年者，每天将地黄叶捣烂涂患处，用盐汤洗掉。

■地黄实

【主治】四月采，阴干捣末，水服方寸匕，日三服，功效与地黄相同。

■地黄花

【主治】研为末，服食，功效等同地黄。（苏颂）

肾虚腰脊痛，研成末，用酒送服方寸匕，一日三次。（李时珍）。

【附方】1. **治消渴**：地黄花阴干，捣罗为末，每用粟米两合，净淘煮粥，侯熟，入末三钱匕，搅匀，更煮令沸，任意食之。2. **治风热所攻**：猪肝一具，黑豆花（曝干），槐花（曝干）、地黄花（曝干）各一两。上件药除猪肝外，捣细罗为散，和猪肝纳铛中，加水二斛，缓火煎，候上有凝脂，似酥片子，此是药炙上物，掠尽为度，用瓷合中盛，每以铜箸取如黍米大，点眦中，日三、四度。

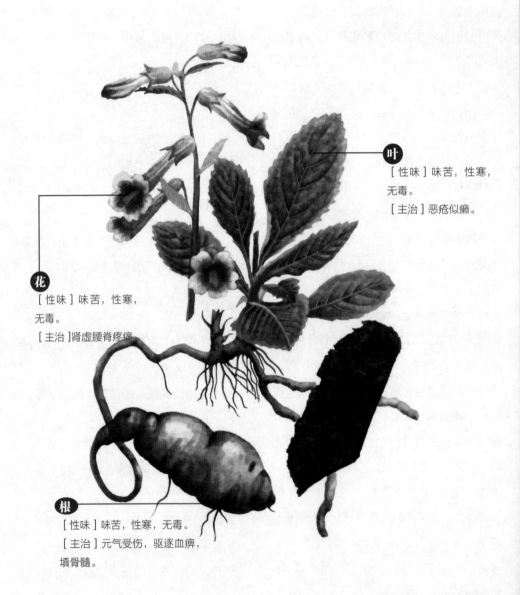

叶
[性味]味苦，性寒，
无毒。
[主治]恶疮似癞。

花
[性味]味苦，性寒，
无毒。
[主治]肾虚腰脊疼痛

根
[性味]味苦，性寒，无毒。
[主治]元气受伤，驱逐血痹，
填骨髓。

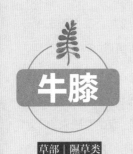

牛膝

草部 | 隰草类

产地分布：主产河南。

成熟周期：花期7～9月，果期9～10月。

形态特征：多年生草本。根圆柱形，土黄色。茎有棱角或四方形，绿色或带紫色，分枝对生，节膨大。单叶对生，先端渐尖，基部宽楔形。

功效：补肝肾，强筋骨，活血通经，利尿通淋。

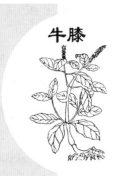

牛膝

【释名】又名：牛茎、百倍、山苋菜、对节菜。

陶弘景说：其茎有节，似牛膝，故以为名。

李时珍说：《神农本草经》又称百倍，是隐语，说它滋补的功效如牛般多力。它的叶像苋菜，节对生，故俗称山苋、对节。

【集解】苏颂说：如今江淮、闽粤、关中亦有牛膝，但是不及怀州的好。牛膝春天生苗，茎高二三尺，呈青紫色，茎上有节像鹤膝及牛膝的形状。叶尖圆如匙，两两相对。节上开花成穗，秋天结很细的果实。其中以根长大至三尺而柔润的为佳品，李时珍说：牛膝到处都有，称为土牛膝，不能服食。只有北方和巴蜀地方栽种的为好。秋天收种子，到春天种植。它的苗为方茎，节粗大。叶都是对生的，很像苋叶但长且尖。秋天开花，长穗结子，形状像小鼠背着虫，有涩毛，都贴茎倒生。九月末挖根，嫩苗可做蔬菜。

■牛膝根

【修治】李时珍说：牛膝用酒浸泡后入药，欲下行则生用；滋补则焙干用，或用酒拌后蒸用。

【性味】味苦、酸，性平，无毒。

【主治】主治寒湿痿痹，四肢拘挛，膝痛不能屈伸，可逐血气，疗伤热火烂，可堕胎。久服轻身耐老。（《神农本草经》）

疗伤中气虚、男子生殖器萎缩，老人小便失禁，补中续绝，益精利阴气，填骨髓，防止头发发白，除头痛和腰脊痛，治妇人月经不调，血结。（《名医别录》）

治阳痿，补肾，助十二经脉，逐恶血。（甄权）

强筋，补肝脏风虚。（王好古）

治久疟寒热，五淋尿血，茎中痛，下痢，喉痹口疮齿痛，痈肿恶疮伤折。（李时珍）

【发明】甄权说：虚羸的患者，加量服用。

朱震亨说：牛膝能引诸药下行，筋骨痛风在下的，宜加量使用。凡是用土牛膝，春夏季节用叶，秋冬季节用根，唯叶汁药效快。

李时珍说：牛膝是足厥阴、少阴经的

113

药。它主治的病，一般的酒制能补肝肾，生用能祛恶血。

【附方】1. **劳疟积久不止**：取长大的牛膝一把，生切，加水六升，煮成二升，分三次服用。清早一服，未发疟前及临发疟时各服一次。2. **除妇人血块**：土牛膝根洗切，焙干捣成末，用酒煎热服用，极效。3. **女人血病，用万病丸，治闭经，产后血气不调，腹中结瘕不散**：取牛膝一两，用白酒浸一晚，焙干；干漆一两，炒至烟尽，两者共研为末。加生地黄汁一升，装入石器内，慢火熬至可团成丸。每次服二丸，空腹米汤送服。4. **妇人阴痛**：取牛膝五两，加酒三升，煮成一升半，去炸，分三次服用。5. **口舌疮烂**：将牛膝浸酒，含在口中漱口，亦可煎饮。6. **牙齿疼痛**：取牛膝研末，口漱。亦可烧成灰塞于牙齿间。7. **痈疖已溃**：用牛膝根略刮去皮，敷入疮口中，留半寸在外，用嫩橘叶和地锦草各一把，捣烂敷患处。

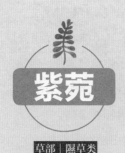

紫菀

草部 | 隰草类

产地分布：主产河北、安徽、东北及内蒙古。

成熟周期：花期7～9月，果期8～10月。

形态特征：茎直立，上部疏生短毛，基生叶丛生，长椭圆形，基部渐狭成翼状柄，边缘具锯齿，两面疏生糙毛，叶柄长，花期枯萎。

功效：润肺下气，消痰止咳。

【释名】又名：青菀、紫茜、返魂草、夜牵牛。

李时珍说：其根色紫而柔软，故许慎在《说文解字》里称紫菀。

【集解】《名医别录》中说：紫菀生在汉中、房陵的山谷及真定、邯郸。二月、三月采根，阴干。

陶弘景说：近道到处有紫菀。铺地生长，花为紫色，有白毛，根很柔细。白的称白菀。

汪颖说：紫菀连根叶采来，用醋浸，加少盐腌渍收好，味辛香，号称仙菜。盐不宜放多，否则会腐烂。

李时珍说：按陈自明所说，紫菀以牢山所产，根如北细辛的为好，沂兖以东都有。现在有人用车前、旋覆根加红土染色作假。紫菀是治肺病的要药，肺本就伤津液，又服走津液的药物，危害很大，不可不慎重。

■ **紫菀根**

【性味】味苦，性温，无毒。

徐之才说：紫菀与款冬相使。恶天雄、瞿麦、藁本、雷丸、远志，畏茵陈。

【主治】治咳逆上气，胸中寒热结气，去蛊毒痿蹶，安五脏。（《神农本草经》）

疗咳嗽，五劳体虚，补中气不足，治小儿惊痫。（《名医别录》）

调中益气，消痰止渴，润肌肤，添骨髓。（《日华诸家本草》）

【附方】1.肺伤咳嗽：取紫菀五钱，加水一盏，煎取七分，温服，一日三次。2.久嗽不愈：紫菀、款冬花各一两，百部半两，捣末。每次服三钱，加三片姜，一颗乌梅，煎汤调服，一日二次，效果很好。3.小儿咳嗽，声不出者：取紫菀末、杏仁等份，加蜜研末，做成芡子大的丸。每次服一丸，用五味子汤送服。4.吐血咳嗽，吐血后咳嗽：将紫菀、五味（炒）研末，加蜜研末，做成芡子大的丸，每次含化一丸。

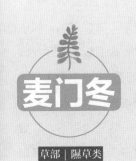

麦门冬

草部｜隰草类

产地分布： 我国大部分地区。

成熟周期： 花期5～8月，果期8～9月。

形态特征： 为百合科沿阶草属植物麦冬。根较粗，中间或近末端常膨大成椭圆形或纺锤形的小块根，茎短，叶基生成丛、禾叶状，苞片披针形，先端渐尖，种子球形。

功效： 解渴、润肺止咳。

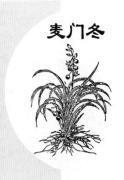

麦门冬

【释名】又名：禹韭、禹余粮、忍冬、忍凌、不死药、阶前草。

李时珍说：此草似麦而有须，其叶像韭叶，经冬不凋，因此称为麦冬。

【集解】《名医别录》中说：麦门冬叶如韭，冬夏生长。生于山谷及堤坡肥沃的土石间久废处。二月、三月、八月、十月采根，阴干。

陶弘景说：函谷即秦关。到处都有，冬月结果实如青珠，在四月采根，以肥大的为好。

陈藏器说：江宁出产小润；新安出产的大而白。它的苗大的如鹿葱；小的如韭叶，功用相似，它的种子形圆色碧。

李时珍说：古人只用野生的。现在多用栽种的。方法是：在四月初采根，种于黑壤肥沃的沙地。每年六月、九月、十一月上三次肥、耕耘。夏至前一日采根，洗净晒干后收藏。种子也可种，只是生长期时间长。浙中所产的叶片像韭叶有纵纹且坚韧的尤佳。

■麦门冬根

【修治】李时珍说：凡入汤液中使用，用滚水润湿，少顷抽去心，或以瓦焙软，乘热去心。若入丸散剂使用，须用瓦焙热后，在风中吹冷，如此三四次，即易燥干，且不损药力。或用汤浸后捣成膏和药。用来滋补，则用酒浸后擂之。

【性味】味甘，性平，无毒。

李杲说：主降，入手太阴经气分。

徐之才说：与地黄、车前相使。恶款冬、苦瓠。畏苦参、青葙、木耳。伏石钟乳。

【主治】治心腹结气，伤中伤饱，胃络脉绝，羸瘦短气，久服轻身不老不饥。（《神农本草经》）

疗身重目黄，心下支满，虚劳客热，口干燥渴，止呕吐，强阴益精，消消化，定肺气，安五脏，令人肥健，美颜色，有子。（《名医别录》）

去心热，止烦热，寒热体劳，下痰饮。（陈藏器）

治五劳七伤，安魂定魄，止嗽，治肺痿吐脓，时行病发热、狂躁，头痛。（《日华诸家本草》）

治热毒大水，面目肢节浮肿，下水，主泄精。（甄权）

治肺中伏火，补心气不足，主血妄行，及经闭，乳汁不下。（张元素）

久服轻身明目。和车前、地黄丸同服，可去温瘴，使面部白润，夜视物清晰。（陈藏器）

【发明】寇宗奭说：麦门冬治肺热的功用很多，其味苦，但专泄而不专收，有寒邪的人禁服。治心肺虚热及虚劳。与地黄、阿胶、麻仁，同为润经益血、复脉通心之剂；与五味子、枸杞子，同为生脉的药。

张元素说：若用麦门冬治肺中伏火、脉气欲绝，须加五味子、人参，三味组成生脉散，补肺中元气不足。

【附方】**1. 消渴饮水**：将大苦瓜捣成汁，泡麦门冬二两，过一夜，麦门冬去心、捣烂，加去皮毛的黄连，研末，做成丸子，如梧桐子大。每次服五十丸，饭后服，一天两次。**2. 过劳气欲绝**：取麦门冬一两，甘草（炙）二两，粳米半合，红枣二枚，竹叶十五片，加水二升，煎成一升，分三次服下。**3. 虚劳客热**：将麦门冬煎汤多次服用。**4. 鼻出血不止**：取麦门冬（去心）、生地黄各五钱，加水煎服，立止。**5. 咽喉生疮，脾肺虚热上攻**：取麦门冬一两，黄连半两，研为末，加炼蜜做成丸子。每次服二十丸，用麦门冬汤送下。**6. 乳汁不下**：麦门冬（去心），焙干研为末。每次用三钱，用酒磨犀角约一钱许，温热调下。**7. 下痢口渴**：取麦门冬（去心）三两，乌梅肉二十颗，锉细，加水一升，煮成七合，慢饮服下。

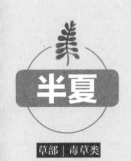

半夏

草部 | 毒草类

产地分布：主产于南方各省区，东北、华北、长江流域及诸省均有栽培。

成熟周期：7～9月间采挖。

形态特征：地下块茎球形，叶基生，叶柄或小叶分枝处着生珠芽，肉穗花序。

功效：燥湿化痰，降逆止呕，消痞散结。

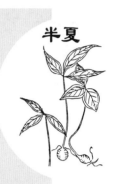

半夏

【释名】又名：守田、水玉、地文、和姑。

李时珍说：《礼记·月令》中说，五月半夏生。正值夏天过半，故名。守田是会意，水玉是因外形而得名。

【集解】陶弘景说：半夏以肉白的为好，无论陈久。

苏颂说：半夏各地都有，二月生苗一茎，茎端长三叶，浅绿色，很像竹叶，而生长在江南的像芍药叶。根下相重，上大下小，皮黄肉白。五月、八月采根，以灰裹二日，汤洗晒干。

【修治】李时珍说：将半夏洗去皮垢，用汤泡浸七日，每天换汤，晾干切片，每天换汤，用姜汁拌焙入药。或研为末，以姜汁人汤浸澄三日，沥去涎水，晒干用，称半夏粉；或研末以姜汁和成饼，晒干用，叫作半夏饼。

■半夏根

【性味】味辛，性平，有毒。

王好古说：半夏辛厚苦轻，为阳中之阴。入足阳明、太阴、少阳三经。

徐之才说：半夏与射干相使。恶皂荚。畏雄黄、生姜、干姜、秦皮、龟甲。反乌头。

张元素说：热痰佐以黄芩同用；风痰佐以南星同用；寒痰佐以干姜同用；痰痞佐以陈皮、白术同用。半夏多用则泻脾胃。各种血证及口渴者禁用，因其燥津液。孕妇不能用，用生姜则无害。

【主治】主伤寒寒热，心下坚，胸胀咳逆，头眩，咽喉肿痛，肠鸣，能下气止汗。（《神农本草经》）

消心腹胸膈痰热满结，咳嗽上气，心下急痛坚痞，时气呕逆，消痈肿，疗萎黄，悦泽面目，堕胎。（《名医别录》）

消痰，下肺气，开胃健脾，止呕吐，去胸中痰满。生半夏：摩痈肿，除瘤瘿气。（甄权）

消吐食反胃，霍乱转筋，肠腹冷，痰疟。（《日华诸家本草》）

治寒痰，及形寒饮冷伤肺而咳，消胸中痞，膈上痰，除胸寒，和胃气，燥脾湿，治痰厥头痛，消肿散结。（张元素）

半夏

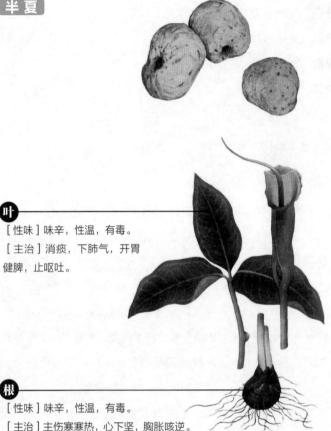

叶
[性味] 味辛，性温，有毒。
[主治] 消痰，下肺气，开胃
健脾，止呕吐。

根
[性味] 味辛，性温，有毒。
[主治] 主伤寒寒热，心下坚，胸胀咳逆。

治眉棱骨痛。（朱震亨）

补肝风虚。（王好古）

除腹胀，疗目不得瞑，白浊梦遗带下。（李时珍）

【发明】李时珍说：脾无留湿不生痰，故脾为生痰之源，肺为贮痰之器。半夏能主痰饮及腹胀，是因为其体滑而味辛性温。涎滑能润，辛温能散亦能润，所以行湿而通大便，利窍而泄小便。

【附方】**1. 风痰湿痰，用青壶丸**：半夏一斤，天南星半两，分别泡汤，晒干研为末，用涩汁和成饼，焙干，再加入神曲半两、白术末四两，积实末二两，用姜汁，面调末糊成梧桐大的丸子。每服五十九，姜汤送下。**2. 小结胸痛，正在心下，按之则痛，脉浮滑，用小陷胸汤**：取大瓜蒌实一个，加水六升，煮取三升，去滓，再加入半夏半升，黄连一两，煮成二升，分作三次服。**3. 呕吐反胃，用大半夏汤**：取半夏三升、人参三两、白蜜一升、水一斗二升，煮成三升半。温服一升，一天两次。

蔓草类

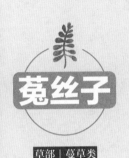

产地分布：全国大部分地区有分布。

成熟周期：在 9 ~ 10 月采摘。

形态特征：初生有根，攀附到其他草木上时，其根自断。它没有叶但有花，白色微红，香气袭人。结的果实像秕豆而细，色黄。

菟丝子

草部｜蔓草类

功效：补肾益精，养肝明目，固胎止泄。

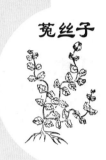

菟丝子

【释名】又名：豆寄生、无根草、黄丝。

【集解】《名医别录》中记载：菟丝子生长在朝野的川泽田野，蔓延在草木之上，九月采实，晒干。色黄而细的为赤网，色浅而大的为菟丝，功用相同。

苏颂说：现在路边也有菟丝子，夏天生苗，初如细丝，遍地生长但不能独立向上。攀附于其他草梗则缠绕而生，其根渐渐离开地面而寄生于其他植物上。

李时珍说：菟丝子为阳草，多生长在荒园古道、其子入地，初生有根，攀附到其他草木上时，其根自断。它没有叶但有花，白色微红，香气袭人。结的果实像秕豆而细，色黄，生于梗上的尤佳，惟怀孟林中多有，入药更良。

■子

【性味】味辛、甘，性平，无毒。

徐之才说：菟丝子得酒良，与薯蓣、松脂相使。

【主治】续绝伤、补不足，益气力。（《神农本草经》）

养肌强阴，坚筋骨，主茎中寒，滑精，小便余沥不尽，口苦燥渴，血寒癖积。（《名医别录》）

治男女虚冷，能添精益髓，去腰疼膝冷，消渴热中。久服去面斑，悦颜色．（甄权）

补五劳七伤，治泄精，尿血，润心肺。（《日华诸家本草》）

【附方】1. **小便淋漓：**菟丝子煮汁饮服．2. **肝伤目暗：**菟丝子三两，用酒浸三天，晒干为末，用鸡蛋白调和成梧桐子大的丸子，空腹用温酒送服三十丸。

菟丝子

花
[性味] 味辛、甘，性平，无毒。
[主治] 养肌强阴，坚筋骨。

叶
[性味] 味辛、甘，性平，无毒。
[主治] 补肝脏风虚。

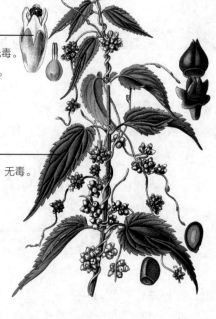

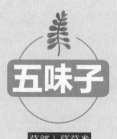

五味子

草部 | 蔓草类

产地分布： 黑龙江、吉林、辽宁、内蒙古、河北。

成熟周期： 花期 5 ~ 7 月，果期 7 ~ 10 月。

形态特征： 落叶木质藤本，除幼叶背面被柔毛及芽鳞具缘毛外余无毛；幼枝红褐色，老枝灰褐色，常起皱纹，片状剥落。

功效： 敛肺止咳、滋补涩精、止泻止汗之效。

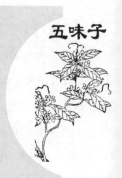

五味子

【释名】又名：玄及、会及、五梅子、山花椒、壮味、五味。

苏恭说：五味子的皮、肉甘、酸，核中辛、苦，都有咸味，五味俱全。

【集解】苏颂说：五味子春初生苗，引赤蔓附于高木、长六七尺。叶尖圆像杏叶。

三、四月开黄白花，像莲花。七月结实，丛生于茎端，如豌豆样大，生时为青色，熟则变为红紫色，入药生晒不去子。

李时珍说：五味子有南北之分。南方产的五味子色红，北方产的色黑，入滋补药必用北方产的为好。也可以取根种植，当年即生长旺盛；如果是二月下种子，在第二年才生长旺盛，须搭架引蔓。

【修治】李时珍说：入补药熟用，入治嗽药生用。

五味子

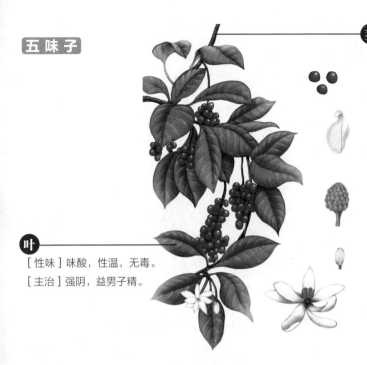

茎

[性味] 味酸，性温，无毒。

[主治] 治劳伤羸弱，补不足。

叶

[性味] 味酸，性温，无毒。

[主治] 强阴，益男子精。

【性味】味酸，性温，无毒。

李时珍说：酸咸入肝而补肾，辛苦入心而补肺，甘入中宫益脾胃。

徐之才说：与肉苁蓉相使。恶葳蕤。胜乌头。

【主治】益气，治咳逆上气，劳伤羸瘦，补不足，强阴，益男子精。（《神农本草经》）

养五脏，除热，生阴中肌。（《名医别录》）

治中下气，止呕逆，补虚劳，令人体悦泽。（甄权）

明目，暖肾脏，壮筋骨，治风消食，疗反胃霍乱转筋，痃癖奔豚冷气，消水肿心腹气胀，止渴，除烦热，解酒毒。（《日华诸家本草》）

生津止渴，治泻痢，补元气不足，收耗散之气，瞳子散大。（李杲）

治喘咳燥嗽，壮水镇阳。（王好古）

【发明】李杲说：收肺气，补气不足，主升。酸以收通气，肺寒气逆，宜用五味子与干姜同治。五味子收肺气，为火热必用之药，故治咳嗽以它为君药。但有外邪者不可立即使用，恐闭其邪气，必先发散然后再用为好。有痰者，与半夏相佐；气喘者，与阿胶相佐。

【附方】**1. 久咳不止，用丹溪方**：取五味子五钱，甘草一钱半，五倍子、风化硝各二钱，研为末，干嚼。**2. 阳事不起**：取新五味子一斤，研为末。用酒送服方寸匕，一日三次。忌猪、鱼、蒜、醋。**3. 肾虚遗精**：取北五味子一斤，洗净，水浸去核，再以水洗核，取尽余味。放到砂锅中，用布滤过水，加冬蜜二斤，炭火慢熬成膏，包住瓶口放五日，出火性。每次空腹服一、二茶匙，热汤送服。

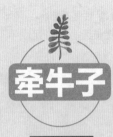

牵牛子

草部 | 蔓草类

产地分布：全国各地。

成熟周期：花期6～9月，果期7～10月。

形态特征：全株密被白色长毛。叶互生，阔心形，全缘；叶柄与总花梗近等长。花序有花1～3朵；萼片5深裂。裂片卵状披针形，先端尾尖。

功效：泻水通便，消痰涤饮，杀虫攻积。

【释名】又名：黑丑、草金铃、盆甑草、狗耳草。

【集解】苏颂说：牵牛到处都有生长，三月生苗，作藤蔓绕篱墙，高的有二三丈。它的叶为青色，有三尖角。七月开花，微红带碧色，像鼓子花但大些。八月结实，外有白皮色浆成球状，每球内有子四五枚，大如荞麦，有三棱。牵牛子有黑白两种，九月后采收。

李时珍说：牵牛有黑白两种，黑的到处都有，多为野生。其藤蔓有白毛，折断后有白洋流出叶子有三尖，像枫叶。花不作瓣，像旋花但较大些。果实有蒂包裹着，生时青色，枯老时则泛白色。其核与棠棣子核一样，只是颜色为深黑色。白的多是人工种植。其藤蔓微红无毛，有柔刺，掐断有浓汁。叶子圆形，有斜尖，像山药的茎叶。其花比黑牵牛花小，色浅碧带红色。其果实蒂长约一寸，生时青色，干枯时呈白色。其核为白色，稍粗。人们也采摘嫩果实用蜜糖煎制成果品食用，叫作天茄。

那是因为它的蒂像茄子。

■子

【性味】味苦，性寒，有毒。

【主治】主下气，疗脚满水肿，除风毒，利小便。（《名医别录》）

治腹部肿块气结，利大小便，除虚肿，落胎。（甄权）

治腰痛，下寒性脓液，为泻蛊毒药，疗一切气壅滞。（《日华诸家本草》）

与山茱萸同服，去水病。（孟诜）

除气分湿热，三焦壅结。（李杲）

能祛痰消饮，通大肠气秘风秘，杀虫，达命门。（李时珍）

【附方】1.**水肿尿涩**：取牵牛子研为末，每服一匙，以小便通利为度。2.**湿气中满，足胫微肿，小便不利，气急咳嗽**：取黑牵牛子末一两，制厚朴半两，同研为末，每次用姜汤送服二钱。3.**伤寒结胸，心腹硬痛**：用牵牛头末一钱，白糖化汤调下。

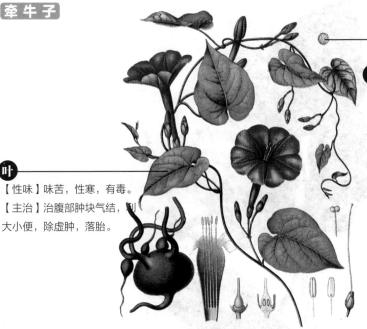

牵牛子

子
【性味】味苦，性寒，有毒。
【主治】主下气，疗脚满水肿，除风毒，利小便。

叶
【性味】味苦，性寒，有毒。
【主治】治腹部肿块气结，利大小便，除虚肿，落胎。

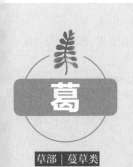

葛

草部 | 蔓草类

产地分布：分布于辽宁、河北、河南、山东、安徽、江苏、福建等地。

成熟周期：花期7～8月，果期8～10月。

形态特征：块根圆柱状，肥厚，外皮灰黄色，内部粉质，富纤维。藤茎基部粗壮，上部分枝，长数米，植株全被黄褐色粗毛。

功效：解肌发表出汗，开腠理，疗金疮，止胁风痛。

葛

【释名】又名：鸡齐、鹿藿、黄斤。

【集解】李时珍说：葛有野生、家种两种。它的藤蔓可用来制成粗细葛布。其根外紫而内白，长约七八尺。其叶有三尖，像枫叶而更长些，叶面青色而背面为淡青色。其开花成穗，累累相缀，为红紫色。其荚像小黄豆荚，也有毛，其子绿色，扁扁的像盐梅子核，生嚼有腥气，八九月份采集，也就是《神农本草经》中所说的葛谷。花晒干后，也可以炸着吃。

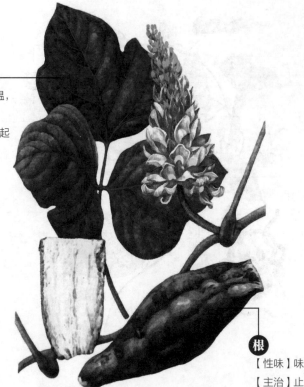

葛

叶
【性味】味辛，性温，无毒。
【主治】主诸痹，起阴风，解诸毒。

根
【性味】味甘、辛，性温，无毒。
【主治】止消渴，身大热，呕吐。

■葛根

【性味】味甘、辛，性平，无毒。

【主治】止消渴，身大热，呕吐，诸痹，起阴风，解诸毒。（《神农本草经》）

疗伤寒中风头痛，解肌发表出汗，开腠理，疗金疮，止胁风痛。（《名医别录》）

治天行上气呕逆，开胃下食，解酒毒。（甄权）

治胸膈烦热发狂，止血痢，通小肠，排脓破血，还可外敷治蛇虫咬伤，毒箭伤。（《日华诸家本草》）

杀野葛、巴豆等百药毒。（徐之才）

生的: 堕胎。蒸食: 消酒毒。作粉吃更妙。（陈藏器）

作粉: 止渴，利大小便，解酒，去烦热，压丹石，外敷治小儿热疮。捣汁饮，治小儿热痞。（《开宝本草》）

散郁火。（李时珍）

【发明】陶弘景说：生葛捣饮，解温病发热。

朱震亨说：凡癍痘已见红点，不可用葛根升麻汤，恐表虚反增斑烂。

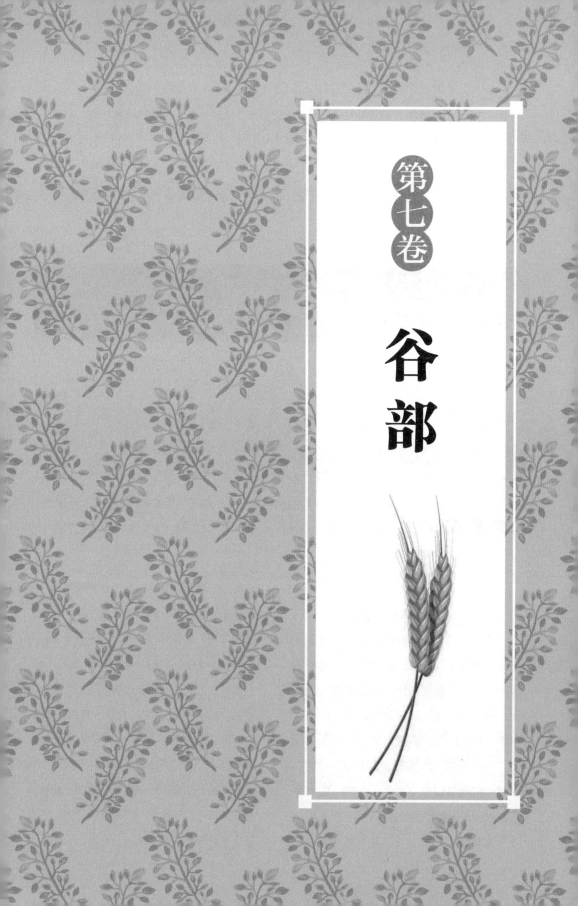

第七卷

谷部

李时珍说：上古时期没有粮食，百姓只能茹毛饮血。神农氏开始辨别草与谷，教人们耕耘；又区别草与药，救治人们的疾患。后来轩辕氏又教人们烹饪食物，制作方剂，从此人们才开始懂得养生之道。各地的气候有别，百谷的性味各异，怎么能天天食用而不知其性味与对人体的损益呢？于是搜集种子可以食用的草本类植物，列为谷部，分为麻麦稻、稷粟、菽豆、造酿四类。

麻麦稻类

胡麻
（芝麻）

谷部 | 麻麦稻类

产地分布： 全国。

成熟周期： 5～6月、12月~次年1月盛产。

形态特征： 茎直立，茎方形，表面有纵沟，叶对生，长椭圆形或披针形；花腋生花冠唇形，白色，带紫红或黄色；蒴果长筒状，成熟会裂开弹出种子。

功效： 去头屑，润发，滋润皮肤，益血色。

胡麻

【释名】又名：巨胜、方茎、狗虱、油麻、脂麻。叶名：青蘘。茎名：麻秸。

李时珍说：按沈存中的《梦溪笔谈》所说：胡麻也就是今天的油麻。古时中国只有大麻，其果实叫蕡。汉朝时张骞从大宛引进油麻种植，所以又称胡麻，以与中国的大麻相区别。巨胜是因胡麻的角果大如方胜而得名。方茎是以茎的四方形状而命名，狗虱是以形态命名，油麻、脂麻是说它的种子含有较多的油脂。

【集解】李时珍说：胡麻就是脂麻，分迟、早两种，有黑、白、红三种颜色，茎杆都呈方形。它在秋季开白花，也有开紫色艳丽花的。它每节都长角，长达一寸多。角有四棱、六棱的，子房小且籽少；也有七棱、八棱的，角房大且籽多。这是因土地的肥瘠不同。它的茎高三四尺。有的一茎独上生长，角紧贴茎而籽少；有的分枝多而四面散开的，角多籽多。这是因苗的稀疏不同而致。它的叶片有的叶基圆而叶端尖锐，有的叶基圆而叶端成三丫形如鸭掌，葛洪说一叶两尖是巨胜，指的就是这种，殊不知乌麻、白麻本身就有两种叶型。如今市场上因茎有方有圆，就用芫蔚来假冒巨胜，用黄麻子和大蓁子来假冒胡麻，是非常错误的。芫蔚子长一分多，有三棱。黄麻子色黑如细韭子，味苦。大蓁子形如壁虱及酸枣核，味辛甘，并没有油脂，不可不辨。

唐慎微说：民间传说胡麻须夫妇二人同种则生长茂盛。故《本事》中有诗说："胡麻好种无人种，正是归时又不归。"

■ 胡麻（黑芝麻）

【修治】雷敩说：胡麻收取后用水淘去浮粒，晒干，用酒拌蒸后，取出摊晒干。再放入臼中舂去粗皮，留薄皮，用小豆拌后炒，炒至豆熟，去掉小豆使用。

【性味】味甘，性平，无毒。

【主治】主伤中虚亏，补五脏，增气力，长肌肉，填髓脑。长期服用，轻身不老。（《神农本草经》）

坚筋骨，明耳目，耐饥渴，延年益寿。疗金疮止疼痛，以及伤寒温疟呕吐后，身体虚热嗜睡。（《名医别录》）

能补中益气，润养五脏，滋补肺气，止心惊，利大小肠，耐寒暑，逐风湿气、游风、头风，治劳伤，产后体虚疲乏，能催生使胞衣尽快剥离。将它研成细末涂抹在头发上，能促进头发生长。将胡麻和白蜜蒸成糕饼，可治百病。（《日华诸家本草》）

炒着吃，可预防中风，中风患者长期食用，可行走正常，语言顺达。（李鹏飞）

生嚼涂抹在小孩的头疮上，有一定疗效。煎成汤洗浴，疗恶疮和妇女的阴道炎。（苏恭）

■ 白油麻

【性味】味甘，性大寒，无毒。

宁源说：生的性寒而治疾，炒的性热而发病，蒸的性温而补人。

【主治】治虚劳，滑肠胃，行风气，通血脉，去头上浮风，滋润肌肤。饭后生吃一合，一生坚持不断，对人有益。正在哺乳的母亲吃了，孩子永不生病。做成汁饮用，可治外来邪热。生嚼，用它敷治小孩头上的各种疮，效果好。（孟诜）

仙方蒸食用来辟谷。（苏颂）

【发明】李时珍说：胡麻榨油以白色的为好，入药用则以黑色的为佳，产于西域的更好。取其色黑入于肾，而能润燥。色红状如老茄子的，壳厚油少，只能食用，不入药用。只有钱乙治小儿痘疹变黑归肾，用赤脂麻煎汤送服百祥丸，是取其解毒的作用。现在的人将脂麻擂烂去滓，加入绿豆粉做成软的食物，其性平润，最有益于老人。

【附方】1. **腰脚疼痛**：取新胡麻一升，熬香后捣成末。每日服一小升，服至一斗后则愈。以姜汁、蜜汤、温酒送下均可。2. **偶感风寒**：将胡麻炒焦，乘热捣烂泡酒饮用。饮后暖卧，以微出汗为好。3. **疗肿恶疮**：取胡麻（烧灰）、针砂等份研为末，用醋调敷患处，一天三处。**4. 坐板疮疥**：取生胡麻嚼烂外敷涂。**5. 汤火灼伤**：取胡麻生研如泥，涂搽伤处。**6. 痈疮不合**：将胡麻炒黑，捣烂外敷患处。

■ 胡麻油（香油）

【性味】味甘，性微寒，无毒。

【主治】利大肠，治产妇胞衣不落。用生油搽摩疮肿，止痛消肿，生秃发。（《名医别录》）

治头面游风。（孙思邈）

治流行性热病，肠内热结。服一合，以便通为度。（陈藏器）

主喑哑，杀五黄，下三焦热毒气，通大小肠，治蛔虫所致心痛。外敷治各种恶疮疥癣，杀一切虫。取麻油一合，鸡蛋两粒，芒硝一两，搅服，不一会即泻下热毒。（孟诜）

陈油：煎膏，能生肌长肉止痛，消痈肿，补皮裂。（《日华诸家本草》）

治痈疽热病。（苏颂）

能解热毒、食毒、虫毒，杀诸虫蝼蚁。（李时珍）

【发明】朱震亨说：香油为炒熟脂麻所出，味道香美。如果煎炼过后，则与火无异。

李时珍说：陈藏器说胡麻油性大寒，我不这样认为。胡麻油生有润燥解毒、消肿止痛的作用，好像是寒性，且香油能杀虫，腹有痞块的病人嗜吃油；炼油能自焚，气尽反而寒冷。这是物玄妙的道理，物极必反。

【附方】**1. 伤寒发黄**：生乌麻油一盏，水半盏，鸡蛋清一枚，搅服一次服尽。**2. 痈疽发背初起**：麻油一斤，用银器煎二十沸，加好醋二碗。分作五次服，一天服完。**3. 冬天唇裂**：用香油频频涂抹。

■ 青蘘

【释名】青蘘也就是胡麻叶，生于中原山谷。（《名医别录》）

【性味】味甘，性寒，无毒。

【主治】主五脏邪气，风寒湿痹。益气，补脑髓，坚筋骨。长期服用，使人耳聪明目，不饥不老，延年益寿。（《神农本草经》）

主伤暑热。（孙思邈）

熬汤洗头，可去头屑、润发、滋润肌肤，益血色。（《日华诸家本草》）

用来治疗崩中血凝注，取青蘘一升生捣，用热汤淋汁半升服。（甄权）

祛风解毒润肠。（李时珍）

【发明】寇宗奭说：青蘘用汤长时间浸泡后，出稠黄色涎液，妇人用它来梳头发。

陶弘景说：胡麻叶很肥滑，可以用来洗头。

■ 胡麻花

孙思邈说：在七月采最上面的花，阴干使用。

陈藏器说：阴干渍汁，淘面食用，很韧滑。

胡麻

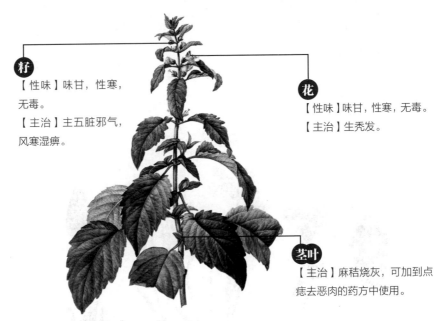

籽

【性味】味甘，性寒，无毒。

【主治】主五脏邪气，风寒湿痹。

花

【性味】味甘，性寒，无毒。

【主治】生秃发。

茎叶

【主治】麻秸烧灰，可加到点痣去恶肉的药方中使用。

【主治】生秃发。（孙思邈）

润大肠。人身上长肉丁，用它来擦，能消去。（李时珍）

【附方】**眉毛不生**：胡麻花阴干，研为末，用乌麻油浸泡，每日用来擦眉部。

■ **麻秸**

【主治】麻秸烧灰，可加到点痣去恶肉的药方中使用。

【附方】**小儿盐哮**：取脂麻秸，放瓦内烧存性，去火毒，研成末，用淡豆腐蘸来吃。

亚麻

谷部｜麻麦稻类

产地分布：内蒙古、山西、陕西、山东、湖北、湖南。

成熟周期：花期6～7月，果期7～9月。

形态特征：株无毛。茎圆柱形，表面具纵条纹，稍木质化，上部多分枝。叶互生；叶片披针形或线状披针形，先端渐尖，基部渐狭，叶脉通常三出。

功效：活血药，补益药。

亚麻

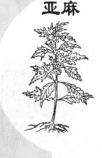

【释名】又名：鸦麻、壁虱胡麻。

【集解】苏颂说：亚麻子产于兖州、威胜军。它的苗、叶都是青色，花为白色。

八月上旬采其果实使用。

李时珍说：如今陕西人也有种植，即壁虱胡麻。它的果实也可以榨油点灯，气味难闻不能食用。它的茎穗很像茺蔚，只是结的籽不同。

■ **亚麻籽**

【性味】味甘，性微温，无毒。

【主治】大风疮癣。（苏颂）

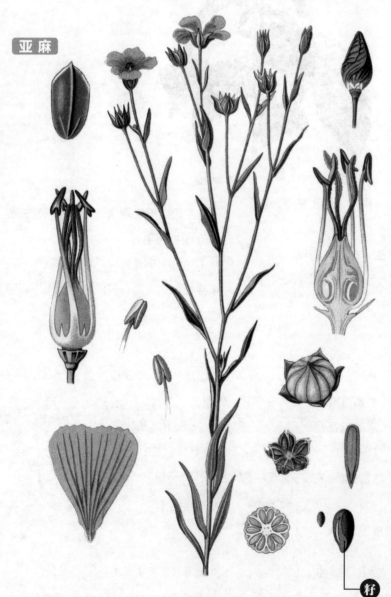

籽

【性味】味甘、性微温，无毒。

【主治】大风疮癣。

130

大麦

谷部 | 麻麦稻类

产地分布: 全国各地均有栽培。

成熟周期: 花期3～4月,果期4～5月。

形态特征: 秆直立,光滑无毛。叶鞘无毛,有时基生叶的叶鞘疏生柔毛,叶鞘先瑞两侧具弯曲沟状的叶耳;叶舌小,膜质;叶片扁平。

功效: 消渴除热、益气调中。

【释名】又名:牟麦。

李时珍说:此麦的粒比小麦大,所以叫大麦。牟,也是大的意思。

【集解】陶弘景说:稞麦又名为牟麦,像穬麦,只是皮薄些。

李时珍说:大麦、穬麦,注解不一。按郭义恭的《广志》上说,大麦有黑穬麦;有穬麦,出自凉州,像大麦,有赤麦,赤色而肥。则穬麦是大麦中一种皮厚而色青的品种,像粟、粳有近百种品种,都属同一类,只是由于土质、气候不同而致。有黏性的大麦,叫糯麦,可以用来酿酒。

【性味】味咸,性温、微寒,无毒。为五谷之首,令人多热。

孟诜说:暴食会脚弱,是大麦降气的原因。长期食用,对人有益。熟食能补益,夹生则冷而有害人体。与石蜜相使。

【主治】主消渴除热,能益气调中。(《名医别录》)

补虚劣,壮血脉,益肤色,实五脏,能消化谷食,止泄,不动风气。长期食用,可使人白白胖胖,肌肤滑腻。做成面,比小麦好,没有燥热之性。(陈士良)

平胃止渴,消食疗腹胀。(苏恭)

长期食用,可以使人头发不白。与针砂、没石子等药物配用,可以染黑头发。(孟诜)

宽胸下气,凉血,消食开胃。(李时珍)

【发明】李时珍说:大麦做饭食,很有益;煮粥食用,很滑,磨面做酱也很甘美。

【附方】1. 食饱烦胀:将大麦面熬微香,每次用白开水送服方寸匕。2. 汤火灼伤:将大麦炒黑,研为末,用油调匀搽伤处。

■大麦苗

【主治】将其捣汁每天服用,主治各种黄疸。(《伤寒类要》)

冬季手脚长冻疮,用大麦苗煮汁浸洗。(李时珍)

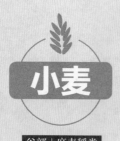

小麦

谷部 | 麻麦稻类

产地分布：全国各地均有栽培。

成熟周期：花期4～5月，果期5～6月。

形态特征：秆直立，通常6～9节。叶鞘光滑，常较节间为短；叶舌膜质，短小；叶片扁平，长披针形，先端渐尖，基部方圆形。

功效：养心，益肾，除热，止渴。

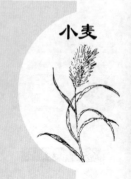

小麦

【释名】又名：来。

李时珍说：来也称作秣。许慎《说文解字》说，天降瑞麦，像芒刺之形，如足行来，所以麦字从"来"从"秣"。

【集解】苏颂说：大小麦秋季播种，冬季生长，春季茂盛，夏季结实，具备四季中和之气，在五谷中营养最高。

李时珍说：北方人种麦漫撒，南方人则是撮撒。所以北方的麦子皮薄面多，南方的麦子则相反。有人说，在收获的麦中掺蚕沙，可防虫蛀，或在立秋之前，将苍耳碾碎与小麦同晾晒。小麦性恶湿，所以如果小麦生长期内雨水多，则产量低。

■ 小麦

【性味】味甘，性微寒，无毒。入少阴、太阳经。

苏恭说：小麦作汤，不许去掉皮，皮去则性温，不能消热止烦。

陈藏器说：小麦秋种夏熟，受四时气足，兼有寒热温凉。故麦凉、曲温、麸冷、面热。

李时珍说：新麦性热，陈麦性平和。

【主治】除热，止烦渴、咽喉干燥，利小便，补养肝气，止崩漏血吐血，使妇人易于怀孕。

养心气，心病的人适宜食用。（孙思邈）

将它煎汤饮用，治突发淋证。（寇宗奭）

熬成粥食用，能杀蛔虫。（《药性本草》）

陈麦煎汤饮服，能止虚汗。将它烧灰存性，用酒调和，可涂治各种疮及烫伤、烧伤。（李时珍）

【发明】朱震亨说：饥年用小麦等代替粮食，须晒燥，加少许水润，春去皮，煮成饭食，可免面热之患。

【附方】**1.治老人五淋，身热腹满：**取小麦一升、通草二两，加水三升煮成一升，饮服。**2.颈上长瘤：**取小麦一升，用醋一升浸泡，晒干后研为末，加海藻（洗净，研为末）三两，和匀，每次用酒送服一匙，一日三次。**3.白癜风：**将小麦摊在石上，烧铁物压出油，搽患处。**4.烧伤、烫伤，没有成疮的：**将小麦炒黑，研为细末，加腻粉，调油涂伤处。注意不要接触冷水。

小 麦

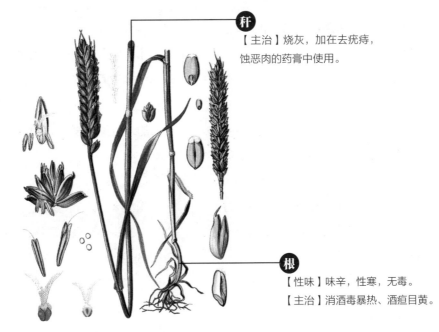

秆

【主治】烧灰，加在去疣痔，蚀恶肉的药膏中使用。

根

【性味】味辛，性寒，无毒。

【主治】消酒毒暴热、酒疸目黄。

■ **浮麦**

浮麦为水淘时浮起的小麦，烘干后使用。

【性味】味甘、咸，性寒，无毒。

【主治】益气除热，止自汗盗汗，骨蒸虚热，妇人劳热。（李时珍）

■ **麦麸**

【主治】主时疾热疮、汤火疮烂，跌打折伤瘀血，用醋炒后敷贴患处。（《日华诸家本草》）

和面作饼，能止泻痢，调中去热健人。

用醋拌后蒸热，装在袋中，熨冷湿腰脚伤折处，能止痛散血。（陈藏器）

醋蒸，熨手足风湿痹痛，寒湿脚气，凉即换直至出汗。将它研成末服用，能止虚汗（李时珍）

【发明】李时珍说：麦麸是麦皮，与浮麦性相同，而止汗的作用次于浮麦。

【附方】**祛身上瘢痕**：春夏季节用大麦麸，秋冬季节用小麦麸，筛粉调油敷涂。

■ **面**

【性味】味甘，性温，有微毒。不能消热治烦。

《日华诸家本草》中记载：性壅热，小动风气，发丹石毒。

孙思邈说：畏汉椒、萝卜。

【主治】主补虚，长期食用，使人肌肉结实、厚肠胃，增强气力。（陈藏器）

养气、补不足、助五脏。（《日华诸家本草》）

用水调服，治疗人中暑、马病肺热。（寇宗奭）

将它敷在痈疮损伤处，能散血止痛。

133

生食，利大肠。用水调服，止鼻出血、吐血。（李时珍）

【发明】李时珍说：北面性温，食之不渴；南面性热，食之烦渴；西边面性凉。这都是地气所致。汉椒、萝卜都能解面毒。

【附方】1. **咽喉肿痛，不能吞进食**：用白面和醋调匀，涂喉外肿处。2. **乳癌不消**：取白面半斤炒黄，加醋煮成糊，涂后即消。3. **刀伤血出**：将生面干敷，五、七日即愈。4. **远行脚上起泡**：用水调生面外涂，一夜即消。5. **火烧成疮**：用炒面加栀子仁末，调油涂搽。

■ 面筋

【性味】味甘，性凉，无毒。

【主治】主解热和中，有劳热的人宜煮来吃。（李时珍）

能宽中益气。（宁源）

【发明】李时珍说：面筋是用麸和面在水中揉洗而成的。前人很少有知道的，现在则是素食的主要食物，煮着吃性凉，现在的人们多用油炒而食，则性热。

■ 麦苗

【性味】味辛，性寒，无毒。

【主治】消酒毒暴热、酒疸目黄，将麦苗捣烂绞成汁，每日饮用。煮成汁服用，还能解蛊毒。（陈藏器）

可除烦热，解时疾狂热，退胸隔热，利小肠。将它制成粉末吃，可使人面色红润。（《日华诸家本草》）

■ 麦秆

【主治】烧灰，加在去疣痔，蚀恶肉的药膏中使用。

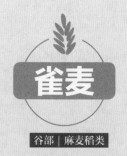

雀麦

谷部 | 麻麦稻类

产地分布：分布于华东、华中、陕西、青海等地。

成熟周期：花、果期4～6月。

形态特征：多年生草本。叶鞘闭合，被有短柔毛。叶两面或仅上面着生柔毛。圆锥花开展下垂。

功效：止汗、催产。

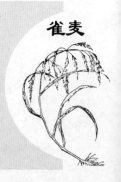

雀麦

【释名】又名：燕麦、杜姥草、牛星草。

【集解】苏恭说：雀麦到处都有，生长在废墟野林中。它的苗叶像小麦但较弱，实像扩麦但更细。

周定王说：将其春去皮，作面蒸食，或作成饼吃，都可救济荒年。

【性味】味甘，性平，无毒。

【主治】充饥滑肠。（李时珍）

134

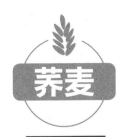

荞麦

谷部 | 麻麦稻类

【释名】又名：莜麦、乌麦、花荞。

李时珍说：荞麦的茎弱而翘然，易长易收，磨成的面像小麦，所以称荞、莜，而与麦同名。俗称它为甜荞，以与苦荞区别。

【集解】李时珍说：荞麦南北都有。立秋前后下种，八九月收割，生性畏霜。苗高一二尺，红茎绿叶，像乌桕叶，开小白花，繁密点点。果实累累像羊蹄，果实有三棱，老则为乌黑色。

【性味】味甘，性平、寒，无毒。

孙思邈说：荞麦味酸，性微寒。食后难消化。长期食用易动风，令人头昏目眩。将它作面、同猪、羊肉热吃，容易令人患热风，胡须、眉毛脱落，治好的不多。

【主治】实肠胃，益气力，提精神，能除五脏滓秽，（孟诜）

做成饭吃，能压丹石毒，效果好。（萧炳）

用醋调粉外涂，治小孩丹毒红肿热疮。（吴瑞）

能降气宽肠，消积滞，消热肿风痛，除白浊白带，脾积泄泻。用砂糖水调炒面二钱服，治痢疾。治绞肠痧痛。（李时珍）

【发明】李时珍说：荞麦最能降气宽肠，所以能治疗白浊、带下、泻痢、腹痛、

上气等疾病，气盛有湿热者适宜。脾胃虚寒的人则不适宜。

【附方】1. **水肿气喘**：取生大戟一钱、荞麦面二钱，加水做饼，烘熟后研末，空腹用茶送服。以大小便通畅为度。2. **噤口痢**：用砂糖水调服荞麦面二钱。3. **痈疽发背，一切肿毒**：取荞麦面、硫黄各二两，同研末，加水做成饼，晒干收存，每次取一饼磨水敷疮。4. **汤火伤灼**：将荞麦面炒黄研末，用水调敷伤处。5. **痘疮溃烂**：用荞麦粉反复敷涂。6. **绞肠沙病**：取荞麦面一撮，炒黄，水煎服。

■ 荞麦叶

【主治】做菜吃、能下气、利耳目。吃多了，可使人轻微腹泻。（陈士良）

孙思邈说：生吃动刺风，使人身上发痒。

苦荞麦

谷部 | 麻麦稻类

【集解】李时珍说：苦荞麦出于南方，春社前后播种，它的茎青而多枝，叶像荞麦但比荞麦叶尖，开的花带绿色，结的果实也很像荞麦，果实稍尖有棱角，但不锋利。它的味道苦涩，农家将它磨捣成粉，蒸煮散去涩气，滴去黄汁后才可做成糕点食用，颜色如猪肝。苦荞麦是粮食中比较差的，

只在荒年时吃。

【性味】味甘、苦，性温，有小毒。

李时珍说：多吃伤胃，能发风动气，引发各种疾病，有黄病的人尤其应当禁食。

【附方】**明目枕**：苦荞麦皮、黑豆皮、绿豆皮、决明子、菊花，一同做成枕头，至老明目。

粳

谷部｜麻麦稻类

产地分布：全国。

成熟周期：花、果期6～10月。

形态特征：叶鞘无毛，下部者长于节间；叶舌膜质而较硬，披针形，基部两侧下延与叶鞘边缘相结合，幼时具明显的叶耳；叶片扁平，披针形至条状披针形。

功效：补气健脾，除烦渴，止泻痢。

【释名】又名：秔。

李时珍说：粳是稻谷的总称，有早、中、晚三次收割。有黏性的是糯稻，没有黏性的是粳稻。糯米软，粳米硬。入解热药，以晚粳为好。

【集解】陶弘景说：粳米，就是现在人们经常吃的米，有红米、白米、大米、小米四五种，但都属于同一类。

李时珍说：粳有水、旱二稻。南方雨水多，适宜种水稻。北方土地平坦，只有润泽的地方适宜种植旱稻。西南少数民族亦有烧山地种植旱稻的，称为火米。粳有近百个品种，各不相同，都是随土质的不同而栽种。其谷之光、芒、长、短、大、小，各不相同。米的红、白、紫、乌、坚、松、香也不同。其性温、凉、寒、热，也因产地的不同而各异。

■ 粳米

【性味】味甘、苦，性平，无毒。

【主治】主益气，止烦，止渴，止泄。（《名医别录》）

温中，和胃气，长肌肉。（《蜀本草》）

能补中，壮筋骨，益肠胃。（《日华诸家本草》）

煮汁服，主心痛，止渴，断热毒下痢。（孟诜）

用粳米和芡实煮粥吃，可益精强志，聪耳明目。（王好古）

通血脉，和五脏，益肤色（李时珍）

经常吃干粳饭，使人不噎。（孙思邈）

【发明】李时珍说：粳稻六七月收的为早粳，只可用来充饥；八九月收的为迟粳；十月收的为晚粳。北方气候寒冷，粳性多凉，八九月收的即可入药。南方气候炎热，粳性多温，只有十月晚稻性凉才可入药。迟粳、晚粳得金气多，故白色入肺而解热。早粳得土气多，故色红的益脾而白的益胃。

【附方】卒心气痛：粳米二升，加水六升，煮沸六七次，一次服下。2.自汗不止：将布袋包住粳米粉，经常扑身上。

■淅二泔

【释名】又名：米泔。

李时珍说：淅，洗米的意思。泔为汁。泔是甘汁的意思。第二次的淘米水，清澈可用，故称为淅二泔。

【性味】味甘，性寒，无毒。

【主治】可清热、止烦渴，利小便，凉血。（李时珍）

籼

谷部 | 麻麦稻类

产地分布： 我国东北、青海、四川、云南。

成熟周期： 花果期6～9月。

形态特征： 下部叶具长柄，叶片宽三角状戟形，全缘或微波状；下部叶较小，花状总序腋生或顶生，花被白色或淡粉红色，小坚果圆锥状卵形，具三棱，灰褐色。

功效： 补中益气、健脾养胃、益精强志。

【释名】又名：占稻、早稻。

李时珍说：籼为粳类先成熟的品种，所以叫籼（音仙）。因种子来自占城国，故名占。

【集解】李时珍说：籼像粳但颗粒较小，最开始由福建传入，种由占城国得来。后来宋真派遣使者到福建，取得三万斛籼米、把它分给各府作为种子，所以现在各处都有。高原地区也可以种植，成熟最早、六七月便可收割。它的品种也很多，有红、白两种颜色，与粳米大同小异。

■籼米

【性味】味甘，性温，无毒。

【主治】主温中益气，养胃和脾，除湿止泄。（李时珍）

温中健脉，益卫养荣，长肌肤，调脏腑。

稻

谷部 | 麻麦稻类

产地分布：长江以南及东北地区。

成熟周期：7～9月收获。

形态特征：性喜温湿，叶子细长。开花时，主要花枝呈拱形，在枝头往下30到50厘米间开小花，大部分自花授粉并结种子，称为稻穗。

功效：能益气止泄，补中益气。

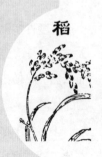

稻

【释名】又名：稌（音杜）、糯。

李时珍说：稻稌是粳、糯的通称。在本草中则专指糯。

汪颖说：糯米缓筋，令人多睡，其性糯。

【集解】马志说：此稻米即糯米，其粒大小像秔米，细糠白如雪。

李时珍说：糯稻，南方水田多有种植。其性黏，可以酿酒，可以做糍粑，可以蒸糕，可炒着吃。它的种类也有很多，谷壳用红、白两种颜色，有的有毛，有的无毛。米也有红、白两种颜色，红糯米酿酒，酒多糟少；白糯米粒白如霜，长三四分。

■ **稻米**

【性味】味苦，性温，无毒。

陈藏器说：久食令人身软，缓人筋。

李时珍说：糯性粘滞难消化，小儿、病患者宜忌食。

【主治】做饭吃，温中，令人多热，大便干结。（《名医别录》）

能行营卫中血积，解芫青、斑蝥毒。（陈士良）

可益气止泄。（孙思邈）

能补中益气，止霍乱后吐逆不止，取一碗糯米碾碎后和水服用。（《日华诸家本草》）

把它与骆驼脂调和后做成煎饼服食，主痔疾。（萧炳）

煮粥一斗服食，主消渴。（陈藏器）

暖脾胃，止虚寒泄痢，缩小便，收自汗，发痘疮。（李时珍）

【发明】李时珍说：糯米性温，酿酒则热，熬汤尤甚，因此脾肺虚寒的人适宜食用。若患有痰热风病及消化不良的人，吃糯米会容易积食致病。

【附方】1. **鼻血不止，用独圣散：**将糯米微炒黄，研为末，每次用新汲水制服二钱，同时吹少许入鼻中。2. **腰痛虚寒：**取糯米二升，炒热装袋中，拴靠在腰痛处。另取八角茴香研酒内服。

■ **米泔（淘米水）**

【性味】味甘，性凉，无毒。

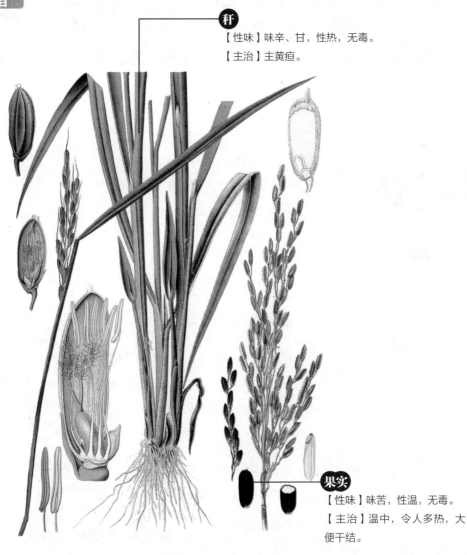

稻

秆
【性味】味辛、甘，性热，无毒。
【主治】主黄疸。

果实
【性味】味苦，性温，无毒。
【主治】温中，令人多热，大便干结。

【主治】主益气，止烦渴霍乱，解毒。吃鸭肉不消化的，立即饮一杯，可消。（李时珍）

■**稻秆**

【性味】味辛、甘，性热，无毒。

【主治】主黄疸，将稻秆煮成汁，浸洗，再将谷芒炒黄研为末，用酒送服。（陈藏器）

烧成灰，治跌打损伤。（苏颂）

烧成灰浸水饮，可止消渴。将稻秆垫在鞋内，可暖脚，去寒湿气。（李时珍）

稷粟类

稷

产地分布：中国东北、华北和西北地区。

成熟周期：生育周期短，一般为2～3个月。

形态特征：秆直立，具多数分蘖。叶片线状披针形。圆锥花序大型，疏展或紧密。

功效：益气补气，治热毒，解苦，胃益。

谷部 | 稷粟类

稷

【释名】又名：穄（音祭）、粢（音咨）。

【集解】寇宗奭说：稷米比其他米都早熟，其香可爱，所以用来供祭祀之用。只是稷米会引发旧疾，只能用来做饭，不黏，味淡。

李时珍说：稷与黍，属于同一类的两个品种。质黏的是黍，不黏的是稷。稷可以做饭食，黍用来酿酒，就像稻有粳米和糯米一样。稷黍的苗像粟而低小有毛，结子成枝而散，粒像粟而光滑。三月下种，五六月可收，也有七八月收的。它的颜色有红、白、黑几种，黑的禾稍高，现都通称为黍子，不再称稷。

■ 稷米

【性味】味甘，性寒，无毒。

孟诜说：多食，发三十六种冷病气。不能同瓠子一起吃，会发冷病，也不可与附子同服。

【主治】主益气，补不足。（《名医别录》）

治热，压丹石毒发热，解苦瓠毒。（《日华诸家本草》）

作饭食，能安中利胃益脾。（《食医心镜》）

凉血解暑。

【附方】**1. 补中益气**：取羊肉一脚，熬汤，入河西稷米、葱、盐，煮粥食之。**2. 痈疽发背**：将粢米粉熬黑，以鸡蛋白调和涂练上，剪孔贴之，干则易，神效。

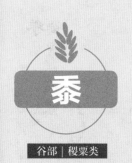

产地分布：全国。

成熟周期：花、果期6～8月。

形态特征：穗状或总状花序，也有圆锥花序。除珍珠黍外，种子脱粒后谷壳不脱落，去皮后常呈奶油白色。

谷部 | 稷粟类

功效：主益气，补中。

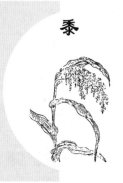

黍

【释名】赤黍名：虋（音门）。白黍名：芑（音起）。黑黍名：秬（音拒）。一稃二米名秠（应疟）。

【集解】李时珍说：黍即稷之黏者，也有红、白、黄、黑几种。三月种的为上时，五月即熟。四月种的为中时，七月即熟。五月种的为下时，八月才熟。白黍米的黏性次于糯米，红黍米黏性最强，可以蒸着吃，也可煮粥。

■ 黍米

【性味】味甘，性温，无毒。久食令人多热烦。

孟诜说：性寒，有小毒，能发旧病。长期食用搅乱五脏，使人瞌睡，筋骨乏力。小儿不宜多吃，对吃会导致行走能力延迟。

【主治】主益气，补中。（《名医别录》）

烧灰，用油调和，外涂棒伤处，可止痛，不留瘢。（孟诜）

将它嚼成浓汁，涂治小孩的鹅口疮，有效。（李时珍）

■ 黍米丹

宁源说：穗成熟后色赤，所以属火，北方人用它来酿酒和制作糕点。

【性味】甘，性微寒，无毒。

《日华诸家本草》中记载：性温，有小毒。不能同和蜜和葵一起吃。

寇宗奭说：丹黍米动风性热，吃多了不容易消化。其他的黍米一样。

【主治】主咳嗽哮喘，霍乱，能止泻痢，除热，止烦渴。（《名医别录》）

降气，止咳嗽，退热。（《日华诸家本草》）

治食鳖引起的包块，用新收红黍米的淘米水，生服一升，两三次就可以治愈。（孟诜）

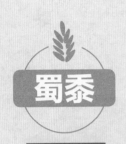

蜀黍

谷部 | 稷粟类

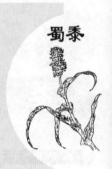

蜀黍

产地分布：东北各地为最多。

成熟周期：春季播种，秋季收货。

形态特征：茎秆高一丈多，像芦苇但中间是实心的。叶也像芦苇，黍穗大如扫帚，颗粒大如花椒，为红黑色。米质地坚实，为黄赤色。

功效：主温中，涩肠胃，止霍乱。

【释名】又名：蜀秫、芦穄、芦粟、木稷、荻梁、高粱。

李时珍说：此为蜀稷之类，而高大如芦荻，所以有芦穄、芦粟等名称。它最早在蜀地种植，故称为蜀黍。

【集解】李时珍说：蜀黍春季播种，秋季收获。茎秆高一丈多，像芦苇但中间是实心的。叶也像芦苇，黍穗大如扫帚，颗粒大如花椒，为红黑色。米质地坚实，为黄赤色。蜀黍有两种，有黏性的可以和糯米酿酒做饵，没有黏性的可以做糕煮粥。它可以用来救济荒年，可以用来饲养牲口，

黍梢可以制成扫帚，茎可以编织帘子和篱笆，很有用处。它的谷壳浸泡水后呈红色，可以用来酿红酒。

■ 蜀黍米

【性味】味甘、涩，性温，无毒。

【主治】主温中，涩肠胃，止霍乱。有黏性的蜀黍与黍米功效相同。（李时珍）

■ 蜀黍根

【主治】煮成汁服用，能利小便，止喘咳。（李时珍）

蜀 黍

果实
【性味】味甘、涩，性温，无毒。
【主治】温中，涩肠胃，止霍乱。

根
【性味】味甘、涩，性温，无毒。
【主治】煮成汁服用，能利小便，止喘咳。

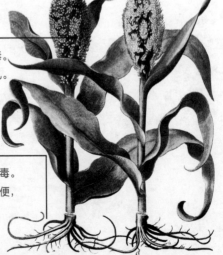

梁

谷部｜稷粟类

产地分布：主产四川、浙江。

成熟周期：夏秋收货。

形态特征：穗大毛长，谷、米都比白梁大，收籽少，且不耐水旱。

功效：补中益气，治烦渴，消渴，泻痢。

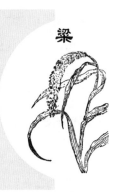

梁

【释名】李时珍说：梁者，良也，是谷类中的良相。梁也就是粟。查《周礼》中九谷、六谷的名称，有梁而没有粟就能知道了。从汉代以后，才把粒大而毛长的称为梁，把粒小而毛短的称为粟。现在则通称为粟，而梁这个名称反而不用了。现在人们把穗大芒长，粒粗大并且有红毛、白毛、黄毛的，称为梁。黄梁、白梁、青梁、红梁就是根据颜色而命名的。

【集解】苏恭说：梁虽属粟类，但细究起来还是有区别的。黄梁出自蜀、汉、商、浙一带，穗大毛长，谷、米都比白梁大，收籽少，且不耐水旱。食用味香美，超过其他梁。白梁穗大，毛多且长而谷粗扁长，不像粟是圆的。它的米粒也白而大，味也香美，但次于黄梁。青梁谷穗有毛，颗粒呈青色，米也微青，颗粒比黄梁、白梁的颗粒小，米粒颇像青稞但稍大些，成熟季节较早但收成少，夏季食用，非常清凉。但是它的味道欠佳，颜色不耐看，不如黄梁、白梁，所以种植它的人很少。用它做粥，色清白，胜过其他米。

■ 黄粱米

【性味】味甘，性平，无毒。

【主治】主益气，和中，止泄。（《名医别录》）

除邪风顽痹，利小便，除烦热。（李时珍）

【发明】寇宗奭说：青粱、白粱这两种，性都微凉，只有黄粱味甘，性平。

【附方】**小儿丹毒：**用鸡蛋清调土番黄米粉外敷，即愈。

■ 白粱米

【性味】味甘，性微寒，无毒。

【主治】主除热，益气。（《名医别录》）

除胸膈中客热，除五脏气，缓筋骨，凡是患胃虚并呕吐者，用米汁二碗，生姜汁一碗，一起服用，效果好。（孟诜）

做饭食用，能和中，止烦渴。

■ 青粱米

【性味】味甘，性微寒，无毒。

【主治】主胃痹，热中消渴，止泻痢，

利小便，能益气补中，轻身延年。宜煮成粥吃。（《名医别录》）

能健脾，治泄精。（《日华诸家本草》）

【发明】李时珍说：粟中大南昌为青黑色的是青粱米。它的谷芒多而米少，禀受金水之气，性最凉，而对病人有益。

【附方】脾虚泻痢：青粱米半升、神曲末一合，每天煮粥食用。

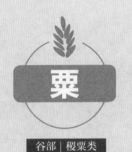

粟

谷部｜稷粟类

产地分布：华北为主要产区。

成熟周期：春季或夏季播种，生育期 60～150 天。

形态特征：粟茎秆圆柱形，基部数节可生出分蘖。须根系，茎基部的节还可生出气生根支持茎秆。

功效：能解各种毒，治霍乱以及转筋入腹，又能镇惊安神。

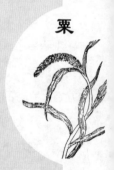

【释名】又名：籼粟。

李时珍说：有黏性的是秫，没有黏性的是粟，之所以称它为籼粟，是将它和秫区别开来，故加个籼字。北方人称它为小米。

【集解】李时珍说：粟即粱。穗大而毛长颗拉大的是粱；穗小而毛短颗粒小的就是粟。它们的苗都像茅。粟的成熟分早、晚，大多早熟的皮薄米多，晚熟的皮厚米少。

■ **粟米（小米）**

【性味】味咸，性微寒，无毒。

【主治】主养肾气，除脾胃中热，益气。

【附方】1. **反胃吐食，脾胃气弱，食**不消化，汤饮不下：取粟米半升磨成粉，加水做成丸子，如梧桐子大。取七枚煮熟，放少许盐，空腹连汁吞服，或加少许醋吞下。2. **汤火灼伤**：将粟米烧焦加水，澄清后取汁，浓煎如糖，频搽伤上，能止痛，灭瘢痕。3. **小儿丹毒**：嚼粟米敷患处。

■ **粟泔汁**

【主治】主霍乱突然发热，心烦渴，喝粟泔汁数升，可愈。臭泔：止消渴，尤其好。（苏恭）

■ **粟糖**

【主治】主痔漏脱肛，配合各种药熏患处。（李时珍）

薏苡

谷部｜稷粟类

产地分布：主产四川、辽宁和广西。

成熟周期：夏、秋季节采取。

形态特征：茎直立粗壮，节间中空，基部节上生根。叶鞘光滑，与叶片间具白色薄膜状的叶舌，叶片长披针形，先端渐尖，基部稍鞘状包茎，中脉明显。

功效：有健脾利湿，清热、排脓。

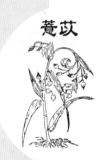

薏苡

【释名】又名：解蠡、芑实、赣米、回回米、薏珠子。

【集解】苏颂说：薏苡到处都有，春天生苗，茎高三四尺，叶像黍叶，开红白色花，作穗，五六月结果实，为青白色，形如珠子而稍长，所以称为薏珠子。小孩常用线将珠穿成串当玩具。九月、十月采实。

李时珍说：薏苡二、三月间老根生苗，叶子像初生的芭茅。五、六月间抽出茎秆，开花结实。薏苡有两种。一种黏牙，实尖而壳薄，是薏苡。其米白色像糯米，可以用来煮粥、做饭及磨成面食用，也可以和米一起酿酒。还有一种实圆壳硬的，是菩提子。其粒米很少，但可穿成念经的佛珠，因此也有人称其为念珠。它们的根都是白色的，大小如汤匙柄，根须相互交结，味甜。

■薏苡仁

【修治】雷敩说：使用时，每一两薏苡仁加糯米一两，同炒熟，去糯米用。也有的用盐汤煮过用。

【性味】味甘，性微寒，无毒。

【主治】主筋急拘挛、不能屈伸，风湿久痹，可降气。（《神农本草经》）

除筋骨麻木，利肠胃，消水肿，使人开胃。（《名医别录》）

煮饭或做面食，可充饥。将它煮粥喝，能解渴，杀蛔虫。（陈藏器）

治肺痿、肺气，消脓血，止咳嗽流涕、气喘。将它煎服，能解毒肿。（甄权）

可治干湿脚气。（孟诜）

健脾益胃，补肺清热，去风胜湿。做饭食，治冷气。煎饮，利小便热淋。（李时珍）

【发明】李时珍说：薏苡仁属土，为阳明经的药物，所以能健脾益胃。虚则补其母，所以肺痿、肺痈用之。筋骨之病，以治阳明为本，所以拘挛急风痹者用之。土能胜水除湿，所以泻痢水肿用它。

【附方】**1. 风湿身疼**，用麻黄杏仁薏苡仁汤：取麻黄三两，杏仁二十颗，甘草、薏苡仁各一两，加水四升。煮成二升，分两次服。**2. 水肿喘急**：取郁李仁三两，研细，以水滤汁，煮薏苡仁饭，一天吃两次。

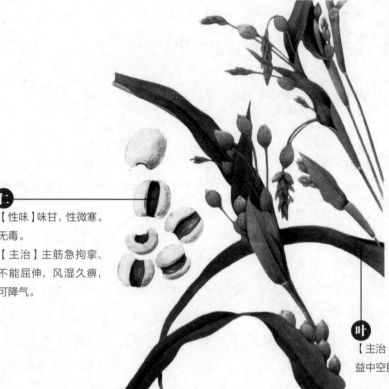

薏苡

仁
【性味】味甘，性微寒。无毒。

【主治】主筋急拘挛、不能屈伸，风湿久痹，可降气。

叶
【主治】煎水饮，味道清香，益中空膈。

3. 消渴饮水：用薏苡仁煮粥食用。4. 肺癌咳吐脓血：取薏苡仁十两，捣破，加水三升煎成一升，加酒少许服下。5. 痈疽不溃：取薏苡仁一枚，吞服。

■薏苡根

【性味】味甘，性微寒。无毒。

【主治】除肠虫。（《神农本草经》）

煮汁糜服，很香，驱蛔虫。（陶弘景）

煮服，可堕胎。（陈藏器）

治疗心急腹胀，胸胁痛，将薏苡根锉破后煮成浓汁服下三升即可。（苏颂）

捣汁和酒服用，能治黄疸。（李时珍）

■薏苡叶

【主治】煎水饮，味道清香，益中空膈。（苏颂）

暑天煎服，能暖胃益气血。初生小儿用薏苡叶来洗浴，有益。（李时珍）

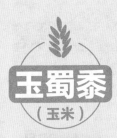

玉蜀黍
（玉米）

谷部 | 稷粟类

产地分布：全国。

成熟周期：花、果期 6～8 月。

形态特征：全株一般有叶 15～22 片，叶身宽而长，叶缘常呈波浪形。花为单性，雌雄同株。雄花生于植株的顶端，为圆锥花序。

功效：调中开胃，益肺宁心，清湿热，利肝胆。

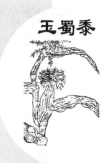

玉蜀黍

【释名】又名：玉高粱。

【集解】李时珍说：玉蜀黍始种于西部地区。它的苗和叶都像蜀黍，但粗壮、矮些，也像薏苡。它的苗高三四尺，六七月份开花成穗，像秕麦。苗心长出一个小苞，多形状如同棕鱼，苞上生有白须缕缕，成熟后苞裂开，可见颗粒聚集在一块。颗粒大小像粽子，为黄白色，可以用油炸炒着吃。炒爆成白花，就像炒糯谷的样子。

■ 蜀黍米

【性味】味甘，性平，无毒。

【主治】主调中开胃。（李时珍）

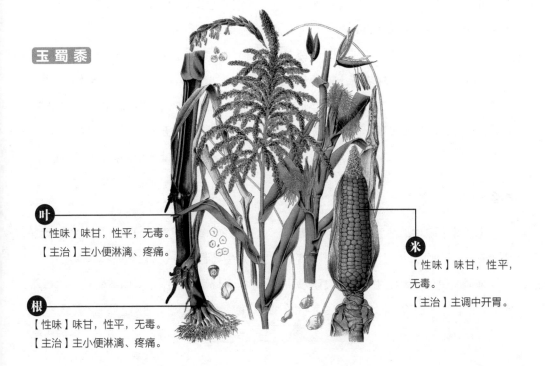

玉蜀黍

叶

【性味】味甘，性平，无毒。

【主治】主小便淋漓、疼痛。

根

【性味】味甘，性平，无毒。

【主治】主小便淋漓、疼痛。

米

【性味】味甘，性平，无毒。

【主治】主调中开胃。

147

菽豆类

大豆

谷部 | 菽豆类

产地分布：在东北、华北、陕、川及长江下游地区均有出产。

成熟周期：夏播种、秋采取。

形态特征：苗高三四尺，叶呈圆形但有尖，秋天开小白花，成丛，结的豆荚长一寸多。

功效：健脾宽中，润燥消水，清热解毒，益气。

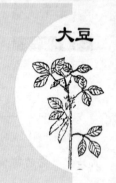

大豆

【释名】又名: 尗, 俗称菽。角名: 荚。叶名: 藿。茎名: 萁。

【集解】李时珍说：大豆有黑、白、黄、褐、青、斑等数种颜色。黑的叫乌豆，可入药及当粮食，做豆豉；黄大豆可用来做豆腐、榨油、制酱油；其他的只能用来做豆腐和炒着吃。它们都在夏至前后播种，苗高三四尺，叶呈圆形但有尖，秋天开小白花，成丛，结的豆荚长一寸多，遇霜就枯萎。

■黑大豆

【性味】味甘，性平，无毒。久服，令人身重。

陈藏器说：生大豆性平，炒食则热，煮食则寒，作豉极冷，制成酱及生黄卷则性平。

徐之才说: 恶五参、龙胆,与前胡、乌喙、仁、牡蛎、各种胆汁配用效果好。

李时珍说：服蓖麻子的人忌食炒豆，否则生胀满；服厚朴的人也忌食炒豆，否则会动气。

【主治】生研，可用来涂治痈肿。煮汁饮，能解毒止痛。（《神农本草经》）

能消水肿，除胃中热毒，治伤中淋露，能去瘀血，散五脏内寒，解乌头毒。将它炒粉末服用，能清胃中热，除痹消肿，止腹胀助消化。（《名医别录》）

煮食，治温毒水肿。（《蜀本草》）

能调中下气，通关脉，制金石药毒，治牛马温毒。（《日华诸家本草》）

把它煮汁服，可以解矾石、砒石、甘遂、天雄、附子、射罔、巴豆、芫青、斑蝥、各种药毒及蛊毒。人药用，治下痢脐痛。

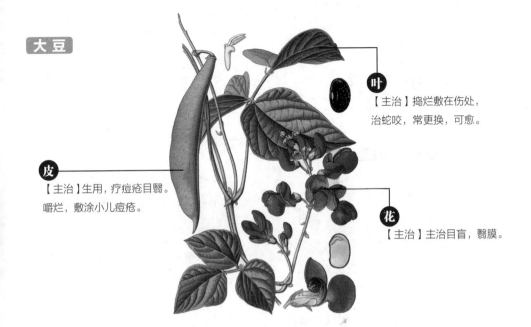

大豆

叶
【主治】捣烂敷在伤处，治蛇咬，常更换，可愈。

皮
【主治】生用，疗痘疮目翳。嚼烂，敷涂小儿痘疮。

花
【主治】主治目盲，翳膜。

冲酒服，治风痉及阴毒腹痛。将它放在牛胆中储存，可止消渴。（李时珍）

将黑大豆炒黑，趁热投入酒中饮用，能治风痹瘫痪、产后伤风头痛。食后生吞半两，可去心胸烦热，热风恍惚，能明目镇心，温补。煮来吃则性寒，能下热气肿，压丹石烦热。捣汁，消肿。（陈藏器）

主中风脚弱，产后诸疾。同甘草煮汤饮，能去一切热毒气，治风毒脚气。煮食，治痛筋挛、膝痛胀满。同桑柴灰汁煮来食用，下水鼓腹胀。与饭捣烂，外涂一切毒肿。（孟诜）

治肾病，利水下气，制诸风热，活血，解诸毒。（李时珍）

【发明】李时珍说：按照古代药方中称大豆可解百药之毒，我每次试用却并不是这样，但加上甘草，便非常灵验。

【附方】1. **热毒攻眼，红痛、眼睑浮肿**：用黑豆一升，分成十袋，放沸汤中蒸过，交替熨患处。三遍就见效。2. **身面浮肿**：取乌豆一升，水五升，煮成三升，再加酒五升，煮成三升，分三次温服。不愈再服。3. **解巴豆毒，治下痢不止**：取大豆煮汁一升，服下。

■ **大豆皮**

【主治】生用，疗痘疮目翳。嚼烂，敷涂小儿痘疮。

■ **大豆叶**

【主治】捣烂敷在伤处，治蛇咬，常更换，可愈。（李时珍出自《广利方》）

■ **大豆花**

【主治】主治目盲，翳膜。（李时珍）

149

黄大豆

谷部｜菽豆类

【集解】李时珍说：大豆有黑、青、黄、白、斑几种，只有黑大豆能入药用，而黄、白大豆炒食或做成豆腐，制作酱油或榨豆油，广为应用，不可不识别其性味。周定王说：黄豆苗高一二尺，叶像黑大豆叶，但比黑大豆叶大，结的豆角比黑豆角略微肥大些，其荚、叶嫩时可以食用。

【性味】味甘，性温，无毒。

李时珍说：生食性温，炒热微毒。多食，壅气生痰致咳嗽，使人身重面黄长疥疮。

【主治】主治宽中下气，利大肠，消水胀肿毒。（宁原）

研末，加开水调和，涂于痘后生痈处。（李时珍）

■ 豆油

【性味】味辛、甘，性热，微毒。

【主治】涂疮疥。（李时珍）

考证与传说

《本草求真》："黄大豆，按书既言味甘，服多壅气，生痰动嗽。又曰宽中下气，利大肠，消食肿胀毒，其理似属两歧。讵知书言甘壅而滞，是即炒熟而气不泄之意也；书言宽中下气利肠，是即生冷未炒之意也。"

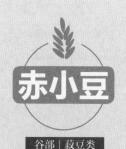

赤小豆

谷部｜菽豆类

产地分布： 全国各地普遍栽培。

成熟周期： 夏播种、秋采取。

形态特征： 豆苗高一尺左右，枝叶像豇豆，叶微圆峭而小。花像豇花但较小些，颜色也淡一些，为银褐色，有腐气。

功效： 消热毒，散恶血，除烦满，通气健脾胃。

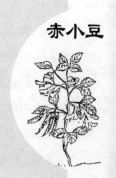

赤小豆

【释名】又名：赤豆、红豆、荅。叶名：藿。

李时珍说：菽是大豆，有两种。小豆名荅，有三四种。王祯说，现在的赤豆、白豆、绿豆，都是小豆。

【集解】李时珍说：此豆以紧小而色赤黯的入药用，稍大而鲜红、淡红色的，都不能治病。它们都在夏至后播种，豆苗高一尺左右，枝叶像豇豆，叶微圆峭而小。它到秋季开花，花像豇豆花但较小些，颜色也淡一些，为银褐色，有腐气。结的豆荚长约二三寸，比绿豆荚稍大，皮色是微白带红，半青半黄时即可收取。豆可煮可炒，可作粥、饭、馄饨馅儿。

【性味】味甘、酸，性平，无毒。

【主治】能下水肿，排痈肿脓血。（《神农本草经》）

疗消渴，止腹泻、利小便，除下腹胀满，止吐逆。（《名医别录》）

能消热毒，散恶血，除烦满，可通气，健脾胃。将其捣末与蛋清调匀，涂治一切热毒痈肿。赤小豆煮汁，能洗小儿黄烂疮。（甄权）

缩气行风，坚筋骨，久食，使人瘦。（陈士良）

能散气，去关节烦热。下痢后，气满不能食者，取赤小豆煮食。与鲤鱼同煮食，治脚气。（孟诜）

可解小麦热毒。煮汁，解酒病。（《日华诸家本草》）

能辟瘟疫、治难产，下胞衣，通乳汁。与鲤鱼、鲫鱼、黄雌鸡同煮食，能利水消肿。（李时珍）

【发明】陶弘景说：小豆逐津液，利小便，久服令人肌肤枯燥。

李时珍说：赤小豆小而色赤，为心之

谷。其性下行，通小肠，能入阴分，治有形之病。所以能行津液，利小便，消胀除肿止吐，治下痢肠澼，解酒病，除寒热痈肿，排脓散血，通乳汁，下胞衣。这些都是有形之病。

【附方】1. 水气肿胀：取赤小豆五合、大蒜一颗、生姜五钱、商陆根一条，一起捣碎，加水煮烂后去药空腹食豆，慢慢将药汁饮尽，肿立消。2. 肠痔便血：取赤小豆二升、苦酒五升，煮熟晒干，再将豆浸在酒中直至酒尽乃止，研豆为末。每次用酒服一钱，一天三次。3. 乳汁不通：用赤小豆煮汁服下。4. 腮颊热肿：取赤小豆末，用蜜调敷患处，一夜即消。或加芙蓉叶末，效果更好。5. 丹毒如火：取赤小豆末调鸡蛋白，随时敷涂。6. 风疹瘙痒：取赤小豆、荆芥穗等份，同研末，用鸡蛋清调涂患处。

■赤小豆叶

【主治】去烦热，止尿频。（《名医别录》）煮来食用，能明目。（《日华诸家本草》）

【附方】小便频数：取小豆叶一斤，放入豉汁中煮汤服下。

■赤小豆芽

【主治】主漏胎和房事伤胎，用芽研为末，温酒送服方寸匕，每日三次，有效便止。（李时珍）

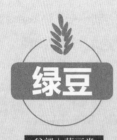

绿豆

谷部 | 菽豆类

产地分布：全国均有。

成熟周期：春播秋收。

形态特征：叶小而有细毛，到秋天开小花，豆荚像赤豆荚。颗粒粗大、颜色鲜艳的是官绿；皮较薄而粉多、粒小而颜色深的是油绿。

功效：能清热益气，解酒食毒。

【释名】李时珍说：因色绿而命名。

【集解】马志说：绿豆以圆而小的为佳。研成粉作馅料食用更加。

吴瑞说：绿豆有官绿、油绿，主治相同。

李时珍说：绿豆到处都有种。三、四月间下种，苗高一尺左右，叶小而有毛，到秋天开小花，豆荚像赤豆荚。颗粒粗大、颜色鲜艳的是官绿；皮薄而粉多、颗粒小颜色深的为油绿；皮厚而粉少，种得早的称为摘绿，可多次采摘；迟种的称为拔绿，只能摘一次。北方用绿豆较广泛，可用来作豆粥、豆饭、豆酒，可将绿豆炒来吃或磨成面，澄清过滤后取粉，用作糕点，用水浸湿使它发芽，又是蔬菜中的美味。还可用来喂食牛马。

【性味】味甘，性寒，无毒。

陈藏器说：使用的时候宜连皮，去掉皮则令人壅气，因皮性寒而肉性平的缘故。绿豆反榧子壳。合鲤鱼鲊食，时间久了会让人发肝黄成渴病。

【主治】煮来吃，可消肿下气，清热解毒。将生绿豆研碎绞汁服，治丹毒，烦热风疹，药石发动，热气奔豚。（《开宝本草》）

治寒热热中，止泻痢，利小便，除胀满。（孙思邈）

补肠胃。做成枕头使用，能明目，治伤风头痛。止呕逆。（《日华诸家本草》）

补益元气，调和五脏，安神，通行十二经脉，去浮风，润皮肤，适宜经常食用。煮汁饮用，止消渴。（孟诜）

解一切药草、牛马、金石之毒。（宁源）

治痘毒，利肿胀。（李时珍）

【发明】李时珍说：绿豆肉性平，皮性寒，能解金石、砒霜、草木一切毒，适宜连皮生研后用水服下。

【附方】1.**痘后痈毒初起**，用三豆膏：取绿豆、赤小豆、黑大豆等份，同研末，用醋调匀时时扫涂患处。2.**小儿丹肿：**取绿豆五钱、大黄二钱，同研末，加生薄荷汁和蜜，调匀外涂。

■ 绿豆粉

【性味】味甘，性凉、平，无毒。

宁源说：绿豆粉胶黏，脾胃虚的人不能多吃。

【主治】清热益气，解酒食等毒，治发于背上的痈疽疮肿、烫伤烧伤。（吴瑞）

痘疮湿烂不结痂的，用干豆粉扑在上面。（宁源）

用新水调服，治霍乱抽筋，解各种药毒，只要心窝还是热的。（李时珍）

【发明】李时珍说：绿豆通于厥阴、阳明经。其性稍平，消肿治痘的作用虽然与赤豆一样，但解热解毒的作用超过了赤豆。而且绿豆能补气、厚肠胃，通经脉，所以长期服用也不会令人枯瘦。但用它做凉粉，则偏冷，造豆酒，则偏热，都能使人生病，这是人为，并非绿豆本身的错。

■ 绿豆皮

【性味】味甘，性寒，无毒。

【主治】清热解毒，退目翳。（李时珍）

■ 绿豆芽

【性味】味甘，性平，无毒。

【主治】解酒毒、热毒，利三焦。（李时珍）

【发明】李时珍说：因豆芽受湿热郁闷之气，所以很容易发疮动气，与绿豆之性稍有不同。

■ 绿豆叶

【主治】治疗霍乱吐下，用绿豆叶绞汁，加入少许醋，温服。（《开宝本草》）

豌豆

谷部 | 菽豆类

产地分布：主产全国大部分省区。

成熟周期：花果期4～5月。

形态特征：全体无毛。小叶长圆形至卵圆形，全缘；托叶叶状，卵形，基部耳状包围叶柄。花单生或1～3朵排列成总状而腋生；花冠白色或紫红色。

功效：清凉解暑、强壮、利尿、止泻。

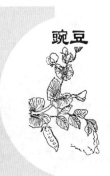
豌豆

【释名】又名：胡豆、戎菽、回鹘豆、毕豆、青小豆、青斑豆、麻累。

李时珍说：因其苗柔弱弯曲，故名豌豆。最早种于胡地，嫩时为青绿色，老则麻斑花色，因此又有胡豆、戎豆、青豆、斑豆、麻豆等许多名称。

【集解】李时珍说：现在北方很多地方会种豌豆。在八九月间下种，豆苗柔弱

豌豆

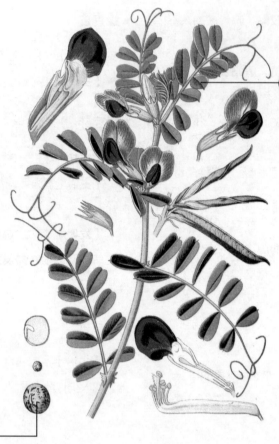

叶

【性味】味甘,性平,无毒。

【主治】利小便,除腹胀满。

果实

【性味】味甘,性平,无毒。

【主治】清煮吃,治消渴。

如蔓,有须。叶像蔾藜叶,两两对生,嫩的时候可以吃。三、四月间开像小花,像小飞蛾形状,花呈淡紫色,结的豆荚长约一寸,里面的子圆如药丸,也像甘草子。胡地所产的豌豆子像杏仁一般大。将豌豆煮、炒都很好吃,用来磨粉又白又细腻。在各种杂粮之中,以豌豆为上。还有一种野豌豆,颗粒很小不堪食用,只有苗可吃,叫翘摇。

【性味】味甘,性平,无毒。

吴瑞:多食发气病。

【主治】清煮吃,治消渴。(陈藏器)

治寒热热中,除吐逆,止下泄痢疾,利小便,除腹胀满。(孙思邈)

能调营卫,益中平气。煮来食用,下乳汁。可作酱用。(吴瑞)

煮成汤喝,能解乳石毒发。研成末,可涂痈肿痘疮。用豌豆粉洗浴,可除去污垢,使人面色光亮。(李时珍)

【发明】李时珍说:豌豆属土,所以主治脾胃之病。

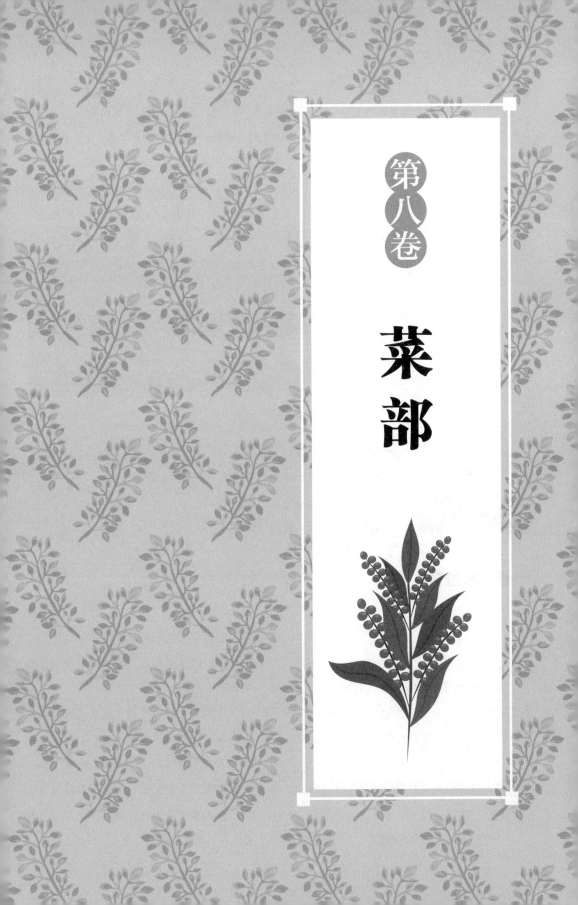

第八卷

菜部

李时珍说：凡是草木中可吃的叫做菜。韭、薤、葵、葱、藿，为五菜。《素问》中说："五谷为养，五菜为充。"所以五菜可以辅佐谷气，疏通壅滞。古时人们发现了谷、菜，把它们种植在场圃里，以备饥荒之年。明朝初年，周定王编《救荒本草》，收集可救济荒年的草木四百多种，含有救济苍生的旨义。生命所育化，本有五味；五脏之亏损，伤在五味，使脏腑通，气血流，骨正筋柔，腠理密，便能长寿。因此，《黄帝内经》中教导说"食医有方"，菜对于人，补益非小。但五气的良毒各不相同，五味食后所入的脏腑又有偏胜，人们日常食用时却少有人知道。于是搜集可以吃的草，列为菜部，分为荤辛类、柔滑类、蓏类、水菜类和芝栭类五类。

荤辛类

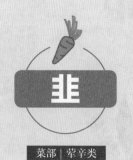

产地分布： 全国各地均有栽培。

成熟周期： 韭菜一年可割三四次，冬天用土盖起来，来年春天又会生长。

形态特征： 叶细长而扁，丛生。夏秋开白色小花，种子黑色。

功效： 主归心，安五脏，除胃中烦热。

菜部｜荤辛类

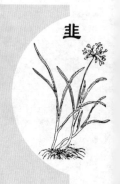

韭

【释名】又名：草钟乳、起阳草。

苏颂说：据许慎《说文解字》中说，"韭"字像其叶长出地上的形状，种一次便长期生长，所以称为韭。韭菜一年可割三四次，只要不伤到根，到冬天用土盖起来，来年春天又会生长。

陈藏器说：俗称韭为草钟乳，是说它的温补的功效。

李时珍说：韭的茎叫韭白，根叫韭黄，花叫韭菁。《礼记》称韭为丰本，是说它美在根。薤之美在白，韭之美在黄，韭黄是韭末出土的部分。

【集解】李时珍说：韭菜丛生，长得很茂盛，叶长、颜色青翠。韭可以分根栽种，也可以撒子种植。韭叶长到三寸长便割，但不宜在中午割，且一年中割不能超过五次，如果要收种子就只割一次。八月份开花成丛，收取后腌藏作为菜，叫作长生韭，

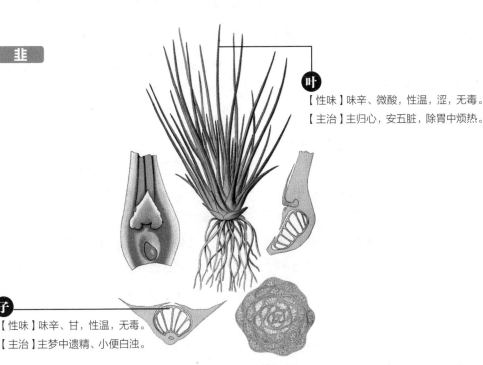

韭

叶
【性味】味辛、微酸，性温，涩，无毒。
【主治】主归心，安五脏，除胃中烦热。

子
【性味】味辛、甘，性温，无毒。
【主治】主梦中遗精、小便白浊。

说是割后又生，久久不衰。九月份收种子，其种子为黑色，形状扁平，需放在通风的地方阴干，勿受湿。北方人到冬天就把它的根移到土窖中，用马粪盖着保暖，韭叶就能生长，可长高至一尺左右，如果不见阳光，则韭叶呈嫩黄色，叫做韭黄，列为佳肴。韭作为菜，可生吃，可熟吃，也可以腌制储藏，是菜中最有益于身体的一种蔬菜。

【性味】味辛、微酸，性温，涩，无毒。

李时珍说：生：味辛，涩。熟：味甘、酸。

寇宗奭说：春天吃则香，夏天吃则臭，吃多了会使人神昏目暗，酒后不能吃韭菜。

孟诜说：不能与蜂蜜和牛肉一起吃。

【主治】主归心，安五脏，除胃中烦热，可以长期吃。（《名医别录》）

叶：同鲫鱼煮，可治急性痢疾。根：

入生发膏中使用。（陶弘景）

根、叶：煮来吃，能温中下气，补虚益阳，调和脏腑，增加食欲，止泻脓血，治腹中冷痛。生捣汁服，治胸痹骨痛不能触碰，又解各种药物的毒性，治疗狂犬咬伤。用汁外涂，治毒蛇、蝎子、毒虫咬伤。（陈藏器）

煮食，补肺气，除心腹陈寒痼冷和腹部包块。捣汁服，治肥胖人中风后失音。（《日华诸家本草》）

煮食，归肾壮阳，止泻精，暖腰膝。（宁源）

炸熟，用盐、醋调，空腹吃十顿，治胸膈噎气。捣汁服，治胸膈刺痛如锥子扎，服后吐出胸中恶血可愈。（孟诜）

主吐血咳血、鼻出血、尿血，妇女经脉逆行，跌打损伤和膈噎病。（朱震亨）

饮用生汁，治上气喘息，解肉脯毒。煮汁饮，可止消渴盗汗。气熏治产妇血晕。煎水洗治肠痔痔脱肛。（李时珍）

【发明】苏颂说：以前的人们在正月过节时吃五辛来避疠气，这五辛为韭菜、薤、葱、蒜和生姜。

李时珍说：韭，叶热根温，功用相同。生则辛而散血，熟则甘而补中。韭入足厥阴经，为肝之菜。《素问》说心病宜吃韭菜，《食鉴本草》说韭菜归肾，说法虽不同，但道理是一样的。因心为肝之子，肾为肝之母，母能令子实，所以虚则补其母。

【附方】1. 胸痹急痛，痛如锥刺，不能俯仰，自汗：取生韭或韭菜根五斤，洗净捣汁服。2. 盗汗：取韭菜根四十九根，加水二升，煮成一升，一次服下。3. 痢疾：多吃韭菜，用韭叶做汤、煮粥、炸食、炒来吃都可以。4. 五般疮癣：取韭菜根炒存性，捣为末，调猪油涂搽。5. 漆疮作痒：将韭叶杵烂外敷。

■ 韭子

【修治】《日华诸家本草》载：韭子入药用，拣净杂物，蒸熟晒干，簸去黑皮，炒黄使用。

【性味】味辛、甘，性温，无毒。

李时珍说：韭子属阳，伏石钟乳、乳香。

【主治】主梦中遗精、小便白浊。（《名医别录》）

暖腰膝，治梦交，有效。（《日华诸家本草》）

补肝及命门，治小便频数、遗尿，妇人白淫、白带。（李时珍）

葱

菜部 | 荤辛类

产地分布： 全国各地普遍栽培。

成熟周期： 全年可采。

形态特征： 叶片管状，中空，绿色，先端尖，叶鞘圆筒状，抱合成为假茎，色白，通称葱白。茎短缩为盘状，茎盘周围密生弦线状根。

功效： 发汗解表，散寒通阳，解毒散凝。

【释名】又名：芤、菜伯、和事草、鹿胎。

李时珍说：葱从囱，外直中空，有囱通之象。葱刚长出来叫葱针，叶叫葱青，衣叫葱袍，茎叫葱白，叶中黏液叫葱苒。它和诸物皆宜，所以叫菜伯、和事。

【集解】苏恭说：葱有好几种，其中人们食用的有两种，一种叫冻葱，经冬不

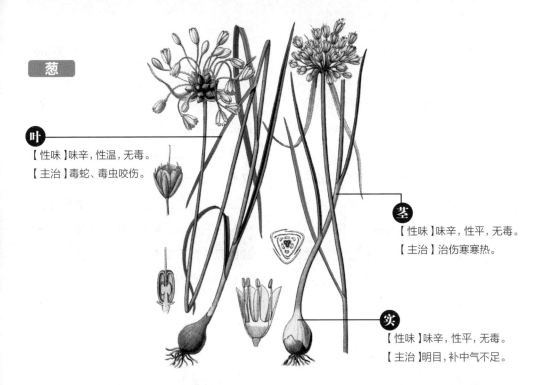

葱

叶
【性味】味辛，性温，无毒。
【主治】毒蛇、毒虫咬伤。

茎
【性味】味辛，性平，无毒。
【主治】治伤寒寒热。

实
【性味】味辛，性平，无毒。
【主治】明目，补中气不足。

死，分茎栽时不结子；一种叫汉葱，到冬天则叶枯萎。食用入药，都以冻葱最好，气味也香。

李时珍说：冬葱即慈葱，又叫太官葱。因为它的茎柔软细弱且有香味，冬天也不枯萎，适宜太官拿去上供，所以有太官葱等名字。汉葱又叫木葱，因其茎粗硬，所以有木的名字。冬，冬葱不结子。汉葱春末开花成丛，花为青白色，子味辛色黑，有皱纹，呈三瓣的形状。收取后阴干，不要受潮，可栽苗也可撒种。

■ 葱茎白

【性味】味辛，性平，无毒。

寇宗奭说：葱主发散，吃多了会让人神昏。

孙思邈说：生葱同蜂蜜一起吃，致人泄泻。烧葱同蜂蜜食用，壅气杀人。

张仲景说：生葱同枣一起吃，会使人生病；同狗肉、雉肉吃，吃多了会伤血。

李时珍说：服地黄、常山的人，忌食葱。

【主治】煮汤，治伤寒寒热，中风面目浮肿，能发汗。（《神农本草经》）

治伤寒骨肉疼痛，喉痹不通，能安胎，益眼睛，除肝中邪气，调中焦，利五脏，解各种药物的药毒。根治伤寒头痛。（《名医别录》）

治流行性传染病，出现头痛高热，霍乱转筋以及奔豚气、脚气，心腹痛，眼睛发花，止心烦闷。（《日华诸家本草》）

通关节，止鼻出血，利大小便。（孟诜）

治阳明下痢、下血。（李杲）

能达表和里，止血。（宁源）

除风湿,治全身疼痛麻痹,治胆道蛔虫,能止大人阳脱,阴毒腹痛,及小儿肠绞痛,妇人妊娠尿血,通乳汁,散乳痈,治耳鸣。局部外敷可治狂犬咬伤,制蚯蚓毒。（李时珍）

【发明】张元素说:葱茎白,味辛而甘平,气厚味薄,主升,属阳。葱入手太阴、足阳明经,专主发散,以通上下阳气。

李时珍说:葱为佛家五荤之一。生时辛散,熟后甘温,外实中空、为肺之菜,肺病的人适宜吃。肺主气,外应皮毛,其合阳明,所以葱所治的症多属太阳、阳明,都是取其发散通气的作用,通气所以能解毒及理血病。

【附方】1. 感冒风寒:初起取葱白一把、淡豆豉半合,泡汤服,取汗。2. 伤寒头痛欲裂:用连须葱白半斤、生姜二两,水煮温服。3. 霍乱烦躁,坐卧不安:用葱白二十根、大枣二十枚,水三升煎成二升,分次服用。4. 蛔虫所致心痛:用葱茎白二寸、铅粉二钱,捣成丸服下。5. 小便闭胀:取葱白三斤,锉细,炒过,分别包在两个手帕中,交替熨小腹,气透即通。6. 阴囊肿痛:用葱白、乳香捣烂外涂。又方:用煨葱加一点盐,捣成泥,涂肿处。7. 小便溺血:取葱白一把,郁金一两,水一升煎至二合,温服,一日三次。8. 肠痔有血:用葱白三斤煮汤熏洗。9. 乌金散,治痈疽肿硬无头,不变色:用米粉四两、葱白一两,同炒黑,研为末,调醋敷贴,药干即换,以肿消为度。

■ 葱叶

【性味】味辛,性温,无毒。

【主治】煨后研碎,敷外伤化脓处。将叶加盐研,用来敷在被毒蛇、毒虫咬伤的部位（《日华诸家本草》）

治疗水病足肿。（苏颂）

利五脏,益精明目,发散黄疸病。（孙思邈）

薤

菜部｜荤辛类

产地分布:南方诸省都有种植。

成熟周期:夏秋可采。

形态特征:叶浓绿色,细长管状,三角形截面。叶鞘抱合成假茎,基部形成粗的鳞茎。鳞茎球形,似洋葱,白色。

功效:理气宽胸、通阳、祛痰。

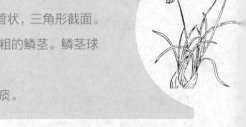

薤

【释名】又名:莜子、火葱、菜芝、鸿荟。

李时珍说:薤的叶像葱而根像蒜。收种宜火熏,所以人们叫它火葱。

【集解】李时珍说：薤八月栽根，正月分苗移植，适宜种在肥沃的土壤里。一根多茎，叶长得茂盛，根很大。它的叶长得像韭菜，但韭菜叶是实心而扁的，有剑脊；薤叶则是中空的，像小葱的叶子但又有棱，气味也像葱。薤在二月开紫白色的细花，根像小蒜，一根有几颗，相依而生。五月趁叶子还是青的时候就可以挖根了，否则根肉不饱满。它的根煮食、腌制、醋泡都可。还有一种野薤，俗名天薤，生长在麦地中，叶子像薤叶但比薤叶小，带有辛味，也可以吃，但不常见，也就是《尔雅》中记载的山薤。

■ **薤白**

【性味】味辛、苦，性温，滑，无毒。

王好古说：薤白人手阳明经。

孟诜说：薤白能发热病，不宜多食，三、四月间不要吃生的。

[主治]主金疮溃烂。（《神农本草经》）

归骨，能除寒热，去水气，温中散结气。各种疮中风寒，水气肿痛，取薤白捣碎外涂。（《名医别录》）

煮来食用，可耐寒，调中补不足，止久痢冷泻，令人健壮。《日华诸家本草》）

治泻痢下重，能泄下焦阳明气滞。（李杲）

治少阴病厥逆泻痢及胸痹刺痛，能下血散气，安胎。（李时珍）

作羹食用，治妇人带下赤白。骨刺卡喉，吃薤白后刺即吞下。（孟诜）

补虚解毒。（苏颂）

与蜂蜜一起捣碎，涂治烫伤、烧伤，见效很快。（寇宗奭）

白色的薤补益，红色的薤能疗金疮，生肌肉。（苏恭）

温补，助阳道。（李时珍）

【附方】1.胸痹刺痛，用瓜蒌薤白汤：取瓜蒌实一个、薤白半升，加白酒七升煮成二升，分两次服。2.奔豚气痛：取薤白捣汁饮服。3.赤白痢：取薤白一把，与米同煮粥食用。

蒜
（小蒜）

菜部｜荤辛类

【释名】又名：小蒜、茆蒜、荤菜。

李时珍说：中原地区原先只有这种蒜，后来汉人从西域带回葫蒜，于是称原来的蒜为小蒜以示区别。蒜是五荤之一。五荤也就是五辛，是说其辛臭味能令人烦躁不安，心神混乱。炼形家以小蒜、大蒜、韭菜、芸薹、胡荽为五荤；道家则以韭、薤、蒜、芸薹、胡荽为五荤；佛家以大蒜、小蒜、兴渠、慈葱、山葱为五荤。兴渠即阿魏。虽然各不相同，但都是辛熏之物，生吃则更加令人烦躁，熟食发淫，有损人的精神意志，所以少吃为好。

【集解】李时珍说：家蒜有两种，一种根和茎都较小，瓣少较辣的叫蒜，即小蒜；另一种根和茎都大且瓣数多，味辛而带甜的是葫蒜，即大蒜。依照《尔雅正义》上说，帝登嵩山，中菇芋毒，快要死时，嚼食蒜才解了毒，于是开始种植蒜。蒜还能祛腥膻虫鱼之毒。

■蒜（小蒜根）

【性味】味辛，性温，有毒。

陶弘景说：味辛性热，损人，不可长期食用。

【主治】归脾肾，止霍乱吐泻，解腹中不安，消谷，理胃温中，除邪痹毒气。（《名医别录》）

下气，治各种虫毒，外敷治蛇虫咬伤及沙虱疮上。（《日华诸家本草》）

外涂治疗肿，效果好。（孟诜）

■小蒜叶

【主治】主心烦痛，能解各种毒，治小儿丹疹。（孙思邈）

【发明】苏颂说：古方多用小蒜治中冷霍乱，将其煮汁饮用。

李时珍说大蒜是治蛊的重要药物，但现在很少有人知道。

【附方】1.**时气温病，初起头痛，高热，脉大**：用小蒜一升捣汁三合，一次服下。不愈，可再服一次。2.**小儿白秃**：取蒜切细，每天搽患处。

葫
（大蒜）

菜部｜荤辛类

产地分布：遍布全国。

成熟周期：八月下种，秋季收种。

形态特征：蒜株高60厘米以上，茎为叶鞘组成的假茎。鳞茎（蒜头）生地下，由多数小鳞茎（蒜瓣）合生于短缩茎盘上而成。

功效：主归五脏，散痈肿毒疮，除风邪，杀毒气。

葫

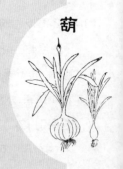

【释名】又名：大蒜、荤菜。

陶弘景说：现在的人称葫为大蒜，蒜为小蒜，因其气味相似。

李时珍说：按《唐韵》所记载，张骞出使西域，才将大蒜、胡荽带入中原。小蒜是中原本地所产，而大蒜来自胡地，故名葫蒜。两种蒜都属五荤，所以通称荤。

【集解】李时珍说：大、小两种蒜都在八月下种。春天吃蒜苗，夏初则吃蒜薹，五月则吃其根，秋季收种。北方人不可一日无蒜。

【性味】味辛，性温，有毒。久食损人目。

李时珍说：久食伤肝损眼。

【主治】主归五脏，散痈肿毒疮，除风邪，杀毒气。（《名医别录》）

可下气、消谷、化腐肉。（苏恭）

去水恶瘴气，除风湿，破冷气，直通温补，治疗毒疮、癣病，去痛。（陈藏器）

强健脾胃，治肾气，止霍乱吐泻引起的抽筋及腹痛，祛除邪气和瘟疫，去蛊毒，疗劳疟冷风，外敷伤风冷痛。毒疮，蛇虫，溪毒、沙虱，都捣蒜外贴。用熟醋浸泡多年的大蒜更好。（《日华诸家本草》）

取蒜用温水捣烂服，治因中耕导敛的各种不醒。取蒜捣烂贴于足心，止鼻出血不止。大蒜和豆豉制成丸服下，治突然便血，能利小便。（寇宗奭）

将大蒜捣汁饮用，治吐血、心痛。煮出汁水喝下，可治角弓反张；与鲫鱼同做成丸子服下，治胸闷胀满；与蛤粉做成丸子服，能消水肿；同黄丹做成丸，可治痢疾和孕痢；同乳香做丸，治腹痛。捣成膏敷在肚脐上，能通达下焦消水，利大、小便；将蒜贴于足心，治急性腹泻，止鼻出血。取蒜放入肛门中，能通幽门，治关格不通。（李时珍）

【发明】李时珍说：按李迅《论蒜钱灸法》中所说，对于治疗红肿毒疮，用蒜灸胜过用药。因热毒中隔，上下不通，必须使毒气发泄出去后，疮肿才会消散。凡毒疮初发一天之内，便取大独蒜切成片，如铜钱厚，贴在疮上用香艾灸，灸三壮换一片蒜，大概以一百壮为一疗程。此法一使疮不增大，二使里面的肉不坏，三使疮口容易长好，一举三得。但头及颈部以上的疮，千万不可用这种方法，否则会引毒气上升，带来更大的灾难。

【附方】1. **水气肿满**：取大蒜、田螺、车前子等份，熬成膏摊贴脐中，水从小便排出。数日即愈。2. **突然泻痢**：取大蒜捣烂贴于两足心，也可贴脐中。3. **肠毒下血，用蒜连丸**：取独蒜煨过，捣烂，与黄连末做成丸子，每天用米汤送服。4. **妇人阴肿作痒**：用蒜汤外洗，见效为止。5. **脚肚抽筋**：用大蒜擦足心，使发热。同时用冷水送食瓣。6. **食蟹中毒**：用干蒜煮汁服下。

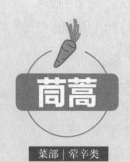

茼蒿

菜部 | 荤辛类

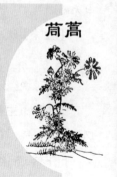

茼蒿

产地分布：我国南部至西南部各省。

成熟周期：八、九月下种，冬、春季节采摘。

形态特征：茎圆形，绿色，有蒿味。叶长形，圳缘波状或深裂，叶肉厚。头状花序，花黄色，瘦果，褐色。

功效：清血、养心、降压、润肺。

【释名】又名：蓬蒿。

【集解】李时珍说：茼蒿八、九月下种，冬、春季节采摘其肥茎食用。它的花、叶都有点像白蒿，味辛、甘，散发蒿气。茼蒿四月起薹，高二尺多，开深黄色花，花的形状像单瓣菊花。一朵花结子近百个，成球形，像地菘及苦荬子，最易繁茂。

【性味】味甘、辛，性平，无毒。

掌禹锡说：多食动风气，熏人心，令人气满。

【主治】安心气，养脾胃，消痰饮，利肠胃。（孙思邈）

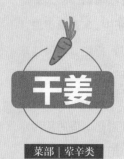

干姜

菜部 | 荤辛类

产地分布：主产四川、贵州。

成熟周期：冬季采挖。

形态特征：花茎自根茎生出；穗状花序卵形至椭圆形；苞片淡绿色，卵圆形；花冠黄绿色，裂片披针形；唇瓣中央裂片长圆状倒卵形。

功效：温中散寒，回阳通脉，温肺化饮。

【释名】又名：白姜。

【集解】苏颂说：干姜造法：采姜于长流水洗过，日晒为干姜。

李时珍说：干姜用母姜制成。现在江西、襄都有，以白净结实的为好，以前人称其为白姜，又名均姜。凡入药都宜炮用。

【性味】味辛，温，无毒。

【主治】主胸满咳逆上气，能温中止血，出汗，逐风湿痹，止肠澼下痢。生的尤好。（《神农本草经》）

治寒冷腹痛，中恶霍乱胀满，风邪诸毒，皮肤间结气，止唾血。（《名医别录》）

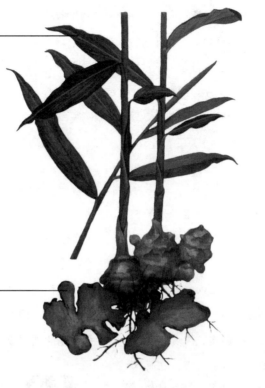

叶
【性味】味辛，温，无毒。
【主治】治寒冷腹痛，中恶霍乱胀满。

根
【性味】味辛，温，无毒。
【主治】治寒冷腹痛，中恶霍乱胀满。

治腰肾中疼冷、冷气，能破血去风，通四肢关节，开五脏六腑，宣诸络脉，去风毒冷痹，疗夜多小便。（甄权）

消痰下气，治转筋吐泻，腹脏冷，反胃干呕，瘀血扑损，止鼻洪，解冷热毒，开胃，消宿食。（《日华诸家本草》）

主心下寒痞，目睛久赤。（王好古）

【发明】张元素说：干姜的功用有四种：一通心助阳；二去脏腑沉寒痼冷；三发诸经之寒气；四治感寒腹痛。肾中无阳，脉气欲绝，以黑附子为引，水煎服，名姜附汤。也治中焦寒邪，寒淫所胜，以辛发散。干姜又能补下焦，所以四逆汤中也用它。

干姜本辛，炮之稍苦，故止而不移，所以能治里寒，不像附子行而不止。理中汤用干姜，因其能回阳。

李时珍说：干姜能引血药人血分，气药入气分，又能去恶养新，有阳生阴长之意，所以血虚的人可以用；而吐血、衄血、下血，有阴无阳的人，也宜使用。那是热因热用，为从治之法。

【附方】**1.胃冷生疼致头晕吐逆**：取川干姜（炮）二钱半、甘草（炒）一钱二分，加水一碗半，煎成一半服下。**2.中寒水泻**：炮干姜研为末，用粥送服二钱即愈。**3.心气卒痛**：取干姜研末，米汤送服一钱。

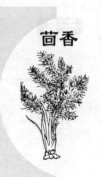

茴香

菜部｜荤辛类

产地分布：我国各地普遍均有栽培。

成熟周期：七八月播种，九月份收获。

形态特征：全株具特殊香辛味，表面有白粉。叶羽状分裂，裂片线状。夏季开黄色花，复伞状花序。果椭圆形，黄绿色。

功效：温阳散寒，理气止痛。

【释名】茴香、八角珠。

【集解】李时珍说：茴香宿根，深冬生苗成丛，茎肥叶细。五六月开花，花像蛇床花但为黄色。结的子大如麦粒，轻而有细棱，俗名大茴香，现在以宁夏出产的最好。其他地方产的都小，叫作小茴香。自番舶来的，颗粒大如柏实，为黄褐色，里面有仁，味更甜，俗名舶茴香，也叫八角茴香，形状、颜色都与中原的截然不同，但气味相同。北方人用它下酒。

■**茴香子**

【性味】味辛，性平，无毒。

【主治】主诺瘘、霍乱及此伤。（《新修本草》）

除膀胱、胃部冷气，能调中，止痛，止呕吐。（马志）

治干湿脚气，肾劳，腹疝、阴疼。能开胃下食。（《日华诸家本草》）

补命门不足。（李杲）

暖丹田。（吴绶）

【发明】李时珍说：小茴香性平，理气开胃，夏天驱蝇辟臭，食物中适宜使用。大茴香性热，多食伤目发疮，食料中不宜过多使用。

【附方】1. **疝气**：茴香炒过，分作二包，交替熨患处。2. **胁下刺痛**：小茴香一两（炒），枳壳五钱（麸炒），同研末，每次用盐酒调取二钱。

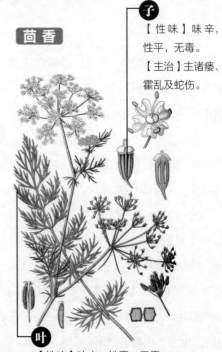

茴香

子

【性味】味辛，性平，无毒。

【主治】主诸瘘、霍乱及蛇伤。

叶

【性味】味辛，性平，无毒。

【主治】治干湿脚气，肾劳，腹疝。

柔滑类

菜部 | 柔滑类

苋

产地分布：全国。

成熟周期：盛产于夏季。

形态特征：茎粗壮，绿色或红色，常分枝，幼时有毛或无毛。叶片卵形、菱状卵形或披针形。

功效：清肝明目。用于角膜云翳，目赤肿痛，凉血解毒，止痢。

苋

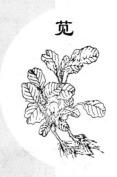

【释名】又名：苋菜。

李时珍说：按陆佃《埤雅》上所说，苋菜的茎叶都高大而易见，所以苋字从见。

【集解】韩保昇说：苋有六种，赤苋、白苋、人苋、紫苋、五色苋、马苋。只有人苋、白苋的果实可以入药用。赤苋味辛，别有用处。

苏颂说：人苋、白苋性大寒，也叫糠苋、胡苋、细苋，其实都是一种。只是大的称白苋，小的称人苋。其子在霜后才熟，细而色黑。紫苋的茎叶都是紫色，江浙的人用它来染手指甲，在各种苋中，只有它没有毒，性不寒。赤苋也叫花苋，茎叶深红，根茎可以糟藏，吃起来味很美，味辛。五色苋现在很稀少。细苋俗称野苋，猪特别爱吃，所以又叫猪苋。

李时珍说：苋都在三月撒种，六月以后就不能吃了。苋老了则抽出如人高的茎，开小花成穗，穗中有细子，子扁而光黑，与青葙子、鸡冠子没有什么区别，九月收子。细苋即野苋，北方人叫糠苋，茎柔，叶细，则长出来就结子，味道比家苋更好。俗称青葙苗为鸡冠苋，也可以食用。

■ 苋菜

【性味】味甘，性冷利，无毒。

张鼎说：苋动气，令人烦闷，性寒损中，伤脾胃。另外，苋不能与鳖同食，会产生结石。

【主治】白苋：补气除热，通九窍。（孟诜）

赤苋：主赤痢，疗射工、沙虱毒。（苏恭）

紫苋：杀虫毒，治气痢。（陈藏器）

167

六苋：利大小肠，治初痢，滑胎。（李时珍）

■苋实

【性味】味甘，性寒，无毒。

【主治】主青光眼，能明目除邪，利大、

小便，祛寒除热。（《神农本草经》）

治白翳，杀蛔虫。（《名医别录》）

益精。（《日华诸家本草》）

除肝风客热，翳目黑花。（学时珍）

【发明】李时珍说：苋实与青葙子同类，所以治目疾的作用相仿。

蕺（鱼腥草）

菜部 | 柔滑类

产地分布： 产于我国长江流域以南各省。

成熟周期： 夏秋采收。

形态特征： 全株有腥臭味；茎上部直立，常呈紫红色，下部匍匐，节上轮生小根。叶互生，薄纸质，有腺点，背面尤盛，卵形或阔卵形。

功效： 清热解毒，消痈排脓，利尿通淋。

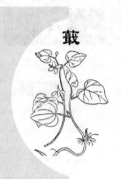

蕺

【释名】又名：菹菜、鱼腥草。

李时珍说：此草的叶有腥气，所以称之为鱼腥草。

【集解】苏恭说：蕺菜生于湿地及山谷的阴润处，也能蔓生。它的叶子像荞麦但更肥，茎是紫赤色。山南、江左的人爱生吃蕺菜。关中人称它为菹菜。

■叶

【性味】味辛，性微温，有小毒。

《名医别录》中记载：多食，令人气喘。

陶弘景说：俗传食蕺不利人脚，恐怕是闭气的缘故。今小儿食之，觉脚痛。

【主治】尿疮。（《名医别录》）

将蕺放在淡竹筒里煨熟，取出捣烂用于敷治恶疮、白秃。（《日华诸家本草》）

散热毒肿痛，疮痔脱肛，断疟疾，解硇毒。（李时珍）

【附方】**1.背疮热肿：** 用蕺菜捣汁外涂，留孔以泄热毒，冷了即换。**2.痔疮肿痛：** 取鱼腥草一把，煎汤熏洗。洗后，用鱼腥草包敷患处。**3.疔疮作痛：** 鱼腥草捣烂敷之。痛一、二时，不可去草，痛后一、二日即愈。徽人所传方也。**4.小儿脱肛：** 鱼腥草擂如泥，先以朴硝水洗过，用芭蕉叶托住药坐之，自入也。**5.恶蛇虫伤：** 取鱼腥草、皱面草、槐树叶、草决明，一处杵烂，敷之甚效。

蕨

菜部 | 柔滑类

产地分布：全国各地均有。

成熟周期：二三月生芽，春季采摘。

形态特征：1米高左右，根状茎蔓于土中，被棕色细毛。叶大，多羽状复叶。

功效：清热、降毒、利尿、止血和降压。

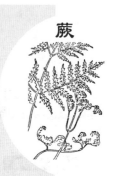

蕨

【释名】又名：鳖。

陆佃《埤雅》上说：蕨初生时候没有叶，像蜷起的雀足，又像人蹶起的足，所以叫蹶。周秦叫蕨，齐鲁称鳖，因其初生的时候像鳖脚。它的苗叫蕨萁。

【集解】李时珍说：蕨在各处山中都有生长。它二三月生芽，卷曲的样子像小儿的拳头。长成后展开则像凤尾，高三四尺。蕨茎嫩时采取，用灰汤煮去涎滑，晒干作蔬菜，味甘滑。也可以和醋食用。蕨根为紫色，皮内有白粉。将其捣烂后再三洗后沉淀，取粉作饼，或刳掉皮做成粉条吃，粉条颜色淡紫，味滑美。

■ **其及根**

【性味】味甘，性寒、滑，无毒。

孟诜说：久食，令人目睹，落发。体寒的人食后，多腹胀。

【主治】去暴热，利水道，令人睡。（陈藏器）

补五脏不足，气壅塞在经络和筋骨间。（孟诜）

蕨根烧成灰后用油调匀，能敷治蛇、虫咬伤。（李时珍）

【发明】李时珍说：蕨的缺点在于它性冷而滑，能利水道，泄阳气，降而不升，耗人真元。

蕨

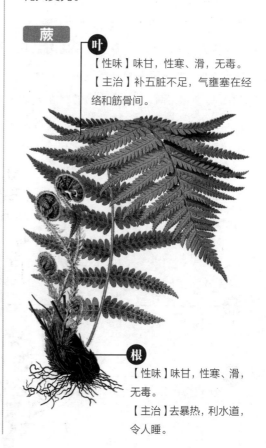

叶

【性味】味甘，性寒、滑，无毒。

【主治】补五脏不足，气壅塞在经络和筋骨间。

根

【性味】味甘，性寒、滑，无毒。

【主治】去暴热，利水道，令人睡。

荠菜

菜部 | 柔滑类

产地分布: 我国各地普遍栽培。

成熟周期: 10～20 天通过春化阶段即抽薹开花。

形态特征: 荠菜根白色。茎直立,单一或基部分枝。基生叶丛生、埃地,莲座状、叶羽状分裂,不整齐,顶片特大,叶片有毛,叶耙有翼。

功效: 凉血止血,清热利尿。

荠菜

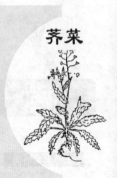

【释名】又名:护生草。

李时珍说:荠生济济,故名荠。出家人取荠菜茎作挑灯棍,能避蚊子和飞蛾,故称它为护生草,意思是能护民众。

【集解】李时珍说:荠有大、小好几种。小荠叶、花、茎扁,味美。其中最细小,叫沙荠。大荠植株、叶都大,味道没有小荠好。其茎坚硬有毛的,叫菥蓂,味道不是很好。荠菜都在冬至后生幼苗,在第二年的二三月长出茎,长约五六寸,开白色的小花,结的荚像小萍,但有三角。荠里面有小的荠菜子,像葶苈子,四月采收。

【性味】味甘,性温,无毒。

【主治】利肝和中。(《名医别录》)利五脏。根治眼睛疼痛。《诸家本草》)能明目益胃。(李时珍)

■ **荠菜花**

【主治】放在床席下面,可驱臭虫。又能避蚊子、飞蛾。(陈士良)

将花阴干研成末,每天用枣汤送服二钱,治疗久病。(《日华诸家本草》

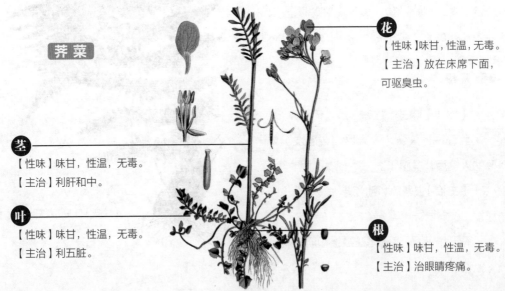

荠 菜

花
【性味】味甘,性温,无毒。
【主治】放在床席下面,可驱臭虫。

茎
【性味】味甘,性温,无毒。
【主治】利肝和中。

叶
【性味】味甘,性温,无毒。
【主治】利五脏。

根
【性味】味甘,性温,无毒。
【主治】治眼睛疼痛。

苜蓿

菜部 | 柔滑类

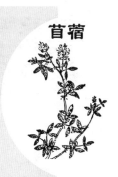

苜蓿

产地分布：全国。

成熟周期：花果期5～6月。

形态特征：主根长，多分枝，近无毛，复叶有3小叶，小叶倒卵形或披针形，顶端圆，中肋稍凸出，上半部叶有锯齿，基部狭楔形；托叶狭披针形，全缘。总状花序腋生，花紫色。

功效：清脾胃，利大小肠、下膀胱结石。

【释名】又名：木粟、光风草。

【集解】李时珍说：《西京杂记》上说，苜蓿原出自大宛，汉使张骞出使西域才将其带回中原。现在各处田野都有，陕西、甘肃一带的人也有栽种。苜蓿每年自生自发。割它的苗可作蔬菜食用，一年可割三次。苜蓿二月生新苗，一颗有数十茎，茎很像灰蓼。一个枝丫上有三片叶子，叶子像决明叶，但小如手指尖，有像碧玉一样的绿色。入夏后到秋天，苜蓿开黄色的小花。它结的荚为圆扁形，周围有刺，结的荚非常多，老了则为黑色。荚内有米，可以做饭，也可以用来酿酒。

【性味】味苦、涩，性平，无毒。

孟诜说：性凉，少吃为好。多吃会令冷气入筋中，使人瘦。

利五脏，轻身健体，去脾胃间邪热，通小肠诸恶热毒，煮利酱食，也叫煮成羹吃。（孟诜）

利大、小肠。（寇宗奭）

把苜蓿晒干食用，对人有益。（苏颂）

■ 苜蓿根

【性味】味苦，性寒，无毒。

【主治】治疗热病烦闷，眼睛发黄，小便黄，酒疸，取苜蓿根捣汁服一升，让人呕吐后及愈。（苏恭）

取捣汁煎服，治疗砂石淋痛。（李时珍）

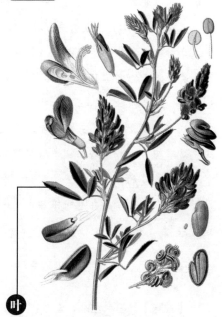

苜蓿

叶

【性味】味苦、涩，性平，无毒。

【主治】治疗热病烦闷，眼睛发黄。

蔬菜类

菜部 | 蔬菜类

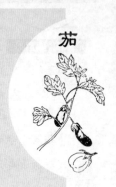

茄

产地分布： 原产亚洲热带，中国各省均有栽培。

成熟周期： 夏秋采摘。

形态特征： 叶椭圆形、花紫色，果实球形或长圆形，紫色、白色或浅绿色。

功效： 止血利尿，清热活血，消肿止痛。

【释名】又名：落苏、昆化瓜、草鳖甲。

【集解】苏颂说：茄子到处均有，其种类有好几种。紫茄、黄茄，南北都有；白茄、青水茄只有北方才有。江南有一种藤茄，蔓生，茄皮薄如葫芦，没听说有入药用。

李时珍说：茄种适宜在九月黄熟时收取，洗净晒干，到二月份即可播种，发苗后移栽。茄的植株高二三尺，叶子大如手掌。从夏到秋开紫花，五瓣相连，五棱如缕，黄蕊绿蒂，蒂包着茄，子很像芝麻。茄有圆如瓜蒌的，有长四五寸长的；有青茄、紫茄、白茄。白茄也叫银茄，味道胜过青茄。

■茄子

【性味】味甘，性寒，无毒。

马志说：体寒者不能多吃。因茄损人动气，能引发疮和旧疾。

李时珍说：按《生生编》所载，茄性寒利，多食会腹痛下痢，伤女人子宫。

【主治】主寒热，五脏劳损。（孟诜）

用醋磨后外敷毒肿。（《日华诸家本草》）

将老裂开的茄子烧成灰，可治乳裂。（朱震亨）

能散血止痛，消肿宽肠。（李时珍）

【发明】寇宗奭说：在各种蔬菜中，只有茄毒对人没什么益处。《开宝本草》中没有记载它的功效，只说会损人。另外，菜农将茄子保存在温棚中，盖上厚厚的粪土，然后在小满前后以昂贵的价格出售，这样既不适应季节，对人的健康也有很大危害。

朱震亨说：老茄子可治乳头裂；茄根煮汤可治冻疮；将茄蒂烧成灰治口疮，都有很好的效果，这与茄的甘甜能缓火有关。

李时珍说：段成式在《酉阳杂俎》中说，

茄子能厚肠胃，动气发疾。此说全不知茄子性滑，不厚肠胃。

葫芦

菜部 | 蔬菜类

产地分布：全国各地均有分布。

成熟周期：花期夏季，果期秋季。

形态特征：叶柄纤细，叶片卵状心形或肾状卵形，果实初为绿色，后变白色至带黄色，由于长期栽培，果形变异很大，熟后果皮变木质。

功效：止泻引吐，利尿，消肿散结。

【释名】又名：壶卢、瓠瓜、匏瓜。

李时珍说：壶，盛酒的器具。卢，盛饮食的器具。因为此瓜的形状与壶、卢相似，又可装酒盛饭，所以称为葫芦。圆的叫匏，亦称为瓢，因为它能像水泡一样漂浮在水面上。凡蓏类都能称为瓜，因此叫瓠瓜、匏瓜。古时人称为壶、瓠、匏三名皆可。

【集解】李时珍说：长瓠、悬瓠、壶卢、匏瓜、蒲卢，其名称、形状不一，其实都属同一类。葫芦到处都有，但有迟早的区别。陶弘景说瓠与冬瓜属于同类，苏恭说瓠与瓠不是太累，都是没有凭证的。这里一并指正。它们都在二月下种，生苗引蔓。叶子似冬瓜稍圆，有柔毛，嫩时可食用。因此有《诗》记载：幡幡瓠叶，采之烹之。五、六月开白花，结白色果实，大小长短，

各不相同。瓢中的子像牙齿一样排列，称作瓠犀。我认为壶匏类植物，既可烹晒，又可制成器具。大的可做成瓮盎；小的可做成瓢和酒樽，做成身可以浮水，做成笙可以奏乐，皮和瓢还可养猪，用途很广泛。

■壶瓠

【性味】味甘，性平、滑，无毒。

苏恭说：甘冷。多食令人吐利。

扁鹊说：患香港脚、虚胀冷气的人食用，病症永不消除。

【主治】治消渴恶疮，鼻口溃疡烂痛。（孙思邈）

利水道（。陶弘景）

消热，服丹石的人适宜食用。（孟诜）

除烦，治心热，利小肠，润心肺，治石淋。

（《日华诸家本草》）

【附方】1.腹胀黄肿：用亚腰壶卢连子烧存性，每服一个，食前温酒送下。不饮酒的，白开水送下。十余日可见效。

■叶

【性味】味甘，性平，无毒。

【主治】为茹耐饥（孙思邈）。

■蔓、须、花

【主治】解毒。（李时珍）

【附方】预解胎毒：取七八月葫芦，剪去须，阴干煎汤，让小儿浴，可免出痘。

■子

【主治】齿龈肿露，齿摇疼痛：壶卢子八两，牛膝四两，每次服五钱，煎水含漱，每日三四次。

南瓜

菜部 | 蔬菜类

产地分布：全国普遍栽种。主产广东、广西、海南。

成熟周期：夏末、秋初果实成熟时采摘。

形态特征：果梗粗壮，有棱和槽，瓜蒂扩大成喇叭状；弧果形状多样，因品种而异，外面常有数条纵沟或无。种子多数，长卵形或长圆形，灰白色，边缘薄。

功效：清热解毒，利水消肿，除烦止渴，祛湿解暑。

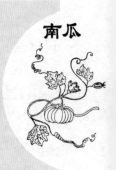

【释名】倭瓜、窝瓜、番瓜。

【集解】李时珍说：南瓜种原产南方少数民族地区，后传入闽、浙等地，今天燕京等地亦有。三月下种，适宜种植在肥沃的沙沃地。四月生苗，引生的藤蔓很繁茂，一蔓可延伸十丈余，节节有根，着地即扎根生长。南瓜茎中空。子叶形状像蜀葵但大小如荷叶。八九月开黄花，如西瓜花。结的瓜很圆，大如西瓜，皮上有棱像甜瓜。

一根可结南瓜数十颗，瓜的颜色或绿、或黄、或红。经霜后将其收于暖处，可储存至来年春天。南瓜子像冬瓜子，南瓜肉厚色黄，不能生吃，只有去皮瓤后煮来吃，味如山药。南瓜与猪肉煮食更美味，也可蜜煎。

【性味】味甘，性温，无毒。

李时珍说：多食会引发香港脚、黄疸。不可与羊肉同吃，否则令人气壅。

【主治】补中益气。（李时珍）

冬瓜

菜部 | 蔬菜类

产地分布：长江以南地区。

成熟周期：夏末、秋初果实成熟时采摘。

形态特征：大叶圆而尖，茎叶有刺毛。开黄色花，结的瓜大，长三四尺。瓜嫩时绿色有毛，熟后则为苍色，皮坚厚有粉，肉肥白。

功效：清热解毒、利水消痰、除烦止渴。

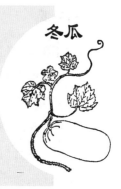

冬瓜

【释名】又名：白瓜、水芝、地芝。

马志说：冬瓜经霜后，皮上白如粉涂，冬瓜子也是白色的，所以叫白冬瓜，子叫白瓜子。

李时珍说：由于冬瓜在冬季成熟，故名冬瓜。

【集解】李时珍说：冬瓜三月生苗引蔓，大叶圆而有尖，茎叶都有刺毛。六七月开黄色的花，结的瓜大的直径有一尺，长三四尺。瓜嫩时绿色有毛，老熟后则为苍色。皮坚厚有粉，瓜肉肥白。瓜瓤叫作瓜练，白虚如絮，可用来洗衣服。子叫瓜犀，在瓜囊中排列生长。霜后采收冬瓜，瓜肉可煮来吃，也可加蜜制成果脯。子仁也可以食用。凡收瓜忌酒、漆、麝香及糯米，否则必烂。

冬 瓜

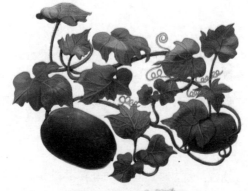

瓤
【性味】味甘，性平，无毒。
【主治】绞汁服，止烦躁热渴，利小肠。

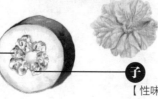
子
【性味】味甘，性平，无毒。
【主治】治肠痈。

■白冬瓜

【性味】味甘，性微寒，无毒。

【主治】小腹水胀，利小便，止渴。
（《名医别录》）

捣汁服，止消渴烦闷，解毒。（陶弘景）

益气耐老，除心胸胀满，去头面热。
（孟诜）

消热毒痈肿。将冬瓜切成片，用来摩
擦痱子，效果很好。（《日华诸家本草》）

利大小肠，压丹石毒。（苏颂）

【发明】孟诜说冬瓜热食味佳，冷食
会使人消瘦。煮食养五脏，因为它能下气。

寇宗实：说凡是患有发背及一切痈疽
的人，可以削一大块冬瓜贴在疮上，瓜热
时即换；分散热毒气的效果好。

【附方】痔疮肿痛：用冬瓜煎汤洗。

■瓜练（瓜瓤）

【性味】味甘，性平，无毒。

【主治】绞汁服，止烦躁热渴，利小肠，
治五淋，压丹石毒。（甄权）

用瓜练洗面沐浴，可去黑斑，令人肌
肤悦泽白皙。（李时珍）

■白瓜子

【性味】味甘，性平，无毒。

【主治】除烦闷不乐。可用来作面脂。
（《名医别录》）

治肠痈。（李时珍）

清热解毒、利水消痰、除烦止渴、祛
湿解暑。

苦瓜

菜部｜蔬菜类

产地分布：我国各地均有栽培。

成熟周期：夏秋采摘，花、果期 5 ～ 10 月。

形态特征：果实纺锤形或圆柱形，多瘤皱，长 10 ～ 20 厘米，
成熟后橙黄色，由顶端 3 瓣裂。种子多数，长圆形，具红色假种
皮，两端各具 3 小齿，两面有刻纹。

功效：清热解暑，解毒明目，养颜嫩肤。

【释名】又名：锦荔枝、癞葡萄。

李时珍说：苦是因味苦而来。称瓜、
荔枝、葡萄，都是因实及茎、叶相似而得名。

【集解】李时珍说：苦瓜原出自南

番，现在闽、广均有种植。它在五月下种，
生苗引蔓，茎叶卷须，都像葡萄但小些。
七八月开黄色小花，花有五瓣如碗形。它
结的瓜，长的有四五寸，短的只有二三寸，

如癞，也像荔枝皮的样子，瓜熟时为黄色而自己裂开，里面有红瓤裹子。瓤味甘美可食，其子形扁如瓜子。南方人将青苦瓜去幕后煮肉及用盐、酱做成菜食用，苦涩有青气。

■瓜

【性味】味苦，性寒，无毒。

【主治】除邪热，解劳乏，清心明目。（李时珍）出自《生生编》

■苦瓜子

【性味】味苦，性寒，无毒。

【主治】益气壮阳。（李时珍）

丝瓜

菜部 | 蓝菜类

产地分布：中国南、北各地普遍栽培。

成熟周期：花果期夏、秋季。

形态特征：茎蔓性，五棱、绿色、主蔓或侧蔓生长都繁茂，茎节具分枝卷须，易生不定根。叶掌状或心脏形，被茸毛。雌雄异花同株。

功效：清热化痰，凉血解毒，解暑除烦。

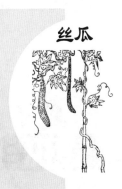

丝瓜

【释名】又名：天丝瓜、天罗、布瓜、蛮瓜、鱼鰦。

李时珍说：此瓜老时则筋丝罗织，故有丝罗之名。古时的人称为鱼鰦，或虞刺。传自南方，因此又称蛮瓜。

【集解】李时珍说：丝瓜，在唐宋以前未曾听闻，今南北皆有，为日常蔬菜。它在二月下种，生苗引蔓，攀服于树上、竹枝上，或搭棚架给它攀附。丝瓜叶大如蜀葵而多丫，有细毛刺，取汁可做绿色染料。它的茎上有棱。六七月开黄花，花为五瓣，有点像胡瓜花，花蕊花瓣都是黄色。丝瓜直径一寸左右，长一二尺，更长的有三四尺，呈深绿色，有皱点，瓜头像鳖首。嫩时去皮，可烹饪食用，可晒干煮汤做菜食用。老时则大如舂米棒，瓜内筋络缠绕如织成的一样，经霜则枯，只可用来垫靴子、洗锅具，因此村人称它为洗锅罗瓜。瓜内有房隔，子在隔内，形状像瓜蒌子，黑色而扁。丝瓜的花苞、嫩叶、卷须，皆可食用。

■瓜

【性味】味甘，性平，无毒。

【主治】治痘疮不出：将老丝瓜烧存

性，加朱砂研成末，蜜水调服。（朱震亨）

丝瓜煮食，可除热利肠。老的烧存性服，去风化痰，凉血解毒，杀虫，通经络，行血脉，下乳汁，治大小便下血，痔漏崩中，黄积，疝痛卵肿，血气作痛，痈疽疮肿，齿牙、痘疹胎毒。（李时珍）

暖胃补阳，固气和胎。（《生生编》）

【附方】1. 痘疮不出，初出或未出：将老丝瓜（近蒂三寸）连皮烧存性，研末，砂糖水送服。2. 痈疽不敛，疮口太深：老

丝瓜捣汁多次抹患处。3. 风热腮肿：丝瓜烧存性，研末，水调搽擦。

■丝瓜叶

【主治】可治癣疮，将叶在癣疮处多次涂搽。也可疗痈疽疔肿。（李时珍）

【附方】1. 治虫癣：采清晨露水的丝瓜叶七片，每片擦七下，有奇效。2. 汤火伤灼：取丝瓜叶焙干研末，加辰粉一钱，加蜜调搽患处。生的捣敷。一日即好。

黄瓜

菜部 | 蔬菜类

产地分布：全国。

成熟周期：露地栽培可达9个月以上。

形态特征：茎蔓性、分枝。叶掌状，叶缘有细锯齿。花为单性，雌雄同株。嫩果颜色由乳白至深绿，果面光滑或具白、褐或黑色瘤刺。

功效：清热利水，解毒消肿，生津止渴。

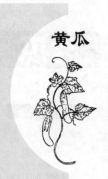

黄瓜

【释名】又名：胡瓜。

陈藏器说：北方人避石勒讳，改叫黄瓜。

李时珍说：张骞出使西域带回此瓜种子，故名胡瓜。按杜宝《拾遗录》所说，隋大业四年避讳，改胡瓜为黄瓜。与陈藏器的说法有差异。

【集解】李时珍说：胡瓜到处都有。它正二月下种。三月生苗牵藤。叶像冬瓜叶，也有毛。四五月开黄色花，结的瓜围

度有二三寸，长的可达一尺多。瓜皮青色，皮上有小结像疣子，皮到老的时候则变为黄赤色。子与菜瓜子相同。有一种五月下种，霜降时结瓜，白色而短，生熟都可食用，兼作蔬菜和瓜果。

【性味】味甘，性寒，有小毒。

孟诜说：黄瓜不能多吃，否则动寒热，多疟疾，积瘀热，发疰气，令人虚热上逆，少气，损阴血，发疮疥脚气、虚肿百病。

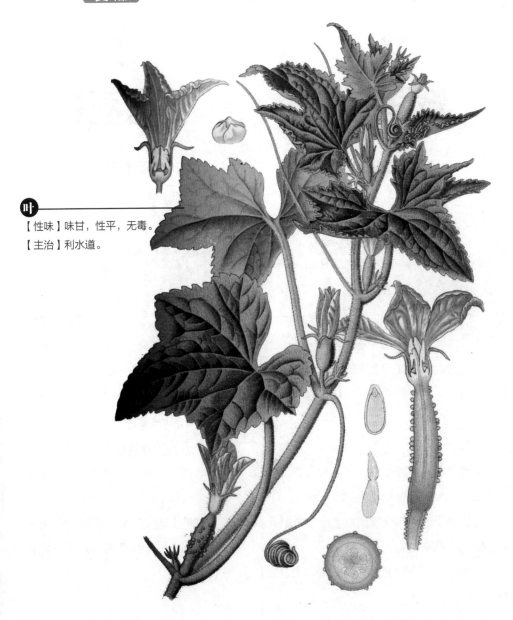

黄 瓜

叶

【性味】味甘，性平，无毒。

【主治】利水道。

水菜类

菜部 | 水菜类

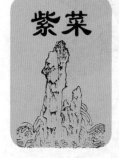

【释名】紫菜（音软）。

【集解】孟诜说：紫菜生于南海，依附在石头上。生时为正青色，晒干后则为紫色。

李时珍说：在闽、越的海边都有紫菜。叶大而薄。当地人将它做成饼状，晒干售卖，它的颜色纯紫，也属于石衣一类。

【性味】为甘，性寒，无毒。

陈藏器说：紫菜多食会令人腹痛发气，口吐白沫。饮少许热醋，即可消。

【主治】紫菜煮汁饮用，可治热气烦塞咽喉。（孟诜）

患有瘿瘤、脚气的适宜食用紫菜。（李时珍）

【发明】朱震亨说：凡患瘿瘤、结积块的，宜常食紫菜，因为咸能软坚。

菜部 | 水菜类

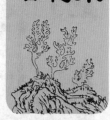

【释名】又名：琼枝。

李时珍说：石花、琼枝都是以它的外形命名的。

【集解】李时珍说：石花菜生在南海沙石间。高二三寸，形状像珊瑚，有红、白两色，枝上有细齿。用沸汤泡去砂屑，放上姜、醋，食用更爽脆。它的根埋在沙中，可再生枝。有一种稍粗而像鸡爪的，称为鸡脚菜，味道更佳。这两种菜长时间浸泡后皆可化成胶冻。

【性味】味甘、咸，大寒，滑，无毒。

【主治】去上焦浮热，发下部虚寒。（宁源）

第九卷

果部

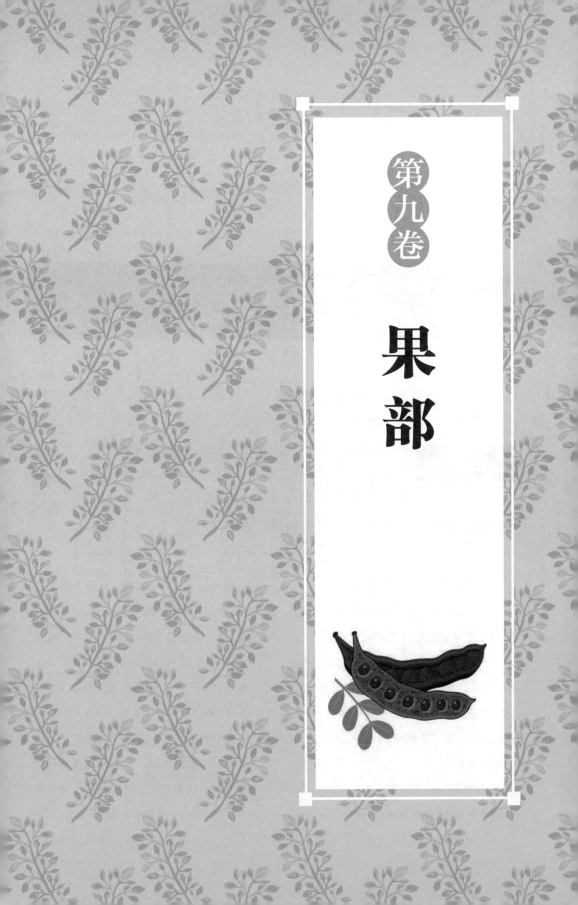

李时珍说：木本植物的果实叫作果，草本植物的果实叫作蓏。成熟后可以食用，晒干可以做果脯。丰收或歉收之年，都可用来补充粮食；得病时可用作药物。它们作为粮食补充，以养民生。果蓏因土壤的不同而存在差异，怎么能纵情于口腹之欲而不知道它们的性味、良毒呢？于是收集草木果实中为果、蓏的列为果部，分为五果、山果、夷果、味果、蓏果、水果六类。

五果类

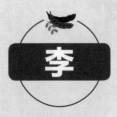

菜部 | 荤辛类

产地分布： 全国。

成熟周期： 夏季采摘。

形态特征： 花径二公分左右，白色、五瓣花，有柄，无毛，开花后结果实如球形、扁图形；果皮色泽有鲜红色，紫色等，果实成熟后酸甜各半。

功效： 清热解毒，利湿，治痛。

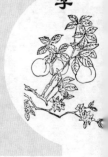

李

　　【释名】又名：嘉庆子。

　　李时珍说：按罗愿《尔雅翼》所说，李是木中结实多的，故字从木，从子。按说树木中结果实多的有很多，为何只有李称木子呢？按《素问》中所说，李味酸属甘，为东方之果，所以李在五果中属木，因而得此专称。现在人称干李为嘉庆子。

　　【集解】马志说：李子有绿李、黄李、紫李、牛李、水李，都甘美，可以食用。但核不中用。唯独野李味苦，核仁可做药用。

　　李时珍说：李，绿叶白花，树的存活期很长，有近百个品种。它的果实大的像杯、卵，小的像弹丸、樱桃。它的味道有青、绿、紫、朱、黄、赤、缥绮、胭脂、青皮、紫灰多种。它的形状有牛心、马肝、奈李、杏李、水李、离核、合核、无核、匾缝的差异。最早成熟的是麦李、御李，四月成熟。成熟晚的是晚李、冬李，在十月、十一月成熟。还有季春李，冬天开花春天成熟。现在人们将李子用盐晒、糖藏、蜜煎等方法制成干果，只有晒干的白李有益。方法是：夏天，在李子色黄时摘下，用盐揉搓去汁，

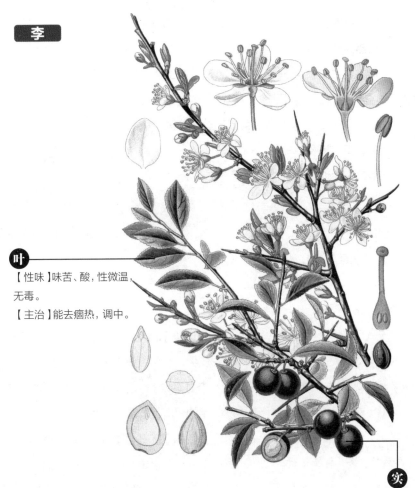

李

叶
【性味】味苦、酸,性微温,无毒。
【主治】能去痼热,调中。

实
【性味】味苦、酸,性微温,无毒。
【主治】晒干后吃,能去痼热,调中。

再加盐晒软,再去核晒干即可。

■李实

【性味】味苦、酸,性微温,无毒。

李时珍说:李子,味甘酸,那些味苦涩的不能吃。在水中不下沉的李有毒,不能吃。

《日华诸家本草》载:多食令人腹胀,使人发虚热。

孟诜说:喝水前吃李会使人发痰疟。不能与雀肉同吃。与蜜同食,易损五脏。

【主治】晒干后吃,能去痼热,调中。(《名医别录》)

去骨节间劳热。(孟诜)

肝病患者宜食用。(孙思邈)

杏

果部 | 五果类

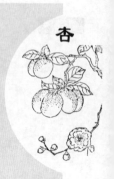

杏

产地分布：东北南部、华北、西北等黄河流域各省。

成熟周期：春夏之交采摘。

形态特征：树冠开展，叶阔心形，深绿色，直立著生于小枝上，花盛开时白色，自花授粉。短枝每节上生一个或两个果实，果圆形或长圆形，稍扁，果肉豔黄或橙黄色。

功效：止渴生津，清热祛毒。

【释名】又名：甜梅。

李时珍说：杏字篆文像果实挂在树枝的样子。

【集解】李时珍说：各种杏的叶子都圆而有尖，二月开红色花，也有叶多但不结果的。味甜而沙的叫沙杏，色黄而带酸味的叫梅子、青而带黄的是奈杏。其中金杏个大如梨，色黄如橘。王祯《农书》上说，北方有种肉杏很好，色红大而扁，有金刚拳之称。凡是杏熟时，将其榨出浓汁，涂在盘中晒干，再摩刮下来，可以和水调麦面吃。

■ **杏实**

【性味】味酸，性热，有小毒。

寇宗奭说：凡是杏都多热，小儿多吃，会致疮痈膈热。

扁鹊说：多食动旧疾，使人眼肓、须眉脱落。

宁源说：多食生痰热，使人精神昏乏。产妇尤忌。

【主治】晒干作果脯吃，能止渴，去

冷热毒。杏为心之果，心病者宜食用。（孙思邈）

■ **杏仁**

【修治】陶弘景说：凡用杏仁，用汤浸去皮尖，炒黄。或者用面麸炒过用。

李时珍说：治风寒肺病药中，也有连皮尖用的，取其发散的作用。

【性味】味甘、微苦，性温（冷利），有小毒。一个核中有两个仁的毒性大。

朱震亨说：杏仁性热，寒证可用。

徐之才说：杏仁得火良，恶黄芩、黄芪、葛根，畏蘘草。

【主治】主咳逆上气痰鸣，喉痹，下气，产乳金疮，寒心奔豚。（《神农本草经》）

疗惊痫，心下烦热，风气往来，时行头痛，能解肌，消心下胀痛，杀狗毒。（《名医别录》）

解锡毒。（徐之才）

治腹痹不通，能发汗，主温病脚气，咳嗽上气喘促。加天门冬同煎，润心肺。与酪做汤，润声音。（甄权）

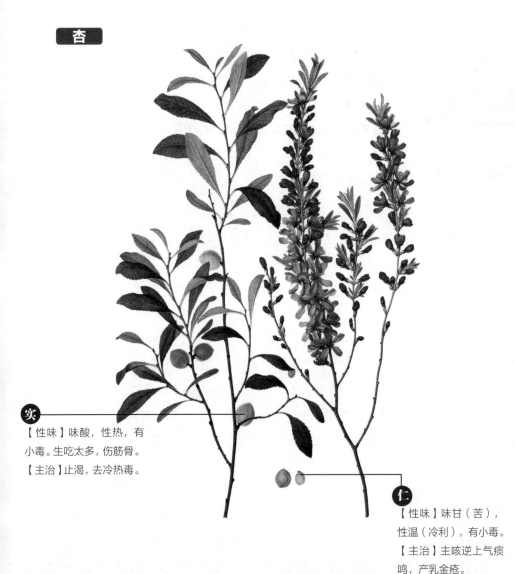

杏

实

【性味】味酸，性热，有小毒。生吃太多，伤筋骨。
【主治】止渴，去冷热毒。

仁

【性味】味甘（苦），性温（冷利），有小毒。
【主治】主咳逆上气痰鸣，产乳金疮。

除肺热，治上焦风燥，利胸膈气逆，润大肠治便秘。（张元素）

杀虫，治各种疮疥，能消肿，疗头面各种风气引起的水泡样疙瘩。（李时珍）

【发明】张元素说：杏仁气薄味厚，浊而沉坠，主降，属阴，入手太阴经。它的作用有三，一润肺，二消食积，三散滞气。

李时珍说：杏仁有小毒，所以还能治

疮杀虫。

【附方】**1.上气喘急：** 取杏仁、桃仁各半两，去皮尖，炒研，加水调生面和成梧桐子大的丸子，每次用姜、蜜汤送服十丸，以微泻为度。**2.喘促浮肿，小便淋漓：** 取杏仁一两，去皮尖，熬后磨细，加米同煮粥，空腹吃二合。**3.小儿脐烂成风：** 将杏仁去皮，研后敷涂。

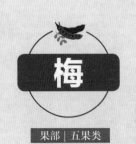

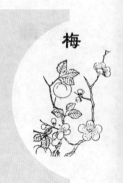

梅

果部 | 五果类

产地分布：全国各地都有栽培。

成熟周期：花期3月，果期5～6月。

形态特征：小枝绿色，无毛；叶片宽卵形或卵形，顶端长渐尖；基部宽楔形或近圆形；花柄短或几无；核果近球形，两边扁，有纵沟。

功效：能止渴调中，去痰，治疟瘴，止吐逆霍乱，除冷热下痢。

【集解】李时珍说：按陆玑《诗义疏》所载，梅属于杏类，树、叶都有些像杏。梅叶有长尖，比其他树先开花。它的果实味酸，晒干成果脯，可加到汤羹、肉羹中，也可含在嘴里吃，能香口。采半黄的梅子用烟熏制后为乌梅；青梅用盐腌后晒干，为白梅。也可将梅蜜煎，或用糖腌后制成果脯食用。取熟梅榨汁晒后成梅酱。只有乌梅、白梅可以入药。梅酱夏季可用来调水喝，能解暑渴。

■梅实

【性味】味酸，性平，无毒。

《日华诸家本草》中记载：多食损齿伤筋，蚀脾胃，使人发膈上痰热。服黄精的人忌食。吃梅后牙酸痛，嚼胡桃肉可解。

【发明】李时珍说：梅，花开于冬季雨果实成熟于夏季，得木之全气，故其味最酸。

■乌梅

【修治】陶弘景说：乌梅用时须去核，微炒过。

李时珍说：乌梅制法，取青梅装在篮子里，用烟熏黑，如果用稻灰汁淋湿蒸制，则肥厚润泽而不生蛀虫。

【性味】味酸，性温、平，涩，无毒。

【主治】主下气，除热烦满，安心，止肢体疼痛，偏枯不仁，死肌，去青黑痣，蚀恶肉。（《神农本草经》）

去痹，利筋脉，止下痢，口干。（《名医别录》）

泡水喝，治伤寒烦热。（陶弘景）

能止渴调中，去痰，治疟瘴，止吐逆霍乱，除冷热下痢。（陈藏器）

治虚劳骨蒸，消酒毒，令人安睡。与建茶、干姜制成丸服，止休息痢最好。（《日华诸家本草》）

敛肺涩肠，止久嗽、泻痢，反胃噎膈，蛔厥吐利，能消肿涌痰，杀虫，解鱼毒、马汗毒、硫黄毒。（李时珍）

■白梅

【释名】又名：霜梅、盐梅。

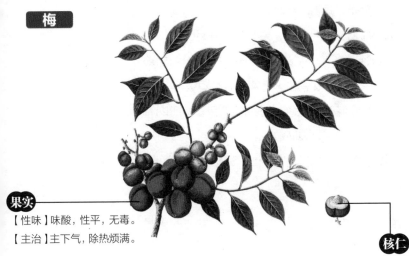

梅

果实
【性味】味酸，性平，无毒。
【主治】主下气，除热烦满。

核仁
【性味】味酸，性平，无毒。
【主治】明目，益气，不饥。

【修治】取大青梅用盐水浸泡，白天晒晚上泡，十天便成。日久便会上霜。

【性味】味酸、咸，性平，无毒。

【主治】和药点痣，蚀恶肉。（陶弘景）

有刺在肉中时，嚼白梅外敷即出。（孟诜）

研烂后敷搽，治刀箭伤，止血。（《日华诸家本草》）

治乳痈肿毒，取白梅杵烂贴敷。（汪颖）

治中风惊痫，喉痹痰厥僵仆，牙关紧闭者，取梅肉揩擦牙龈，口水流出则口开。又治泻痢烦闷，霍乱吐下，下血血崩，功效与乌梅相同。（李时珍）

【附方】**1. 痈痘疮肿**：取盐白梅烧存性，研为末，加轻粉少许，用香油涂搽患处四周。**2. 赤痢腹痛**：取陈白梅与茶、蜂蜜水各半，煎服。**3. 血崩不止**：取乌梅肉七枚，烧存性，研成细末，用米汤送服，一天两次。**4. 蛔虫上行，出于口鼻**：用乌梅煎汤频饮，并含口中，即安。**5. 久咳不止**：将乌梅肉微炒，罂粟壳去筋膜蜜炒，等份研为末。每服二钱，睡前用蜜汤调下。

■核仁

【性味】味酸，性平，无毒。

【主治】明目，益气，不饥。（吴普）

除烦热。（甄权）

治手指忽然肿痛，取梅核仁捣烂加醋浸泡，外洗。（李时珍引《肘后方》）

■果实

【性味】味酸，性平，无毒。

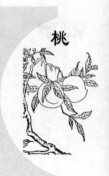

桃

果部 | 五果类

产地分布：我国的华北、华东地区。

成熟周期：花期3月，果期5～6月。

形态特征：叶卵状披针形或圆状披针形，边缘具细密锯齿；花单生；萼筒钟，有短绒毛，裂叶卵形；花瓣粉红色，倒卵形或矩圆状卵形；果球形或卵形，表面被短毛，白绿色。

功效：补中益气，养阴生津，润肠通便。

【释名】李时珍说：桃树开花早，宜种植且子多，因此字从木、兆。十亿称为兆，是指多的意思。

【集解】陶弘景说：桃树现在到处都有。用桃核仁入药，应当取自然裂开的种核最好，山桃仁不能用。

李时珍说：桃的品种很多，易于栽种，而且结实也早。桃树栽种五年后应当用刀割树皮，以流出脂液，则桃树可多活几年。桃花有红、紫、白、千叶、二色的区别；桃子可分为红桃、绯桃、碧桃、缃桃、白桃、乌桃、金桃、银桃、胭脂桃，都是以颜色命名。有绵桃、油桃、御桃、方桃、匾桃、偏核桃、脱核桃，都是以外形命名。有五月早桃、十月冬桃、秋桃、霜桃，都是以时令命名。这些桃子都能食用，只有山中毛桃，多毛，核黏味差。但它的仁饱满多脂，可入药用，这大概是外不足而内有余吧。

■ **桃实**

【性味】味辛、酸、甘，性热，微毒。多食令人有热。

孟诜说：能发丹石毒，生的尤为损人。

李时珍说：生桃吃多了，会令人膨胀，生痈疖，有损无益。五果中将桃列为下品就是由此而来。

吴瑞说：桃与鳖同食，患心痛，服术的人，忌食。

【主治】制成果脯食用，益于养颜。（《日华诸家本草》）

桃为肺之果，得肺病的人宜吃。（孙思邈）

食用冬桃，解劳热。（李时珍 出《尔雅》）

■ **桃仁**

【修治】李时珍说：桃仁行血，宜连皮、尖生用。润燥活血，宜汤浸去皮、尖炒黄用。或与麦麸同炒，或烧存性，双仁的有毒，不能食用。

【性味】味苦、甘，性平，无毒。

【主治】主瘀血血闭，腹内积块，杀小虫。（《神农本草经》）

止咳逆上气，消心下坚硬，疗突然出血，通月经，止心腹痛。（《名医别录》）

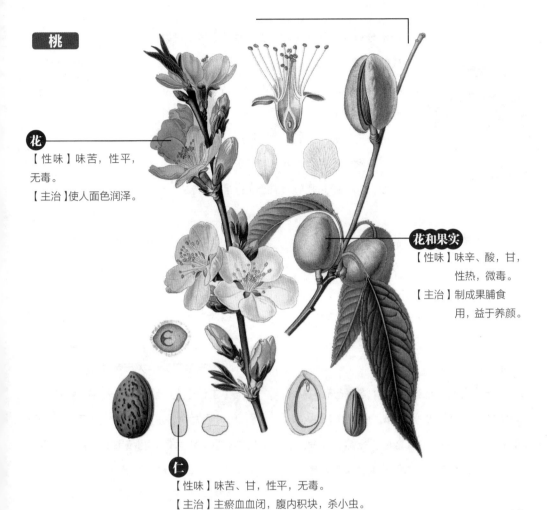

桃

花
【性味】味苦，性平，无毒。

【主治】使人面色润泽。

花和果实
【性味】味辛、酸，甘，性热，微毒。

【主治】制成果脯食用，益于养颜。

仁
【性味】味苦、甘，性平，无毒。
【主治】主瘀血血闭，腹内积块，杀小虫。

治血结、血秘、血燥，通润大便，破瘀血。（张元素）

杀三虫。每晚嚼一枚和蜜，用来涂手和脸，效果好。（孟诜）

主血滞，风痹，骨蒸，肝疟寒热，产后血病。（李时珍）

【附方】1. 上气咳嗽，胸满气喘：取桃仁三两，去皮尖，加水一升研汁，与粳米二合煮粥食用。2. 崩中漏下：将桃核烧存性，研为末，用酒送服一匙，一天三次。

■ **桃花**

【**性味**】味苦，性平，无毒。

【**主治**】使人面色润泽。（《神农本草经》）

除水气，破石淋，利大小便，下三虫。《名医别录》）

消肿胀，下恶气。（苏恭）

治心腹痛及秃疮。（孟诜）

利宿水痰饮积滞，治风狂。将桃花研为末，可敷治头上的肥疮，手脚疮。（李时珍）

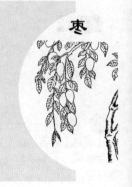

枣

果部 | 五果类

产地分布：主产山东、河北、山西、陕西、甘肃。

成熟周期：花期 5 ~ 6 月，果期 9 ~ 10 月。

形态特征：落叶乔木，小枝成之字形弯曲。有长枝（枣头）和短枝（枣股），叶长椭圆形状卵形，先端微尖或钝，基部歪斜。花小，黄绿色，成聚伞花序。核果长椭圆形，暗红色。

功效：润心肺，止咳，补五脏，治虚损。

【释名】李时珍说：按陆佃《埤雅》所说，大的为枣，小的为棘。棘也就是酸枣。

【集解】苏颂说：华北地区都产枣，唯以青州出产的特佳。晋州、本州的枣虽大，但不及青州的肉厚，江南的枣坚燥少脂。枣的种类也有很多。

李时珍说：枣树的本心是红色的、枝上有刺，枣树四月生小叶，尖亮光泽，五月开小花，色白薇青。枣树各处都有栽种，只有青、晋所产的枣肥大甘美，入药为好。

■ **生枣**

【性味】味甘、辛，性热，无毒。多食令人寒热。凡体虚瘦弱的人不能吃。

孙思邈说：多食令人热渴膨胀，动脏腑，损脾元，助湿热。

■ **大枣**

【释名】又名：干枣、美枣，良枣。

吴瑞说：此即晒干的大枣。味最良美，故宜入药。

《日华诸家本草》中记载：有齿病、

疳病、蛔虫的人不宜吃，小儿尤其不宜吃，枣忌与葱同食，否则令人五脏不和。枣与鱼同食，令人腰腹痛。

李时珍说：现在的人蒸枣大多用糖、蜜拌过，这样长期吃非常损脾，助湿热。另外，枣吃多了，令人齿黄生虫。

【主治】主心腹邪气，安中，养脾气，平胃气，通九窍，助十二经，补少气、少津液、身体虚弱，疗大惊，四肢重，能调和百药。（《神农本草经》）

能补中益气，坚志强力，除烦闷，疗心下悬，除肠澼。（《名医别录》）

润心肺，止咳，补五脏，治虚损，防肠胃癖气。能补中益气，和光粉烧，治疳痢。

【附方】**1. 调和胃气：**取干枣去核，用缓火烤燥，研为末，加少量生姜末，白开水送服。**2. 反胃吐食：**大枣一枚去核，斑蝥一个去头翅，将斑蝥放枣内煨熟后，去斑蝥，空腹用白开水送下。**3. 妇女脏燥，悲伤欲哭：**大枣十枚、小麦一升、甘草二两。**4. 烦闷不眠：**取大枣十四枚，葱白七根，加水三升煮成一升，一次服下。

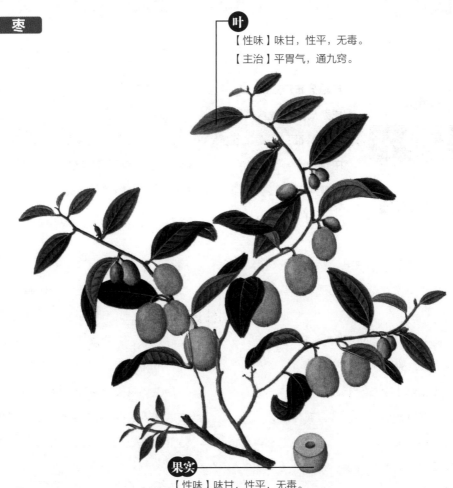

枣

叶

【性味】味甘，性平，无毒。

【主治】平胃气，通九窍。

果实

【性味】味甘，性平，无毒。

【主治】主心腹邪气，安中，养脾气。

山果类

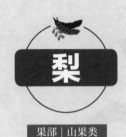

果部 | 山果类

产地分布: 主产山东烟台、河北、辽宁。

成熟周期: 夏秋采摘。

形态特征: 树高二三丈,叶尖光腻有细齿,二月开白花像雪,花为六瓣。梨有青、黄、红、紫四种颜色。

功效: 可助消化,润肺清新,消痰止咳,退热,解毒疮。

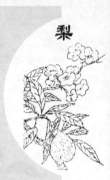

梨

【释名】又名:快果、果宗、玉乳、蜜父。

朱震亨说:梨,利的意思。其性下行流利。

陶弘景说:梨的种类有很多,都冷利,多食损人,故人称之为快果。

【集解】李时珍说:梨树高二三丈,叶尖光腻有细齿,二月开白花像雪,花为六瓣。梨有青、黄、红、紫四种颜色。乳梨即雪梨,鹅梨即绵梨,消梨即香水梨。这几种梨都是上品,可以治病。其他如青皮、早谷、半斤、沙糜等梨,都粗涩不堪,只可蒸煮及切后烘制成脯。还有一种醋梨,用水煮熟后则甜美不损人。

【性味】味甘、微酸,性寒,无毒,多食令人寒中萎困。金疮、乳妇、血虚者,不可多食。

【主治】热嗽,止渴。切片贴烫火伤,止痛不烂。(苏恭)

治客热,中风不语,治伤寒发热,解丹石热气、惊邪,利大小便。(《开宝本草》)

除贼风,止心烦气喘热狂。将梨捣汁饮汁,可吐风痰。(《日华诸家本草》)

急性伤风失音,将生梨捣汁多次服用。胸中痞塞热结者,宜多食梨子,(孟诜)

润肺凉心,消痰降火,解疮毒、酒毒。(李时珍)

【发明】李时珍说:《名医别录》谈梨,只说其害,不说其功。陶弘景说梨不入药用。大概古人说到病大多与风寒有关,用药都是桂子、附子之类,所以不知梨有治风热、润肺凉心、消痰降火、解毒的作用。现在人们得的病,痰病、火病占了十之六七。梨的益处肯定不少,但也不宜过多食用。

【附方】**1. 咳嗽:** 将好梨去核,捣汁

一碗，放入椒四十粒，煎沸后去渣，加黑
饧一两，待化匀后，细细含咽。**2.暗风失音**：
取生梨捣汁一盏饮下，一日两次。

■ 梨叶

【主治】治霍乱吐利不止，煮汁服。
作煎，治风。（苏恭）

治小儿寒疝。（苏颂）

捣汁服，解中菌毒（吴瑞）。

【附方】**1.小儿寒疝，腹痛，大汗出**：
用梨叶，浓煎七合，分作数次服用，饮之
大良。**2.中水毒病初起，头痛恶寒，拘急
心烦**：用梨叶一把捣烂，以酒一盏搅饮。
3.食梨过伤：梨叶煎汁，解之。

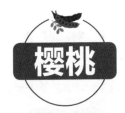

樱桃

果部 | 山果类

【释名】也称莺桃、含桃、荆桃。

【集解】苏颂说：樱桃到处都有，洛中出产的最好。樱桃树大都枝繁叶茂，绿树成荫，比很多果实熟得早，所以古人都珍爱它。它的果熟后，颜色深红色的称作朱樱；紫色，皮中有细黄点的，又称作紫樱，味最甜美还有红黄光亮的，叫作蜡樱；小而红的樱珠，味都不及紫樱。最大的樱桃，像弹丸，核小而肉厚，十分难得。

李时珍说：樱桃树不太高。初春开白花，繁英如雪。叶圆，有尖和细齿。一根枝上结果子数十颗，三月熟时须有人守护，否则会被鸟吃得所剩无几。樱桃用盐藏、蜜煎都可以，或者同蜜捣烂做糕食，唐人做酪而吃。林洪《山家清供》中记载，樱桃淋了雨，里面会长虫，人看不见，用水泡很久后才会全部出来，这时才可以吃。

【性味】味甘、涩，性热，无毒。

孟诜说：多食会发热，有暗风的人不能吃，吃后即发。

李鹏飞说：还会伤筋骨，败血气。

【主治】主调中，益脾气，养颜，美志，止泄精、水谷痢。

【发明】寇宗奭说：小儿吃得过多，肯定会发热。此果在三月底、四月初成熟，得春发正阳之气，所以性热。

核桃

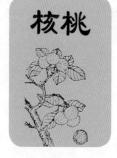

核桃

【释名】又名：核桃、羌桃。

苏颂说：核桃原本出自羌胡，汉朝张骞出使西域时才得到种子，并带回种植在秦中，故有此名。

【集解】苏颂说：现在陕西洛阳一带有很多。核桃树枝叶茂盛，叶厚，秋冬成熟。

李时珍说：核桃树高有一丈。初春长叶，长四五寸，两两相对，有臭气。三月开花，穗呈苍黄色，果实到秋天像青桃，熟时用水泡后，可取果核。

■果实

【性味】味甘，性平、温，无毒。

【主治】吃了使人健壮、润肌、黑须发。多吃利小便，去五痔。核桃和松脂研细，敷颈淋巴结，可治溃烂。吃核桃使人开胃，通润血脉，补气养血，润燥化痰，益命门，利三焦，温肺润肠，心腹疝痛、血痢肠风，散肿痛，发痘疮。

【主治】主水痢。春季研皮汁洗头，可黑发。将皮煎水，可染粗布。

【附方】1. **血崩不止**：用核桃十五枚，烧制研细，以温酒调下，便可止血。2. **咳嗽不止**：睡前，服用核桃肉三颗、生姜三片，喝几口开水，次日即可消痰咳止。3. **小便频数**：用核桃煨熟，睡前，温酒服用。4. **小儿头疮**：用核桃和皮，灯上烧存性，碗盖中出火毒后，加轻粉少许，调生油涂，几次即愈。5. **火烧成疮**：用核桃仁烧黑研敷。

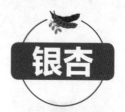

银杏

【释名】又叫：白果、鸭脚子。

【集解】李时珍说：最早出产于江南，叶子像鸭掌，所以取名鸭脚。宋朝初期开始进贡，因它的形状像小杏，而核是白色的，所以改叫银杏，现在叫白果。银杏生于江南。树高二三丈。叶薄侊如鸭掌形，有刻缺，叶面绿而背面淡绿。二月开青白色花，由于开花在夜晚二更，随即花落，所以人们很难见到。果实形状像楝子，经霜才熟，可捣烂去肉取它的核做果品。其核两头尖，有三个棱角的为雄，两个角的为雌。必须将雌雄一起种，两树相望，这样才会结果；雌树靠水种也可以；或者在雌树凿一个孔，放进一块雄木并砧起来，也能结果。

■仁

【性味】味甘、苦、涩，有小毒。

【主治】生吃引疳解酒，降痰，消毒

杀虫，熟后吃益人，温肺益气，定喘咳，缩小便，止白浊。嚼成浆涂鼻脸和手足，治疱、黑斑、皲裂及疥癣疳阴虱。

【附方】1. 咳嗽失声：把四两白果仁，二两白茯苓、二两桑白皮，炒乌豆半升，蜜半斤，一起煮熟，晒干碾成粉末，以人乳半碗拌湿，九晒九蒸，做成如黄豆大的药丸，每次用温开水送服三十丸。2. 小便频繁：服用白果十四个，七个生，七个煨，速效。3. 赤白带下：把五钱白果、五钱莲子、五钱江米和一钱半胡椒，共研为末，填入去肠的乌骨鸡腹中，用瓦器煮烂，食用乌鸡。4. 咳嗽痰喘：用白果七个煨熟，用熟艾作成七丸，每果中放入艾丸一颗，纸包再次煨香，去艾吃下。5. 手足皲裂：用生白果嚼烂，每夜涂搽。6. 虫牙：每天饭后嚼一两个生白果，有效。

木瓜

果部 | 山果类

产地分布：主产于山东、安徽、浙江、四川。

成熟周期：夏、秋季采集成熟果实。

形态特征：茎不分枝。叶聚生茎顶，叶柄长，中空；叶互生，掌状深裂。全年开乳黄色花，单性，雌雄异株。浆果大，长圆形，熟时橙黄色；果肉厚，黄色。

功效：消食，驱虫，清热，祛风。

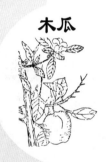

木瓜

【释名】又名：楙。

【集解】苏颂说：木瓜到处都有，但宣城产的最佳。它的树木像奈。春末开花，深红色。果实大的如瓜，小的如拳，皮黄色像着粉。

李时珍说：木瓜可种植，可嫁接，也可以压枝。它的叶子光而厚，果实像小瓜而有鼻，水分多味不木的是木瓜。比木瓜小而圆，味木而涩的木桃。像木瓜而无鼻，比木挑大，也叫木梨。味涩的是木李，也叫木梨。木瓜的鼻是花脱处，并不是脐蒂。

木瓜性脆，可蜜渍为果脯。将木瓜去子蒸烂，捣成泥加蜜与姜煎煮，冬天饮用尤其好。木桃、木李质坚，可与蜜同煎或制成糕点食用。

【修治】李时珍说：切片晒干入药用。

【性味】味酸，性温，无毒。

【主治】治湿痹邪气，霍乱大吐下，转筋不止。（《名医别录》）

治脚气冲心，取嫩木瓜一颗，去子煎服佳。能强筋骨，下冷气，止呕逆，祛心膈痰唾，可消食，止水利后渴不止，用木

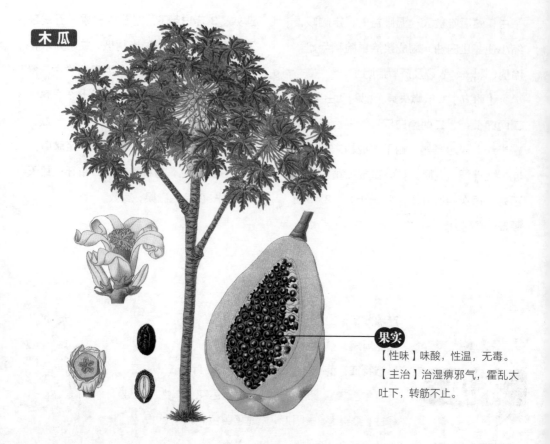

木瓜

果实

【性味】味酸，性温，无毒。

【主治】治湿痹邪气，霍乱大吐下，转筋不止。

瓜煎汤，取汁饮用。（陈藏器）

止吐泻奔豚，水肿冷热痢，心腹痛。（《日华诸家本草》）

调营卫，助谷气。（雷敩）

去湿和胃，滋脾益肺，治腹胀善噫，心下烦痞。（王好古）

【发明】李杲说：木瓜入手、足太阴血分，气脱能收，气滞能和。

陶弘景说：木瓜最能治疗转筋。

李时珍说：木瓜所主霍乱吐利转筋脚气，都是脾胃病，非肝病。肝虽主筋，但转筋由湿热、寒湿之邪伤脾胃所致，故筋

转必起于足腓。腓及宗筋都属阳明。木瓜治转筋、不是益筋，而是理脾伐肝。

【附方】**1.项强筋急，不可转侧：**取木瓜两个，取盖去瓤，填入没药二两、乳香一钱半，盖严，捆好，置饭上蒸烂，捣成膏。每次取三钱，加生地黄汁半盏、酒两盏暖化温服。**2.脚筋挛痛：**取木瓜数个，加酒、水各半煮烂，捣成膏乘热贴于痛处，外用棉花包好，冷后即换，一天换药三、五次。**3.霍乱转筋：**取木瓜一两、酒一升，煮服。如果不饮酒可取木瓜煮汤服，并用煎汤热敷足部。

山楂

果部 | 山果类

产地分布：主产山东、河南、山西、河北、辽宁等。

成熟周期：花期5～6月，果期9～10月。

形态特征：落叶灌木，枝密生，有细刺，幼枝有柔毛。叶倒卵形，基部狭楔形下延至柄，边缘有尖锐重锯齿。伞房花序，梨果球形或梨形，红色或黄色。

功效：消食健胃，行气散瘀，泻痢腹痛，产后瘀阻。

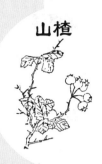

山楂

【**释名**】赤爪子、鼠楂、猴楂、茅楂、杭子、羊梂、棠梂子、山里果。

【**集解**】苏颂说：棠梂子生长于滁州。三月开白花，当地人用来治下痢及腰疼有效果。

李时珍说：赤爪、棠梂子、山楂，都是同一物。古方很少用山楂，因此《唐本》虽记载有赤爪，后人也不知这是山楂。从朱丹溪开始著山楂的功效后，就成为了重要的药材。山楂种类有二种，皆生在山中。一种小的，山里人称为棠梂子、茅楂、猴楂，可入药用。树高数尺，叶有五尖。树杈间有刺。三月开五瓣小白花。果实有赤、黄二色，大的像小林檎，小的如指头，九月成熟，小孩采来卖。闽人取熟山楂去掉皮、核，和糖、蜜同捣，做成山楂糕。以充当果脯食用。山楂形状像牵牛子，色黑很坚硬。一种大的，山人称为羊杭子。树高丈余，花叶都与小的相同，但果实稍大而色黄绿，初时味苦涩，经霜后才可食用。两者功用相同，但采药的人不收这种。

■果实

【**性味**】味酸，性冷，无毒。

李时珍说：味酸、甘，性微温。生吃使烦躁易饥，损齿。有龋齿的人尤其不宜吃。

【**主治**】煮汁服，止水痢。洗头浴身，治疮痒。（《新修本草》）

能消食积，补脾，治小肠疝气，发小儿疮疹。（吴瑞）

化饮食，消肉积，治痰饮痞满吞酸，滞血痛胀。（李时珍）

健胃，行结气。煎水加砂糖服，治妇人产后儿枕痛，恶露不尽。（朱震亨）

【**发明**】朱震亨说：山楂能消化饮食。如果胃中没有食积，脾虚不能运化，没有食欲者，多吃山楂，反而会克伐脾胃生发之气。

【**附方**】**1.偏坠疝气：**取山楂肉、茴香（炒）各一两，同研末，调糊做成梧桐子大的丸子，每次空腹服一百丸，白开水送下。**2.肠风下血：**取干山楂研为末，用艾汤调下。

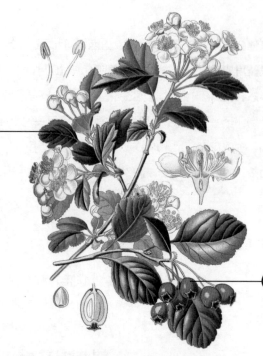

叶

【性味】味酸，性冷，无毒。

【主治】化血块气块，活血。

果实

【性味】味酸，性冷，无毒。

【主治】煮汁服，止水痢。

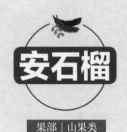

安石榴

果部 | 山果类

产地分布：全世界的温带和热带都有种植。

成熟周期：果期9～10月，花期5～10月。

形态特征：成熟后变成大型而多室、多子的浆果，每室内有多数子粒；外种皮肉质，呈鲜红、淡红或白色，多汁，甜而带酸。

功效：收敛止泻，角毒杀虫。主泄泻，痘风疮。

安石榴

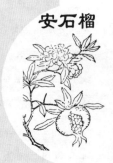

【释名】又名：若榴、丹若、金罂。

李时珍说：榴，即瘤，果实累累如赘瘤。《博物志》载，汉朝张骞出使西域，得涂林安石国榴种带回来，故名安石榴。又按《齐民要术》所说，凡种榴树，须在根下放僵石、枯骨，则花实繁茂。安石之名也许是这个意思。若木是扶桑的名称，榴花色丹与之相像，故有丹若的名字。

【集解】陶弘景说：石榴花色红可爱，所以人们多有种植。尤其被外国所看重。石榴有甜、酸两种，入药只用酸石榴的根、壳。

苏颂说：安石榴本来生于西域，现在各地都有种植。石榴树不太高大，树枝附于主干上，出地后便分离成丛。它很容易

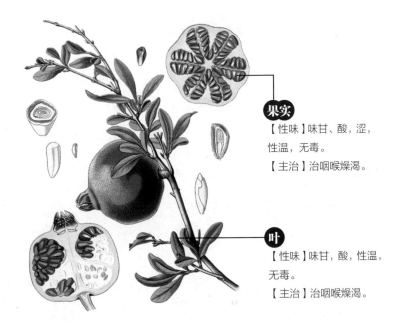

安石榴

果实
【性味】味甘、酸，涩，性温，无毒。
【主治】治咽喉燥渴。

叶
【性味】味甘，酸，性温，无毒。
【主治】治咽喉燥渴。

繁殖成活，只需折其枝条埋在土中就能生长。石榴花有黄、红两种颜色。果实有甜、酸两种，甜的可以食用，酸的入药用。

李时珍说：石榴五月开花，单叶的结果，千叶的不结果，即使结果也没有子。

■甘石榴

【性味】味甘、酸，涩，性温，无毒。多食损人肺。

孟诜说：多食损齿令黑。凡服食药物人忌食。

朱震亨说：榴，即留。其汁酸性滞，恋膈成痰。

【主治】治咽喉燥渴。（《名医别录》）
制三尸虫。（李时珍）

■酸石榴

【性味】味酸、涩，性温，无毒。

【主治】取酸石榴一个，连子同捣成汁，一次服下，治赤白痢疾、腹痛。（孟诜）
止泻痢崩中带下。（李时珍）

【附方】**肠滑久痢，用黑神散**：取酸石榴一个，煅至烟尽，出火毒一夜，研为末，仍以酸榴一块煎汤送下。

■酸榴皮

【性味】味甘、酸，涩，性温，无毒。

【主治】止下痢漏精。（《名医别录》）
治筋骨风，腰脚不遂，行步挛急疼痛，能涩肠。（甄权）
止泻痢，便血脱肛，崩中带下。（李时珍）

【附方】**1.赤白痢下，腹痛，食不消化**：酸榴皮炙黄研为末，加枣肉或粟米饭和梧桐子大的药丸，每空腹服三千丸，米汤送服，一天三次。如为寒滑，加附子、赤石脂各一倍。**2. 久痢久泻**：陈酸榴皮，焙后研为细末，每次用米汤送服二钱。**3. 食榴损齿**：石榴黑皮，炙黄，研末，加枣肉和成梧桐子大的丸。每日空腹服三丸，白开水送下，一日二次。

年时间白发变黑。（陈藏器。铁丹，即铁粉）

【附方】**1. 金疮出血**：取石榴花半斤，锻石一升。捣和阴干。每次用少许敷患处，立止。**2. 鼻出血**：酢榴花二钱半，黄蜀葵花一钱。研为末。每次服一钱，加水一盏，煎服，立见效。

■ 榴花

【主治】阴干为末，和铁丹同服，一

夷果类

荔枝

果部 | 夷果类

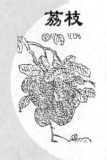

荔枝

产地分布：中国的西南部、南部和东南部，广东和福建南部栽培最盛。

成熟周期：花期春季，果期夏季。

形态特征：荔枝属常绿乔木，果皮有鳞斑状突起，成熟时至鲜红色；果肉半透明凝脂状，味香美。

功效：健脾生津，理气止痛，治胃寒疼痛、疝气疼痛。

【释名】又名：离枝、单荔。

苏颂说：按朱应《扶南记》所说，此木结实时，枝弱而蒂牢，不可摘取，必须用刀斧劙取其枝，故名劙枝。劙同荔。

李时珍说：诗人白居易曾描述，此果若离开枝干，一日色变，二日香变，三日则味变，离枝之名，或许源于此。

【集解】苏颂说：荔枝生长在岭南及巴中。现在福建的泉州、福州、漳州、兴化，四川的嘉州、蜀州、渝州、涪州及广西、广东等地都有。荔枝以福建的品质最好，四川的其次，岭南的为下。荔枝树高二三丈，树围从一尺到两手合抱，属桂木、冬青之类，四季常青，荣茂不凋。其木质坚韧。人们取荔枝根做成阮咸（一种乐器）的袈弦格子，及弹棋盘。其花青白，像帽子上下垂装饰

荔枝

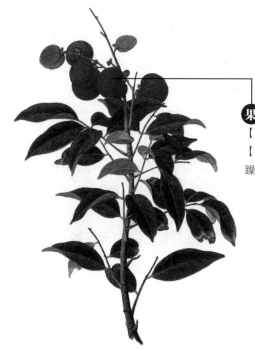

果实

【性味】味甘，性平，无毒。

【主治】止烦渴，治头晕心胸烦躁不安，背膊劳闷。

带。其子常并蒂而结、形状像初生的松球，壳有皱纹，开始色青，渐渐变为红色。果肉色白如玉。味甜而多汁，农历五六月时，荔枝渐熟。它的花及根部可入药用。

李时珍说：荔枝是热带水果，最怕寒冷。荔枝易种植而根浮。很耐久，有数百年的荔枝树还能结果实。荔枝新鲜时肉色白，晒干后则为红色。日晒火烘。卤浸蜜煎，都能久存。荔枝最忌麝吞，若接触到，则花菜尽落。

■ 果实

【性味】味甘，性平，无毒。

李珣说：味甘、酸，性热。多食令人发虚热。

李时珍说：荔枝气味纯阳，新鲜荔枝吃多了，会牙龈肿痛、鼻出血。所以有蛀牙及上火的人忌食。

【主治】止烦渴，治头晕心胸烦躁不安，背膊劳闷。（李珣）

治瘰疬瘤赘，赤肿疔肿，发小儿痘疮。（李时珍）

■ 荔枝核

【性味】味甘、涩，性温，无毒。

【主治】心痛、小肠气痛，取荔枝核一枚煨存性，研为末，新酒调服。（寇宗奭）

治疝气痛、妇女血气刺痛。（李时珍）

■ 荔枝壳

【主治】小儿疮痘出不快，取荔枝壳煎汤服，泡水喝，可解吃荔枝过多的火热。（李时珍）

龙眼

果部 | 夷果类

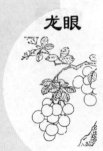

龙眼

产地分布： 主产我国广西、广东、福建和台湾地区。

成熟周期： 花期春夏间，果期夏季。

形态特征： 树体高大，多为偶数羽状复叶，小叶对生或互生；圆锥花序顶生或腋生；果球形，种子黑色，有光泽。

功效： 益脾健脑，壮阳益气，养血安神，润肤美颜。

【释名】又名：龙目、圆眼、益智、亚荔枝、飞荔枝奴、骊珠、燕卵、蜜脾、鲛泪、川弹子。

李时珍说：龙眼、龙目，都是因外形而得名。

马志说：甘味归脾，能益人智，故名益智，并不是如今所说的益智子。

苏颂说：荔枝才过，龙眼即熟，所以南方人称龙眼为荔枝奴，又名木弹。将龙眼晒干可以远寄，北方人将其当作佳果，称为亚荔枝。

【集解】苏颂说：今闽、广、蜀地出荔枝的地方都有龙眼。龙眼树高二三丈，像荔枝而枝叶微小，冬季不凋。春末夏初，开细白花。七月果实成熟，壳为青黄色，有鳞甲样的纹理，圆形，大如弹丸，核像木梡子但不坚，肉薄于荔核，白而有浆，甘甜如蜜。龙眼树结果实非常多，每枝结二三十颗，成穗状像葡萄。

李时珍说：龙眼为正圆形。龙眼树性畏寒，白露后才可采摘，可晒焙成龙眼干。

■ 果实

【性味】味甘，性平，无毒。

苏恭说：味甘、酸，性温。

李鹏飞说：生龙眼用开水淘过食，不动脾。

【主治】主五脏邪气，能安志，治厌食。（《神农本草经》）

除蛊毒，去三虫。（《蜀本草》）

能开胃健脾，补虚长智。（李时珍）

【发明】李时珍说：食品以荔枝为贵，而补益则以龙眼为良。因为荔枝性热，而龙眼性平和。严用和《济生方》治思虑过度伤心脾有归脾汤。

【附方】归脾汤，治思虑过度，劳伤心脾，健忘怔忡，虚烦不眠，自汗惊悸：取龙眼肉、酸枣仁（炒）、黄芪（炙）、白术（焙）、茯神各一两，木香、人参各半两，炙甘草二钱半，切细。每次取五钱，加姜三片、枣一枚、加水二盏煎成一盏，温服。

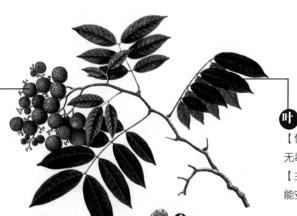

龙眼

果实

【性味】味甘，性平，无毒。

【主治】主五脏邪气，能安志，治厌食。

叶

【性味】味甘，性平，无毒。

【主治】主五脏邪气，能安志，治厌食。

橄榄

果部 | 夷果类

产地分布：福建、广东、广西、云南、台湾等地区均有栽培。

成熟周期：花期4～5月，果10～12月成熟。

形态特征：树高丈余，叶像槲柳。形如长枣，两头尖，为青色。核两头尖有棱，核内有三窍，可以食用。

功效：开胃下气，止泻。

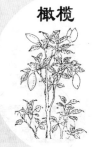

橄榄

【释名】又名：青果、忠果、谏果。

李时珍说：此果虽熟，颜色还是青的，所以叫青果。其中色黄的不能食用，为病物。王祯说：橄榄初食味道苦涩，久后方感口味甘甜。王元之作诗将它比喻为忠言逆耳，所以人们叫它谏果。

【集解】马志说：橄榄生于岭南。橄榄树像木樨子树而高，端直可爱。结子形状如生诃子，无棱瓣，八九月采摘。

孟诜说：橄榄树大数围，果实长寸许，先生的向下，后生的渐高。熟时生吃味酸，蜜渍后吃极甜。

李珣说：按《南州异物志》所记载，闽、广诸郡及沿海岛屿间都有橄榄，树高丈余，叶像槲柳。二月开花，八月结实，形如长枣，两头尖，为青色。核也是两头尖而有棱，核内有三窍，窍中有仁，可以食用。

李时珍说：橄榄树高，在果子将熟时用木钉钉树，或放少许盐在树皮内，果实一夜之间自落。橄榄果生食很好，蜜渍、盐藏后可贩运到远方。

■ 果实

【性味】味酸、甘，性温，无毒。

朱震亨说：橄榄味涩而甘，醉酒、饮食后宜食。然而性热，多食可致上腹胀闷。

李时珍说：橄榄经盐渍后则不苦涩，与栗子同食，味更香。

【主治】生食、煮饮，都可消酒毒，解河豚毒。（《开宝本草》）

嚼汁咽下，治鱼骨鲠喉。（寇宗奭）

生吃、煮汁，都能解各种毒。（苏颂）

开胃下气，止泻。（《日华诸家本草》）

生津液，止烦渴，治咽喉痛。咀嚼咽汁，能解一切鱼、鳖毒。（李时珍）

【附方】唇裂生疮：橄榄炒后研细，用调猪油调涂患处。

■ 橄榄仁

【性味】味甘，性平，无毒。

【主治】唇边燥痛，取橄榄仁研烂敷于患处。（《开宝本草》）

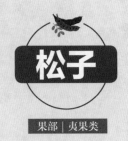

松子

果部 | 夷果类

产地分布：我国云南、东北等地。

成熟周期：七月采摘松实。

形态特征：五叶一丛，球内结子，有三个棱，一头尖。久存生有油，肉很香美。

功效：健身心，滋润皮肤，延年益寿。

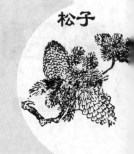

松子

【释名】又名：新罗松子。

【集解】吴瑞说：松子有南松、北松。华阴松形小壳薄，有斑的很香；新罗产的肉很香美。

李时珍说：海松子出自辽东及云南，其树与中原松树相同，只是五叶一丛，球内结子，大如巴豆而有三棱，一头尖。久存也有油。中原松子大如柏子，也可以入药，但不能当果食用。

■ 仁

【性味】味甘，性小温，无毒。

【主治】主骨节风、头眩、去死肌，使人白，能散水气，润五脏，充饥。（《开宝本草》）

逐风湿寒气，虚羸少气，补不足，润

松子

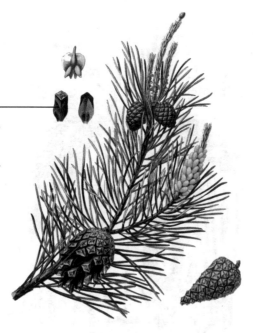

【仁】

【性味】味甘，性小温，无毒。

【主治】主骨节风、头眩、去死肌，使人白。

皮肤，肥五脏。（《日华诸家本草》）

主诸风，温肠胃。（李珣）

润肺，治燥结咳嗽。（李时珍）

与柏子仁一样，能治体虚便秘。（寇宗奭）

槟榔

果部 | 夷果类

产地分布：我国云南、海南、台湾等热带地区。

成熟周期：11～12月将采下的青果。

形态特征：不分枝，叶脱落后形成明显的环纹。羽状复叶，丛生于茎顶端，光滑，叶轴三棱形；小叶片披针状线或线形，基部较狭，顶端小叶愈合，有不规则分裂。

功效：驱虫，消积，下气，行水，截疟。

槟榔

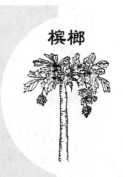

【释名】又名：宾门、仁频、洗瘴丹。

李时珍说：宾与郎都是对贵客的称呼。稽含在《南方草木状》记载：交际广泛的人凡是招待贵客时，必先呈上此果。若邂逅不设，便会引来嫌恨。大概槟榔之意，取自于此。

【集解】李时珍说：槟榔树初生时像笋竿，引茎直上。茎干很像桄榔、椰子而

槟榔

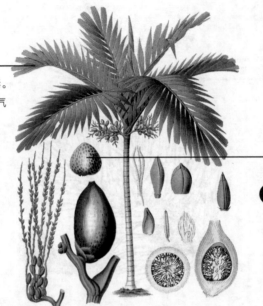

叶

【性味】味苦,性温,无毒。

【主治】治冲脉为病,气逆里急。

子

【性味】味苦、辛、涩,性温,无毒。

【主治】主消谷逐水,除痰澼,杀肠道寄生虫。

有节,旁无分枝,条从心生。顶端有叶如甘蕉,叶脉成条状参差开裂,风吹时像羽扇扫天。三月时,叶中突起一房,自行裂开,出穗共数百颗,大如桃李。穗下生刺累累以护卫果实。果实五月成熟,剥去外皮,煮其肉,然后晒干。槟榔树不耐霜,不能在北方种植,只能生长在南方。

■槟榔子

【修治】雷敩说:将槟榔子用刀刮去底,切细。勿经火,那样怕失去药力。如果用熟的,不如不用。

李时珍说:现在方药中也有用火煨焙用的。生食槟榔,必须与扶留藤、蚌灰同嚼,吐去红水一口,才滑美不涩,下气消食。故俗语有"槟榔为命赖扶留"的说法。

【性味】味苦、辛、涩,性温,无毒。

【主治】主消谷逐水,除痰澼,杀肠道寄生虫。(《名医别录》)

治腹胀,将其生捣末服,能利水谷道。用来敷疮,能生肉止痛。烧成灰,可用来敷治口吻白疮。(苏恭)

能宣利五脏六腑壅滞,破胸中气,下水肿,治心痛积聚。(甄权)

除一切风,下一切气,通关节,利九窍,补五劳七伤,健脾调中,除烦,破癥结。(《日华诸家本草》)

主奔豚气、风冷气,疗宿食不消。(李珣)

治冲脉为病,气逆里急。(王好古)

治泻痢后重,心腹诸痛,大小便气秘,痰气喘急,疗各种疟疾,御瘴疠。(李时珍)

【发明】李时珍说:按罗大经《鹤林玉露》中记载:岭南人用槟榔代茶饮,用来抵御瘴病,其功能有四:一能使人兴奋如醉，食后不久则两颊发红，似饮酒状，即苏东坡所谓"红潮登颊醉槟榔"；二能使醉酒的人清醒，大概因槟榔能宽痰下气，所以醉意顿解；三是能使饥饿的人感觉饱；四能使饱食的人觉得饥饿。因空腹食用，则感到气盛如饱；饱后食之，则能使食物很快消化。

【附方】**1. 醋心吐水**：取槟榔四两、橘皮一两，同研末，每空腹服一匙，用生蜜汤调下。**2. 寸白虫**：取槟榔十多枚，研为末，先用水二升半煮槟榔皮，取一升，空腹调服药末一匙。过一天，有虫排出，如未排尽，可再次服药。**3. 口吻生疮**：将槟榔烧生研末，加轻粉敷搽。

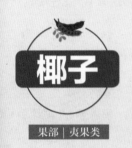

椰子

果部 | 夷果类

产地分布：分布于台湾地区、广东南部诸岛及雷州半岛、海南、广西及云南。

成熟周期：秋季采收。

形态特征：植株高大，乔木状，高 15~30 米，茎粗壮，有环状叶痕，基部增粗，常有簇生小根。叶柄粗壮，花序腋生，果卵球状或近球形。

功效：补脾益肾，催乳。

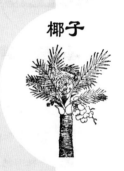

椰子

【释名】又名：越王头，胥余。

【集解】李时珍说：椰子在果中属个大的，其树刚种时，将盐埋于根下则易成活。椰子树大的有三四围，高五六丈，木像桄榔、槟榔一类，通身无枝。它的叶生在树顶，长四五尺，直耸指天，状如棕榈，势如凤尾。二月开花成穗，出于叶间，长二三尺，大如五斗容器。上连果实，一穗有数枚，小的如瓜蒌，大的如寒瓜，长七八寸，直径四五寸，悬在树端。椰子在六七月成熟，外有粗皮包着。皮内有核，圆而黑润，很是坚硬，厚二三分。壳内有白肉瓢，如凝雪一般，味甘美像牛乳。瓢肉空外，有浆数合，清美如酒。如放久了则混浊不好了。椰壳磨光，可作容器。《唐史》中有记载番人用椰花造酒，也能醉人。

■ **椰子瓢**

【性味】味甘，性平，无毒。

【主治】主益气。（《开宝本草》）

■ **椰子汁**

【性味】味甘，性温，无毒。

【主治】主消渴。用来涂头发，能使头发更黑。（《开宝本草》）

治吐血水肿，祛风热。（李珣）

西瓜

果部 | 蓏类

产地分布：全国各地均有栽培。

成熟周期：夏季采收成熟果实。

形态特征：茎细弱，匍匐，有明显的棱沟。卷须2岐，叶片三角状卵形、广卵形，裂片再做不规则羽状分裂，两面均为淡绿色，边缘波状或具疏齿。子房下位，卵形，外面多少被短柔毛，花柱短。

功效：清热除烦，解暑生津，利尿。

【释名】又名：寒瓜。

【集解】李时珍说：按《胡峤陷虏记》所说，峤征回纥，得此种归，名西瓜。则西瓜自五代时进入中国，现南北都有种植，而南方所出的味道稍逊于北方的。西瓜也属甜瓜之类，二月下种，蔓生，花叶都像甜瓜。七八月果实成熟，有围长超过一尺的，甚至达二尺的。皮上棱线或有或无，颜色或青或绿，瓜瓤或白或红，红的味尤好，子或黄或红，或黑或白，白的味不好。味有甘，有淡，有酸，酸的为下。瓜子晒裂取仁，生食、炒食都很好。西瓜皮不中吃，但也可蜜煎、酱藏。

■ **西瓜瓤**

【性味】味甘、淡，性寒，无毒。

吴瑞说：有小毒，多食致吐利，胃弱

者不可食。与油饼同食，损脾。

【主治】消烦止渴，解暑热。（吴瑞）

疗喉痹。（汪颖）

宽中下气，利尿，止血痢，解酒毒。（宁源）

含汁，治口疮。（朱震亨）

【发明】汪颖说：西瓜性寒解热，有天生白虎汤之号，但是不宜多吃。

李时珍说：西瓜、甜瓜，都属生冷食物，世俗之人以为清热止渴而多食，取其一时之快，不知其伤神助湿之害处。（真西山《卫生歌》）有说："瓜桃生冷宜少飧，免致秋来成疟痢。"

■ **西瓜皮**

【性味】味甘，性凉，无毒。

【主治】主口、舌、唇内生疮，烧研噙含。（朱震亨）

【附方】**食瓜过多：** 瓜皮煎汤服可解。

【主治】与甜瓜仁相同。（李时珍）

■西瓜子仁

【性味】味甘，性寒，无毒。

葡萄

果部｜蓏类

产地分布： 全国各地均有栽培。

成熟周期： 夏、秋果实成熟时采收。

形态特征： 高大缠绕藤本。幼茎秃净或略被绵毛；叶片纸质，圆卵形或圆形；花杂性、异株；圆锥花序大而长；花序柄无卷须；萼极小。

功效： 补气血，强筋骨，利小便。

【释名】又名：蒲桃、草龙珠。

李时珍说：葡萄在《汉书》中写作"蒲桃"，可以造酒。人们饮此酒，则酶然而醉，故有葡萄之名。其中圆的名草龙珠，长的名马乳葡萄，白的名水晶葡萄，黑的名紫葡萄。《汉书》中说张骞出使西域回来，才带回此种子，但《神农本草经》中已有葡萄的记载，则汉前陇西原就有葡萄，只是没有进入关内。

【集解】苏恭说：蘡薁也就是山葡萄，苗、叶都与葡萄相似，也能酿酒。葡萄取子汁酿酒。

李时珍说：葡萄折藤、压枝最易生长。春天生叶，很像瓜蒌叶而有五尖。生须延藤，长数十丈，三月开小花成穗，为黄白色。果实犹如星编珠聚，七八月成熟。有紫、

白两种颜色。新疆、甘肃、太原等地将葡萄制成葡萄干，贩运到各地，蜀中有绿葡萄，成熟时为绿色。云南产的葡萄，大如枣，味道很好。西边还有琐琐葡萄，大如五味子而无核。

■果实

【性味】味甘、涩，性平，无毒。

孟诜说：味甘、酸，性温。多食，令人烦闷。

【主治】主筋骨湿痹，能益气增力强志，令人肥健，可用来酿酒。（《神农本草经》）

逐水，利小便。（《名医别录》）

除肠间水，调中治淋。（甄权）

时气痘疮不出，取葡萄食用或研酒饮，有效。（苏颂）

甜瓜

果部 | 蔬类

产地分布：全国各地均有栽培。

成熟周期：7～8月果实成熟时采收。

形态特征：果实形状、颜色变异较大，一般为球形或长椭圆形，果皮平滑，有纵寒汉或斑纹，果肉白色、黄色或绿色。

功效：暑热烦渴，小便不利，暑热下痢腹痛。

甜瓜

【释名】又名：甘瓜、果瓜。

李时珍说：瓜字篆文，像瓜长在须蔓之间的样子。甜瓜的味道比其他瓜甜，故得甘、甜瓜之称。

【集解】苏颂说：瓜蒂也就是甜瓜蒂，到处都有。园圃里种的，有青、白两种，子都为黄色。入药当用早青瓜蒂为好。

李时珍说：甜瓜，北方、中原种植甚多。它在三月下种，延蔓而生，叶大数寸，五六月开黄色的花，六七月瓜熟。瓜的品种很多，有圆有长，有尖有扁。大的直径有一尺，小的只有一捻。有的有棱，有的无棱。颜色有青，有绿，或黄斑、糁斑，或白路、黄路。瓜瓤发白或红。瓜子或黄或红、或白或黑。甜瓜子晒裂后取仁，可作果品食用。凡是瓜类最怕麝香，如接触则瓜必减产甚至一蒂不收。

■ **瓜瓤**

【性味】味甘，性寒、滑，有小毒。

孙思邈说：多食，会发黄疸，令人虚弱健忘，解药力。病后多食，容易反胃。

李时珍说：瓜最忌麝香与酒，凡吃瓜过多，可饮酒或用水服麝香，比用水渍或食盐花的办法好。

【主治】止渴，除烦热，利小便，通三焦间壅塞气，治口鼻疮。（《嘉祐补注本草》）

暑热天食，永不中暑。（寇宗奭）

【发明】寇宗奭说：甜瓜虽解暑气，但性冷，能消损阳气，吃多了没有不腹泻的，体虚者多食，秋后成痢，最难医治。只有瓜皮用蜜浸后收藏很好，也可作羹食用。

李时珍说：瓜性最寒，晒干后食还是冷。

■ **甜瓜子仁**

【性味】味甘，性寒，无毒。

【主治】主腹内结聚，能破溃脓血，是肠胃脾内壅最重要的药物。（《名医别录》）

甜瓜子仁研末去油，用水调服，止月经过多。（陈藏器）

炒来食用，能补中宜人。（孟诜）

能清肺润肠，和中止渴。（李时珍）

■ 甜瓜蒂

【释名】又名：瓜丁、苦丁香。

【性味】味苦，性寒，有毒。

【主治】治大水，身面四肢浮肿、能下水杀蛊毒，疗咳逆上气。（《神农本草经》）

去鼻中息肉，疗黄疸。（《名医别录》）

吐风热痰涎，治风眩头痛，癫痫喉痹、头目有湿气。（李时珍）

与麝香、细辛同用，治鼻不闻香臭。（王好古）

【发明】朱震亨说：瓜蒂性急、能损胃气，胃弱者宜用他药代替。病后、产后尤宜深戒。

李时珍说：瓜蒂为阳明经除湿热之药，所以能引去胸脘痰涎，头目湿气、皮肤水气，黄疸湿热诸证。凡胃弱人及病后、产后用吐药，都宜慎用。

【附方】**1. 饮食内伤，胸中积寒，用瓜蒂散**：取瓜蒂二钱半（熬黄）、赤小豆二钱半，同研末。每取一钱，加香豉一合，热汤七合，煮烂去渣，服下，取吐。**2. 太阳中暍，身热、头痛而脉微弱，这是夏天伤于冷水，水行皮中所致**：取瓜蒂十四个，水一升，煮成五合，一次服下，取吐。

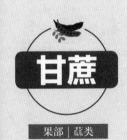

甘蔗

果部｜蔬类

产地分布：我国南方各地常见栽培植物。

成熟周期：秋、冬季采收。

形态特征：秆绿色或棕红色，秆在花序以下有白色丝状毛。花序大型，边缘疏生长纤毛；无柄小穗披针形，基盘有长于小穗2～3倍的丝状。

功效：清热生津，润燥和中，解毒。

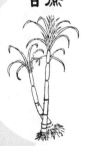

甘蔗

【释名】又名：竿蔗、藷。

【集解】李时珍说：蔗都畦种，丛生，最困地力。茎像竹而内为实心，粗的可达数寸，长六七尺，根下节密，向上渐疏。抽叶像芦叶而大，长三四尺。八九月收茎，可留过春天，当果品食用。按王灼《糖霜谱》栽，蔗有四色：杜蔗，也就是竹蔗，绿嫩薄皮，味极醇厚，专门用来作霜；西蔗，作霜色浅；芳蔗，也叫蜡蔗，即荻蔗，可以用来制砂糖；红蔗，也叫紫蔗，即昆化蔗，只能生吃，不能用来榨糖。凡蔗榨浆饮用虽然很好，但又不如明嚼食用，味隽永。

■ 蔗

【性味】味甘、涩，性平，无毒。

孟诜说：甘蔗与酒同食，生痰。

吴瑞说：多食，发虚热，致鼻出血。

【主治】主下气和中，助脾气，利大肠。（《名医别录》）

利大、小肠，消痰止渴，除心胸烦热，解酒毒。（《日华诸家本草》）

止呕吐反胃，宽胸膈。（李时珍）

猕猴桃

果部 | 蓏类

产地分布： 分布于亚洲东部地区。

成熟周期： 花期为 5 ~ 6 月，果熟期为 8 ~ 10 月。

形态特征： 猕猴桃为雌雄异株的大型落叶木质藤本植物。雄株多毛叶小，雄株花也较早出现于雌花；雌株少毛或无毛，花叶均大于雄株。

功效： 降低胆固醇，促消化，降血脂。

【释名】又名：猕猴梨、藤梨、杨桃、木子。

李时珍说：它的外形像梨，颜色像桃，猕猴爱吃，因此有以上名称。闽人称为阳桃。

【集解】马志说：猕猴桃生长在山谷中。藤树而生，叶圆有毛。果实形似鸡卵大，皮呈褐色，经霜后味甘美可食。皮可造纸。

寇宗奭说：如今陕西永兴军南山产很多猕猴桃。它的枝条柔弱，高二三丈，多附木而生。果实在十月成熟，为淡绿色，生时极酸。果实中有很多细小的子，色如芥子。低矮的山道旁多有生长，深山则多被猕猴所吃。

■ 果实

【性味】味酸、甘，性寒，无毒。

陈藏器说：咸、酸，无毒。多食冷脾胃，动泄。

寇宗奭说：有实热者宜食之。太过，则令人脏寒作泄。

【主治】可止暴渴，解烦热，压丹石毒，下石淋。（《开宝本草》）

可调中下气，主骨节风，瘫缓不随，疗长年白发。（陈藏器）

■ 藤中汁

【性味】味甘，性寒，无毒。

【主治】治热壅反胃，调和生姜汁服用，可下石淋。（陈藏器）

■ 枝、叶

【主治】杀虫，疗疥疮。

水果类

注：此处水果非通常所称之水果，是针对其生长环境而言，此类果实多生长于湖泊塘池等水中或水边，类似的分类如山果类

莲藕

果部 | 水果类

产地分布：我国的江苏、浙江、湖北、山东、河南、河北、广东等地均有种植。

成熟周期：立秋后开始采收可陆续收至年4月。

形态特征：属睡莲科植物。莲的根茎，肥大，有节，中间有一些管状小孔，折断后有丝相连。

功效：凉血散淤，止烦渴、吐血、热淋等；熟用能益血、止泻，还能健脾、开胃。

莲藕

【释名】根名：藕。实名：莲。茎、叶名：荷。

【集解】李时珍说：莲藕，荆、扬、豫、益各处湖泊塘池皆可生长。用莲子撒种的生长迟，用藕芽栽种的易生长。其芽穿泥而成白蒻，即蒻。长的可达一丈多，五六月嫩时，从水下采来，能当菜吃，俗称藕丝菜。节生两茎，一为藕荷，其叶贴水，其下旁行生藕；一为芰荷，其叶贴水，其旁茎生花。其叶清明后生。六七月开花，花有红、白、粉红三色。花心有黄须，蕊长寸余，须内即为莲蓬。花褪后，莲房中结莲子，莲子在房内像蜂子在窠中的样子。六七月嫩时采摘，生食脆美。到秋季房枯子黑，坚硬如石，称为石莲子。八九月收获，削去黑壳，卖到各地，称为莲肉。冬季至春掘藕食用，藕白有孔有丝，大的像肱臂，

长六七尺，有五六节。一般野生及开红花的，莲多藕劣。种植及开白花的，莲少藕佳，荷花白的香，红的艳，荷叶多的则不结实。另有合欢（并头者），夜舒荷（夜开昼卷），睡莲（花夜入水），金莲（花黄），碧莲（花碧），绣莲（花如绣）不尽详述。

■ 莲实

【释名】又名：藕实、菂、石莲子、水芝、泽芝。

【修治】陶弘景说：藕实即莲子，八九月采黑坚如石的，干捣破之。

李时珍说：石莲剁去黑壳，称作莲肉，用水浸去赤皮、青心，生食很好。入药须蒸熟去心，或晒或焙干用。

【性味】味甘、涩，性平，无毒。

李时珍说：嫩菂性平，石莲性温。得

213

茯苓、山药、白术、枸杞子良。

孟诜说：生食过多，微动冷气胀人，蒸来吃很好。大便燥涩者，不可食。

【主治】补中养神，益气力，除百病。（《神农本草经》）

主五脏不足，伤中，益十二经脉血气。（孟诜）

止渴去热，安心止痢，治腰痛及泄精。（《日华诸家本草》）

益心肾，厚肠胃，固精气，强筋骨，补虚损，利耳目，除寒湿，止脾泄久痢，赤白浊，女子带下崩中各种血证。（李时珍）

捣碎加米煮粥食，令人强健。（苏颂）

清上、下心肾火邪。（陈嘉谟）

【附方】1. **补中强志**：取莲实半两，去皮心，研为末，用水煮熟。取粳米三合做成粥，将莲实末加粥中搅匀服。2. **白浊遗精**：取石莲子、龙骨、益智仁等份，研为末。每次空腹服二钱，米汤送下。3. **产后咳逆，呕吐，心忡目昏**：石莲子一两半、白茯苓一两、丁香五钱，同研末，每次用米汤送服二钱。

■ **藕**

【性味】味甘，性平，无毒。

李时珍说：按《相感志》中所说，藕以盐水浸食，则不损口；同油炸糯米作果食，则无渣。煮时忌用铁器。

【主治】主热渴，散瘀血，生肌。（《民医别录》）

止怒止泻，消食解酒毒，及病后干渴。（陈藏器）

捣汁服，止闷除烦开胃，治腹泻，下产后瘀血。捣膏，可外敷金疮及骨折，止暴痛。蒸来食用，能开胃。（《日华诸家本草》）

生食治霍乱后虚渴。蒸食，能补五脏，实下焦。与蜜同食，令人腹脏肥，不生寄生虫，也可耐饥饿。（孟诜）

藕汁：解射罔毒、蟹毒。（徐之才）

将藕捣后浸，澄粉服食，轻身益年。（瞿仙）

【发明】李时珍说：白花藕大而孔扁的，生食味甘，煮食不美；红花及野藕，生食味涩，蒸煮则味佳。

【附方】1. **时气烦渴**：取生藕汁一盏、生蜜一合，调匀细服。2. **上焦痰热**：取藕汁、梨汁各半盏，和匀服下。3. **小便热淋**：取生藕汁、生地黄汁、葡萄汁各等份，每服一盏，加蜂蜜温服。

■ **藕节**

【性味】味涩，性平，无毒。

【主治】捣汁服，主吐血不止，及口鼻出血。（甄权）

消瘀血，解热毒。取藕节与地黄研汁，加入热酒饮，治产后血闷。（《日华诸家本草》）

可止咳血、唾血、血淋、溺血、下血、血痢、血崩。（李时珍）

莲 藕

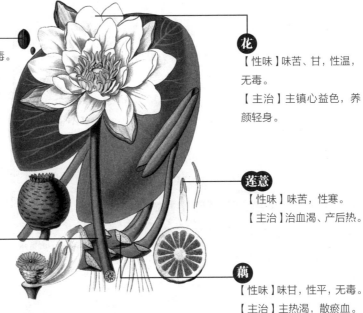

果实
【性味】味甘、涩，性平，无毒。
【主治】补中养神，益气力。

花
【性味】味苦、甘，性温，无毒。
【主治】主镇心益色，养颜轻身。

莲薏
【性味】味苦，性寒。
【主治】治血渴、产后热。

藕节
【性味】味涩，性平，无毒。
【主治】捣汁服，主吐血不止，及口鼻出血。

藕
【性味】味甘，性平，无毒。
【主治】主热渴，散瘀血。

【发明】李时珍说：藕能消瘀血，解热开胃，又能解蟹毒。

【附方】**1. 鼻血不止**：取藕节捣汁饮服，并取汁液鼻中。**2. 大便下血**：取藕节晒干研成末，每服二钱，用人参、白蜜煎汤调下，一天两次。

■ **莲**

【性味】味苦，性寒，无毒。
陈藏器说：食莲子不去芯，令人呕吐。
【主治】取莲薏生研末，用米汤饮服二钱，治疗血渴、产后渴。（陈士良）
止腹泻。（《日华诸家本草》）
清心去热。（李时珍）
【附方】**劳心吐血**：取莲薏七个、糯米二十一粒，同研末，用酒送服。

■ **莲花**

【释名】又名：芙蓉、菡萏、芙蕖、水华。
【性味】味苦、甘，性温，无毒。
【主治】天泡湿疮：取荷花外贴。

■ **莲房**

【释名】又名：莲蓬壳。以陈久的为好。
【性味】味苦、涩，性温，无毒。
【主治】主破血。（孟诜）
治血胀腹痛，产后胎衣不下，用酒煮莲房服。水煮服，解野菌毒。（陈藏器）
止血崩、下血、尿血。（李时珍）
【附方】**1. 月经不止，用瑞莲散**：陈莲房烧存性，研末，每次用热酒送服二钱。
2. 小便血淋：莲房烧存性，研末，加麝香少许，每次用米汤调服二钱半，一天两次。

■荷叶

【释名】嫩者名：荷钱。贴水者名：藕荷。出水者名：芰荷。蒂名：荷鼻。

【修治】《日华诸家本草》中记载：入药都炙用。

【性味】味苦，性平，无毒。

【主治】止渴，落胞破血，治产躁口干，心肺烦躁。（《日华诸家本草》）

生发元气，补助脾胃，涩精滑，散瘀血，消水肿痈肿，发痘疮。治吐血、咯血、鼻出血、便血、尿血、血淋、崩中、产后恶血、损伤败血等诸多血证。（李时珍）

【附方】**1. 阳水浮肿**：用败荷叶烧存性，研为末，每次用米汤调服二钱，一日三次。**2. 各种癌肿**：取叶蒂不限量，煎汤淋洗患处。洗后擦干，用飞过的寒水石调猪油涂患处。**3 产后心痛，恶血不尽或胎衣不下**：将荷叶炒香后研为末，每次用开水调服一匙。**4. 崩中下血**：取荷叶（烧过，研细）半两，蒲黄、黄芩各一两，同研末，每次空腹用酒服三钱。**5. 下痢赤白**：将荷叶烧过，研为末，每服二钱。红痢用蜜水，白痢用砂糖水送下。**6. 漆疮发痒**：干荷叶煎汤洗。

芰实（菱角）

果部｜水果类

产地分布：中国南部各省均有栽培或野生。

成熟周期：初夏五月底到六月初种植。

形态特征：叶浮在水上，扁而有尖，光滑如镜。一茎一叶，两两相差。花背日而生，白天合起而夜晚开放，随月亮的圆缺而转移花的方向。它的果实有好几种，或三角、四角，或无角、两角。

功效：利尿通乳，止消渴，解酒毒。

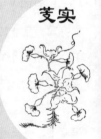

芰实

【释名】又名：菱、水栗、沙角。

李时珍说：其叶支散，故字从支。其角棱峭，所以称菱，俗名为菱角。

【集解】李时珍说：芰菱在湖泊中都有生长。菱落在泥中，最易生发。它有野菱、家菱之分，都在三月生蔓延引。叶浮在水上，扁而有尖，光滑如镜。一茎一叶，两两相差，像蝴蝶翅膀一样。五六月开小白花，背日而生，白天合起而夜晚开放，随月亮的圆缺而转移花的方向。它的果实有好几种，或三角、四角，或无角、两角。野菱生长在湖中，叶、实都小。它的角硬直刺人，嫩时颜色泛青，老时变黑。嫩时剥食甘美，老则蒸煮食用较好。乡村人家将它剁碎煮饭、煮粥、做糕都可代替粮食。家菱种于池塘，叶及果实都大，角软而脆，也有两角弯卷如弓形的，颜色有青、红、紫。嫩时剥食，皮脆肉美。老则壳黑而硬，坠入塘底，称乌菱。冬季取来，风干为果，生食、熟食都好。如夏季用粪水浇叶，则果实更肥美。

【性味】味甘，性平，无毒。

孟诜说：生食，性冷利。多食，伤人脏腑，损阳气，痿茎，生蛲虫。水族中以此物最不治病。如过食菱芰而腹胀，可暖姜酒服下即消，也可含吴茱萸咽津。

【主治】安中补五脏。（《名医别录》）

解丹石毒。（苏颂）

鲜菱芰，解伤寒积热，止消渴，解酒毒、射罔毒。（李时珍）

捣烂澄粉食用，补中延年。（瞿仙）

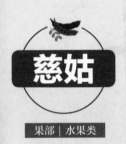

慈姑

果部 | 水果类

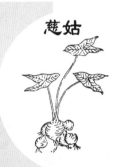
慈姑

产地分布：南北各省均有栽培。

成熟周期：花期7～9月。

形态特征：地下具根茎，先端形成球茎，球茎表面附薄膜鳞片。端部有较长的顶芽。叶片着生基部，出水成截形，叶片成箭头状，全缘，叶柄较长。

功效：生津润肺，补中益气。

【释名】又名：藕姑、水萍、河凫茈、白地栗。苗名：剪刀草、箭搭草、槎丫草、燕尾草。

李时珍说：慈姑，一根生十二子，像慈姑之乳，故名。称河凫茈、白地栗，是与乌芋的凫茈、地栗相区别。剪刀、箭搭、槎丫、燕尾，都是以叶形来命名。

【集解】苏颂说：剪刀草，叶如剪刀形，茎干像嫩蒲，又像三棱。苗很软，颜色为深青绿。每丛有十余茎，内抽出一两茎，茎上分枝，开小白花，四瓣，蕊为深黄色。根大的如杏，小的如栗，色白而莹滑。五六七月采叶，正月采根，即慈姑，煮熟后味甘甜。

李时珍说：慈姑生长在浅水中，也可人工种植。它在三月生苗，茎为青色，中间空心，茎上有棱，叶如燕尾，前尖后歧。霜后叶枯萎，根硬结，冬末春初，掘来当果吃。但须在灰汤内煮熟，去皮食用，不然会麻涩戟人咽喉。嫩茎也可以食用。

■根（慈姑）

【性味】味苦、甘，性微寒，无毒。

【主治】主百毒，产后血瘀，胞衣不下，取慈姑捣汁服一升。还能下石淋。（苏恭）

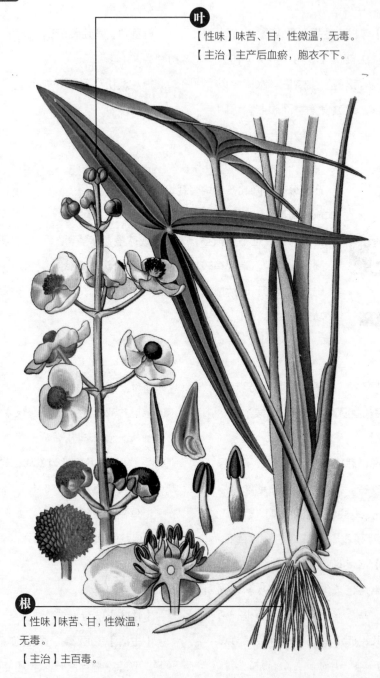

慈 姑

叶

【性味】味苦、甘，性微温，无毒。

【主治】主产后血瘀，胞衣不下。

根

【性味】味苦、甘，性微温，无毒。

【主治】主百毒。

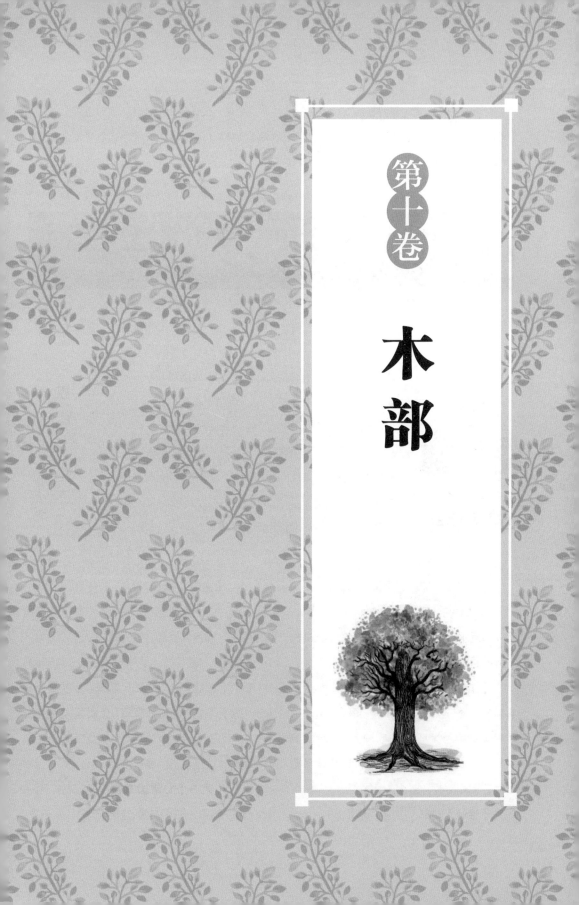

第十卷

木部

李时珍说：木是植物，居五行之一。其性与土相宜，而山谷原本性湿。开始由气化成，然后成形成质，不管是乔木还是灌木，根叶华实，坚脆美质，都各具完整形态。通过色香气味可辨别树木的品类，果蔬可食，材木可作药器。

香木类

产地分布：分布于海南、广东、广西、云南等省。

成熟周期：花期3～4月份，果期5～6月份。

形态特征：常绿乔木，高达30米。幼枝被绢状毛。叶互生，稍带革质，具短柄，长约3毫米；叶片椭圆状披针形、披针形或倒披针形，先端渐尖，全缘，下面叶脉有时被绢状毛。

功效：降气温中，暖肾纳气。

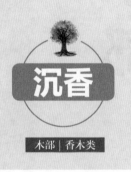

沉香

木部｜香木类

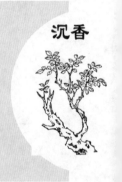

沉香

【释名】亦称：沉水香、蜜香。

李时珍说：因树心放在水中会下沉，所以叫沉水，也叫水沉。其中半沉的是栈香，不沉的是黄熟香。

【集解】苏恭说：沉香与青桂、鸡骨、马蹄、煎香同是一树，出自天竺等国。它的树似榉柳，树皮呈青色。叶似橘叶，经冬不凋。夏季开白而圆的花。秋季结实似槟榔，大如桑葚，色紫而味辛。

【性味】味辛，微温，无毒。

【主治】主风水毒肿，去恶气，心腹痛，霍乱中恶，邪鬼疰气。能清人神，宜酒煮而服。治各种疮肿，宜入膏中。还可调中，补五脏，暖腰细，益精壮阳，止转筋吐泻冷气，破腹部结块，冷风麻痹，皮肤瘙痒。也能补右肾命门，补脾胃，止痰涎、脾出血，益气和神，治上热下寒、小便气淋、气逆喘息、大肠虚团、男子精冷。

【附方】**1.诸虚寒热**：取沉香、附子（炮）等份，加水一盏，煎至七分，露一夜，空腹温服。**2. 骨冷久呃**：用沉香、白豆蔻仁、紫苏各一钱，研末，每次用柿蒂汤送服五七分。**3. 肾虚目黑**：用沉香一两，蜀椒去子，炒出汗，取四两研末，再用酒糊成梧桐子大的丸，每次服三十丸，空腹盐汤送服。**4. 心神不定**：用沉香五钱，茯神二两，研末，炼蜜和成小豆大的丸。饭后人参汤送服三十丸，一日两次。**5. 大肠虚闭**：用沉香一两，肉苁蓉酒浸焙二两，各研末，以麻仁研汁做糊，和成梧桐子大的丸。每次用蜜汤送服一百丸。

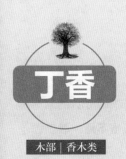

产地分布：东南沿海地区。

成熟周期：二月和八月采子和根。

形态特征：高一丈多，似桂树，叶似栎叶，花圆细。小枝近圆柱形或带四棱形，具皮孔。

功效：泻泄虚滑，水谷不消。

木部 | 香木类

丁香

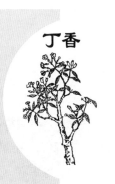

【释名】亦称：丁子香、鸡舌香。

陈藏器说：鸡舌香与丁香同种，花实丛生，其中心最大的为鸡舌，也就是母丁香。

刘禹锡说：按《齐民要术》记载说：鸡舌香，世人认为它像丁子，故称为丁子香。

【集解】苏恭说：鸡舌香树的叶和皮都像栗，花像梅花，子像枣核，这是雌树，不入香料用。雄树的花不结果实，采其花酿成香料。出自昆仑及交州、爱州以南，因此说丁香生产自东海及昆仑国。

李时珍说：雄为丁香，雌为鸡舌，诸家学说都已说明，唯独陈承所说的甚是谬论，不知道乳香中所提炼的是番枣核，也就是无漏子的核，古人不知道丁香即鸡舌，误以为此物可充当丁香。干姜、焰硝尚可点入眼，草果、阿魏被番人作为食料，那么丁香点眼、嚼口，又有什么害处呢？

【性味】味辛，性温，无毒。

【主治】主温脾胃，止霍乱涌胀，风毒诸肿，齿疳溃疡。能发出各种香味，除虫辟恶去邪。可治乳头花，止五色毒痢，疗五痔。还能治口气冷气，冷劳反胃，鬼

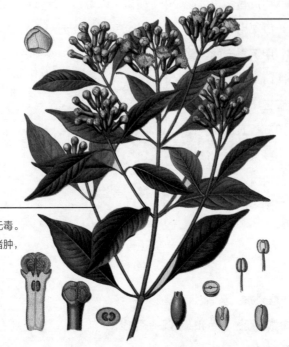

花

【性味】辛，性温，无毒。

【主治】主温脾胃，止霍乱涌胀。

枝

【性味】性温，无毒。

【主治】主风毒诸肿，齿疳溃疡。

痄蛊毒；杀酒毒，消胁肋间硬条块；治肾气奔豚气，阴痛腹痛，壮阳，暖腰膝。疗呕逆，除胃寒，理元气。但气血旺盛的人勿服。又可治虚哕，小儿吐泻，痘疮胃虚。

【附方】1. **突然心痛**：取丁香末酒服一钱。2. **干霍乱痛**：取丁香十四枚，研末，开水一碗送服。不愈再服。3. **小儿吐泻**：取丁香、橘红等份，加蜜做成如黄豆大的丸子，米汤送服。如呕吐不止，可用丁香、生半夏各一钱，泡姜汁中一夜，晒干研末，以姜汁调面糊做成如黍米大的丸子。每服适量，姜汤送服。4. **婴儿吐乳，便呈青色**：用乳汁一碗，放入丁香十枚、去白陈皮一钱，煎开多次后，细细送服。5. **胃冷呕逆**：用丁香三个、去白陈橘皮一块焙干，水煎，趁热服。6. **朝食暮吐**：取丁香十五个，研

末，加甘蔗汁、姜汁调成如莲子大的丸子，口中噙咽。7. **反胃，气噎不通**：取丁香、木香各一两，每取四钱，水煎服。

■**丁香**

【主治】齿痛。心腹冷气诸病。方家用来代丁香。

■**枝**

【主治】一切冷气，心腹胀满，恶心，泄泻虚滑，水谷不消。

■**根**

【性味】辛，热，有毒。

【主治】风热毒肿。不入心腹之用。

222

檀香

木部 | 香木类

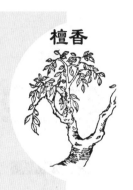

檀香

产地分布： 分布在印度、马来西亚、澳大利亚及印度尼西亚等地。中国台湾亦有栽培。

成熟周期： 花期5～6月，果期7～9月。

形态特征： 常绿小乔木，树皮褐色，粗糙或有纵裂；枝圆柱状，带灰褐色，具条纹；多分枝，幼枝光滑无毛；小枝细长，淡绿色，节间稍肿大。

功效： 治心腹冷痛、噎膈饮食不入、阴寒霍乱。

【释名】又名：旃檀、真檀。

【集解】李时珍说：出自广东、云南及占城、真腊、爪哇、渤泥、三佛齐等地，如今岭南各地皆有。它的树、叶都似荔枝，皮青色而滑泽。其中皮厚而色黄的是黄檀，皮洁而色白的是白檀，皮腐而色紫的是紫檀。它们的树木都坚硬而有清香，以白檀为最佳。

■ **白檀**

【性味】味辛，性温，无毒。

【主治】主消风热肿毒。治中恶鬼气，杀虫。煎服，止心腹痛，霍乱肾气痛。磨水，可涂外肾及腰肾痛处。散冷气，引胃气上升，噎膈吐食。另外如面生黑子，可每夜用浆水洗拭至红，再磨汁涂，甚佳。

■ **紫檀**

【性味】味咸，微寒，无毒。

【主治】可磨涂风毒。刮末敷金疮，能止血止痛。

 檀香

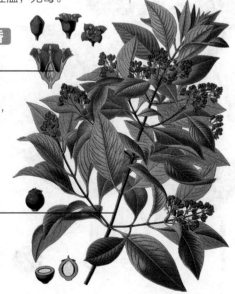

花
【性味】辛，温，无毒。
【主治】煎服，止心腹痛，霍乱肾气痛。

茎
【性味】辛，温，无毒。
【主治】主消风热肿毒。治中恶鬼气，杀虫。

223

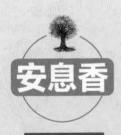

木部 | 香木类

产地分布：主产于印度尼西亚、泰国、越南、老挝等国家。

成熟周期：夏、秋两季割裂。

形态特征：不规则的小块，稍扁平，常粘结成团块。表面橙黄色，具蜡样光泽（自然出脂）；或为不规则的圆柱状、扁平块状。

功效：开窍清神，行气活血，止痛。

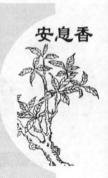

安息香

【释名】李时珍说：此香辟恶，安息诸邪，故得名。

【集解】苏恭说：安息香出自西戎。状如松脂，黄黑色，块状。新者柔韧。

刘禹锡说：段成式《酉阳杂俎》中记载：安息香树出自波斯国，称为辟邪树。长二三丈，皮色黄黑。叶有四角，经寒不凋。二月开黄色花，花心微碧。不结实。刻其树皮，胶如饴，名安息香，六、七月坚凝时即可取。烧，通神明，辟众恶。

【性味】味辛、苦，平，无毒。

【主治】心腹恶气，鬼疰。邪气魍魉，鬼胎血邪。辟蛊毒，霍乱风痛，男子遗精，暖肾气，妇人血噤，并产后血晕。妇人夜梦鬼交，同臭黄合做成丸，烧熏丹穴，永断。烧，去鬼来神。

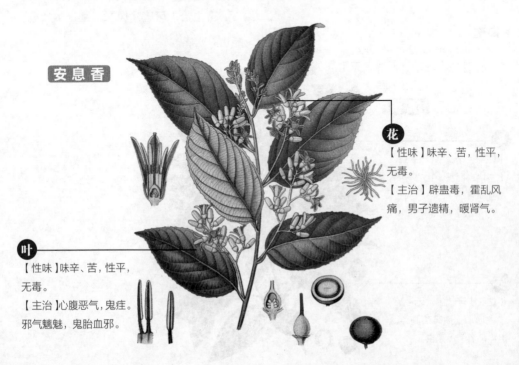

安息香

叶
【性味】味辛、苦，性平，无毒。
【主治】心腹恶气，鬼疰。邪气魍魉，鬼胎血邪。

花
【性味】味辛、苦，性平，无毒。
【主治】辟蛊毒，霍乱风痛，男子遗精，暖肾气。

【附方】1. 突然心痛，或时发时止：安息香研末，开水送服半钱。2. 小儿肚痛，用"安息香丸"：用安息香酒蒸成膏，再用沉香、木香、丁香、藿香、八角茴香各三钱，香附子、缩砂仁、炙甘草各五钱，共研末，以膏和炼蜜调各药做成如芡子大的丸子。每服一丸，紫苏汤化下。3. 关节风痛：取精猪肉四两，切片，裹安息香二两，另以瓶装一层灰。药放灰上，在大火上烧出烟，即将瓶口对准痛处熏治，勿令烟散走。

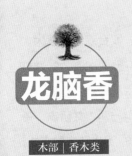

龙脑香

木部 | 香木类

产地分布：云南、广西、江西及广东等省。

成熟周期：其树脂一年四季皆可取用。

形态特征：大乔木，高可达 40 ~ 70 米，最高的可以达到 85 米，材质优良。常有星状毛或盾状的鳞秕；木质部有树脂。单叶，革质，互生，全缘或具波状圆齿；托叶小或大，脱落。

功效：用于目赤肿痛，喉痹口疮、疮疡肿痛。

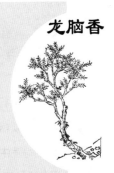

龙脑香

【释名】亦称：片脑、羯婆罗香。膏名：婆律香。

【集解】李时珍说：龙脑香，南疆皆有。叶廷珪《香录》中有记载，其为深山穷谷中千年老杉树。枝干不曾损动者，有香。土人解作板，板缝有脑出，劈开取。大者成片如花般，清者名脑油。

【修治】苏恭说：龙脑香与糯米炭、相思子合贮，则不耗。

【性味】味辛、苦，微寒，无毒。

【主治】妇人难产，研末少许，新汲水服，立下。去心腹邪气，风湿积聚。主耳聋，明目，去目赤肤翳、内外障眼，镇心秘精、治三虫五痔、散心盛有热、治骨痛。治大肠脱。疗喉痹脑痛，鼻息肉齿痛，伤寒舌出，小儿痘陷，通诸窍，散郁火。

【附方】1. 目翳：用龙脑末一两，每天点眼三五次。2. 风热上攻头目：取龙脑末半两、南蓬砂末一两，频点鼻孔中。3. 头脑疼痛：用龙脑香一钱，卷于纸中做成捻子，烧烟熏鼻，吐出痰涎即可。4. 风热喉痹：用灯芯一钱、黄柏五分，并烧存性，白矾七分（煅过）、龙脑香三分，共研末。每服一二分，吹人喉中患处，效果佳。5. 中风牙闭：用龙脑香、天南星等分，每服二三分，擦牙二三十遍，口即可开。6. 牙齿疼痛：用龙脑香、朱砂各少许擦汗，即止。7. 内外痔疮：用龙脑香一二分，加葱汁化匀涂擦。

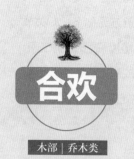

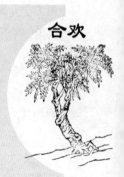

合欢

木部 | 乔木类

产地分布：原产中国、日本、韩国、朝鲜。

成熟周期：花期6～8月；果期8～10月。

形态特征：落叶乔木，夏季开花，头状花序，合瓣花冠，雄蕊多条，淡红色。

功效：用于心神不安、忧郁失眠。治郁结胸闷，失眠，健忘。

【释名】又名：合昏、夜合、青裳、萌葛、乌赖树。

苏颂说：崔豹在《古今注》里说，想帮助别人摆脱烦恼和怨怼，就把合欢送给他，种植在庭院中可以使他心情愉快。故嵇康《养生论》载，合欢免忿，萱草忘忧。

【集解】苏恭说：此树叶似皂荚及槐，很小。五月开花呈红白色，上面有丝茸。秋天结果成荚，种子极细薄。一般都生长在山谷之中，现在西京（今西安）富贵人家的山池里也有种植。

苏颂说：合欢的枝很柔软，叶细小而繁密，枝相互交织在一起，每当风吹来时，又自行解开，互不牵缀，但夜晚又合在一起。嫩芽叶煮熟后淘净，可食。

■ **木皮**

【性味】味甘，性平，无毒。

【主治】主安五脏，和心志，令人欢乐无忧，轻身明目。煎膏，消痈肿，续筋骨，杀虫；活血，消肿止痛。

【附方】**1. 肺痈：**取合欢皮一掌大，加水一升，煮至一半，分两次服。**2. 跌打损伤：**取合欢皮，把粗皮去掉，炒黑，取四两，与芥菜子（炒）一两，共研末，每服二钱，睡前温酒送服，另以药末敷伤处，能助接骨。**3. 小儿撮口风：**用合欢花枝煮成浓汁，揩洗口腔。**4. 中风挛缩：**用合欢枝、柏枝、槐枝、桑枝、石榴枝各五两，生锉；另取糯米五升、黑豆五升、羌活二两、防风五钱、细曲七升半。防风五钱、细曲七升半先以水五斗煎五枝，取二斗五升浸米、豆蒸熟，加曲与防风、羌活，照常法酿。密封二十日后，压汁饮服，每饮五合，有酒气即可，不宜过醉致吐。

灌木类

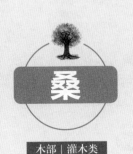

木部 | 灌木类

桑

产地分布： 全国各省均有栽培。

成熟周期： 4～5月采收。

形态特征： 落叶灌木或小乔木，边缘有粗锯齿，无毛。花单性，雌雄异株，穗状花序。聚花果（桑葚），紫黑色或白色。

功效： 清肺热，祛风湿，补肝肾。

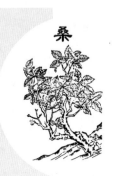

桑

【释名】子名椹。

【集解】李时珍说：桑有好多种：白桑，叶大似掌而厚；鸡桑，叶和花较薄；子桑，先长椹而后生叶；山桑，叶尖而长。用种子栽种的，不如压条分栽的。桑若产生黄衣，称作金桑，是树木将要干枯的表现。

■桑根白皮

【性味】味甘，性寒，无毒。

【主治】治伤中五劳六极，消瘦，脉细弱，可补虚益气，去肺中水气，唾血热渴，水肿腹满腹胀，利水道，敷金疮。治肺气喘满，虚劳客热和头痛，内补不足；煮汁饮利五脏。加入散用，下一切风气水气。调中下气，化痰止渴，开胃下食，杀肠道寄生虫，止霍乱吐泻；研汁可治小儿天吊惊痫及敷鹅口疮，效果佳。

■皮中汁

【主治】治小儿口疮白，拭擦干净后涂上即愈。另外涂金刃所伤燥痛，一会儿血止，用白皮裹伤口更好。涂蛇、蜈蚣、蜘蛛蜇伤有效。取树枝烧汤，治大风疮疥，生眉发。

■桑葚

【主治】单独吃可消渴，利五脏关节，通血气；晒干制成末，做成蜜丸每天服用，使人不感到饥饿，还可以镇魂安神，令人聪明，头发不白，延年益寿；捣汁饮可解酒毒；酿成酒服，利水气消肿。

【发明】李时珍说：桑葚有乌、白两种。杨氏《产乳》中记载：不能给孩子吃桑葚，使小儿心寒。陆玑《诗疏》中记载：鸠吃桑葚，过多会醉伤。《四时月令》里说，

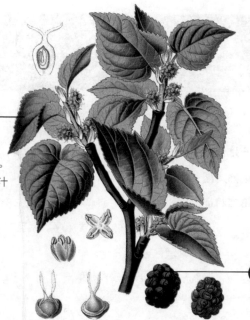

叶

【性味】甘，寒，有小毒。

【主治】主除寒热出汗。汁能解蜈蚣毒。

果实

【性味】苦，有小毒。

【主治】单独吃可消渴，利五脏关节，通血气。

四月适宜饮桑葚酒，能解百种风热。做法：取桑葚汁三斗，重汤煮到一斗半，放入白蜜二合，酥油一两，生姜一合适当煮后，用瓶装起来。每次服一合，和酒一起饮。也可以用桑汁熬烧酒收藏起来，经过几年后，其味道和药效会更好。

■叶

【性味】味苦、甘，性寒，有小毒。

【主治】除寒热出汗。汁能解蜈蚣毒。煎浓汁服，可除脚气水肿，利大小肠，止霍乱腹痛吐下，也可以用干叶来煮；炙热后煎饮，能代茶止渴；煎饮可以利五脏，通关节，下气；嫩叶煎酒服，能治一切风。蒸熟捣烂治风痛出汗及扑损瘀血；揉烂可涂蛇虫咬伤；研成汁治金疮以及小儿溃疡。

【附方】【桑根白皮】1.咳嗽吐血：用新鲜桑根白皮一斤，浸淘米水中三夜，刮去黄皮，锉细，加糯米四两，焙干研末。每服一钱，米汤送服。2.消渴尿多：用入地三尺的桑根，剥取白皮，炙至黄黑，锉碎，以水煮浓汁，随意饮，亦可加一点米同煮，忌用盐。3.产后下血：取桑白皮，炙过，煮水饮服。4.月经后带红不断：锯桑根取屑一撮，酒冲服。一天服三次。5.跌伤：用桑根白皮五斤，研末，取一升，煎成膏，敷伤处，痛即止。6.刀伤成疮：用新桑内皮烧灰，与马粪调匀涂疮上，换药数次即愈。7.发枯不润：用桑根内皮、柏叶各一斤，煎汁洗头，有奇效。8.小儿流涎（脾热，胸膈有痰）：用新桑根白皮捣取自然汁饮服。9.小儿丹毒：用桑根白皮煮汁洗浴，或研末，调羊膏涂擦。10.石痈（坚硬，不作脓）：用桑白皮阴干为末，溶胶和酒调涂，以痛软为度。

【桑葚】1. **水肿胀满**：用桑心皮切细，加水一斗，煮至一斗，放入桑葚，再煮取五升，和糯米饭五升酿酒饮服。此方叫作"桑葚酒"。2. **结核**：用黑熟的桑葚二斗，取汁，熬成膏。每服一匙，白汤调服。一日服三次，此方叫作"文武膏"。

【桑叶】1. **青盲**：取青桑叶焙干研细，煎汁乘热洗目，坚持必见效。2. **风眼多泪**：取冬季不落的桑叶，每日煎汤温洗。3. **眼红涩痛**：桑叶研末，卷入纸中烧烟熏鼻，有效。4. **头发不长**：用桑叶、麻叶煮淘米水洗头，七次后，发即长。5. **吐血不止**：用晚桑叶焙干，研末，凉茶送服三钱，血止后，宜服补肝、肺的药物。6. **肺毒风疮**：将好桑叶洗净，蒸熟一宿，晒干，研末，水调服二钱。7. **痈口不收**：用经霜黄桑叶，研末敷涂。8. **汤火伤疮**：用经霜桑叶烧存性，研末，油调敷涂，数日可愈。9. **手足麻木，不知痛痒**：用霜降后桑叶煎汤频洗即可。

【桑柴灰】1. **目赤肿痛**：用桑灰一两、黄连半两共研末，每用一钱，泡汤澄清后洗眼。2. **身、面水肿，坐卧不得**：用桑枝烧灰淋汁煮赤小豆，每饥时即食豆，不喝豆汤。3. **白癜风**：用桑柴灰二斗，蒸于甑内，取锅中热汤洗患处，几次即可愈。4. **头风白屑**：用桑灰淋汁洗头即可。5. **大麻风**：用桑柴灰热汤淋取汁洗头，再用大豆磨浆洗，用绿豆粉泡熟水洗。三日一洗头，一日一洗脸，十次可见效。

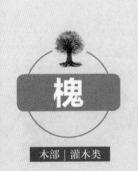

木部｜灌木类

槐

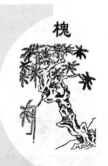

产地分布：中国北方均有分布。

成熟周期：秋季成熟。

形态特征：干燥荚果圆柱形，有时弯曲，种子间缢缩成连珠状，表面黄绿色、棕色至棕黑色。

功效：清热泻火，凉血止血。用于肠热便血，痔肿出血，肝热头痛，眩晕目赤。

【释名】槐者，同怀，指怀念来人之意。

【集解】苏颂说：到处都有生长，四五月开黄花，六七月成熟。

李时珍说：槐树在春季时长得像兔子的眼睛，十天后像老鼠的耳朵，十五天后才会有槐树的样子，三十天后叶子才长成。槐实，味苦，寒。主五内邪气热，止涎唾；补绝伤五痔火疮；妇人乳瘕，子脏急痛。生平泽。

【附方】1. **痈疽发背**（凡中热毒，眼

槐

花
【性味】味苦，性平，无毒。
【主治】主咳血、尿血、白带不止。

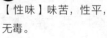

叶
【性味】味苦，性平，无毒。
【主治】主中风、牙痛。

花头晕，口干舌甘，心惊背热，四肢麻木）：用槐花一堆，炒成褐色，泡好酒一碗中，乘热饮酒，汗出即愈。**2. 疗疮肿毒**：用槐花微炒，核桃仁二两，放入酒一碗中煎开多次，热服。疮未成者二、三服，疮已成者一、二服，即可见效。**3. 肠风泻血**：用

槐角一两，地榆、当归（酒焙）、防风、黄芩、枳壳（麸炒）各半两，共研为末，加酒、糊做成丸子，如梧桐子大。每服五十丸，米汤送下。**4. 内痔，外痔**：用槐角一半，捣成汁，晒，浓，取地胆为末，同煎成丸，每服十丸，水送下。

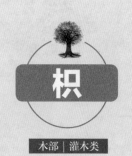

枳

木部｜灌木类

产地分布：陕西、甘肃、河北、山东、江苏、安徽、浙江等地。

成熟周期：果期 11 ~ 12 月。

形态特征：果扁圆形，或蒂部隆起呈短颈状的阔圆锥形，顶部平而宽，中央凹，有浅放射沟。

功效：消食、散败血，破积坚，祛胃中湿热。

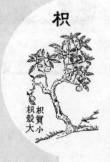

枳

【释名】子名：枳实、枳壳。

【集解】苏颂说：现在洛西、江湖州

郡等地皆有，以商州产的为最好。树木像橘但稍小，高五七尺。叶如橙，多刺。春

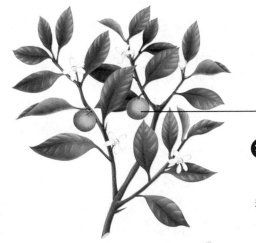

枳

实
【性味】味苦，性寒，无毒。
【主治】除寒热结，长肌肉，
利五脏，止痢。

壳
【性味】味苦、酸，微寒，无毒。
【主治】风痒麻痹，通利关节，
劳气咳嗽。

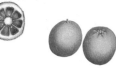

天开白花，秋天长成果实，在九、十月采摘的为枳壳。现在的人用汤泡去苦味后，蜜渍糖拌，当作果品。

■ 枳实

【性味】苦，寒，无毒。

张元素说：枳性寒味苦，气厚味薄，浮而升（微降），阴中之阳。

【主治】大风在皮肤中，如麻豆苦痒，除寒热结，长肌肉，利五脏，止痢，益气轻身。除胸胁痰癖，逐停水，破结实，心下急痞痛逆气，胁风痛，安胃气，消胀满，止溏泄，明目。解伤寒结胸，主上气喘咳，肾内伤冷，阴痿而有气。消食，散败血，破积坚，祛胃中湿热。

■ 枳壳

【性味】苦，寒，无毒。

【主治】风痒麻痹，通利关节，劳气咳嗽，背膊闷倦，散留结胸膈痰滞，逐水，消胀满大肠风，安胃，止风痛。遍身风疹，肌中如麻豆恶痒，肠风痔疾，心腹结气，两胁胀虚。健脾开胃，调五脏，下气，止呕逆，消痰，治反胃霍乱泻痢，消食，破症结疬癖五膈气及肺气水肿，利大小肠，除风明目。

【附方】【枳实】1. **卒胸痹痛**：取枳实捣末。汤服方寸匕，日三次、夜一次。
2. **产后腹痛**：取枳实（麸炒）、芍药（酒炒）各二钱，水一盏煎服。亦可研末服。3. **奔豚气痛**：取枳实炙后研末。饮下方寸匕，日三次、夜一次。4. **妇人阴肿、坚痛**：

取枳实半斤碎炒，棉裹熨。**5.大便不通**：取枳实、皂荚等分，研末，制饭丸，米汤送服。**6.肠风下血**：取枳实半斤（麸炒），黄芪半斤，研末。米饮非时服二钱匕。**7.小儿头疮**：枳实烧成灰，猪脂调涂。

【枳壳】**1.伤寒呃噫**：取枳壳半两，木香一钱，研末。每白汤服一钱。**2.老幼腹胀，血气凝滞**：用此宽肠顺气，叫四炒丸。商州枳壳（厚而绿背者、去瓤）四两，分四份，一份与苍术一两同炒，一份与萝卜子一两同炒，一份与干漆一两同炒，一份与茴香一两同炒黄。去四味，只取枳壳研末。以四味煎汁煮面糊和成如梧桐子大的丸子。饭后米汤饮下五十丸。**3.消积顺气**：枳壳三斤去瓤，每个入巴豆仁一个，合定扎煮，慢火水煮一日。汤减再加热汤，勿用冷水。待时足汁尽，去巴豆，切片晒干研末，醋煮面糊做成如梧桐子大的丸子。每服三四十丸。**4.顺气止痢**：枳壳（炒）二两四钱，甘草六钱，研末。每沸汤服二钱。**5.肠风下血**：用枳壳（烧黑存性）五钱，羊胫炭（研末）三钱，和令匀，五更空腹米汤饮服。

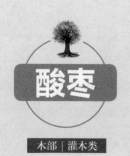

酸枣

木部 | 灌木类

产地分布：分布于辽宁、内蒙古、河北、安徽、四川。

成熟周期：花期4～5月，果期8～9月。

形态特征：叶片椭圆形至卵状披针形，边缘有细锯齿。花黄绿色，2～3朵簇生于叶腋。核果小，熟时红褐色，近球形或长圆形，味酸，核两端钝。

功效：健脾，镇惊，安神作用。

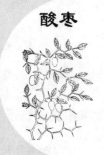

酸枣

【释名】又名：山枣。

【集解】陈藏器说：嵩阳子说，现在的酸枣县就是从属于滑台的城镇，树高几丈，直径一二尺，木理极细。木质坚硬而且重，可以制成车轴及匙、箸等。树皮细而且硬，纹如蛇鳞其枣圆小而味酸，其核微圆，色赤如丹。枣肉酸滑好吃，山里人常拿它当果品。

【性味】味酸，性平，无毒。

【主治】治心腹寒热、邪结气聚、四肢酸痛湿痹。久服安五脏，轻身延年。可治烦心不得眠、脐上下痛、血转久泄、虚汗烦渴等症，补中益肝，壮筋骨，助阴气，能使人肥健。

【附方】**1.胆风沉睡（胆风毒气，虚实不调，昏沉多睡）**：取生酸枣仁一两、蜡茶二两，以生姜汁涂，炙微焦，为散。每取二钱，加水七分煎至六分，温服。

2.**胆虚不眠**：酸枣仁一两，炒香，捣散。每服二钱，竹叶汤调服。3.**振悸不眠**：用酸枣仁二升，茯苓、白术、人参、甘草各二两，生姜六两，加水八升，煮成三份，分次服，此方叫作"酸枣仁汤"。4.**虚烦不眠**：用酸枣仁二升，干姜、茯苓、川芎各二两，甘草一两，先以水一斗煮枣仁，得汁七升，再放入其余各药同煮，得汁三升，分次服下。

5.**骨蒸不眠**：用酸枣仁一两，加水一碗，研绞取汁，下粳米二合煮粥食。

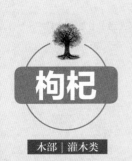

枸杞

木部｜灌木类

产地分布：分布全国各地。

成熟周期：花果期6～11月。

形态特征：落叶灌木。多分枝，枝细长，拱形，有条棱，常有刺。单叶互生或簇生，卵状披针形或卵状椭圆形。浆果卵形或长圆形，深红色或橘红色。

功效：补肾益精，养肝明目，补血安神，润肺止咳。

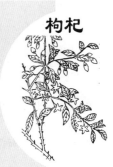

枸杞

【释名】也称：枸棘、苦杞、天精、丰乳、地骨、甜菜、地辅、地仙、却暑、西王母杖、仙人仗。

【集解】苏颂说：枸杞到处都有生长，春天生苗叶，像石榴叶而且软薄可以吃。它的茎干高三五尺，呈丛生状。六七月开小红紫花，随后便结红色的果实，形状微长如枣子的核。

李时珍说：古代的枸杞以产于常山的为上品，其他丘陵阪岸的都可以用。后世以陕西产的为最好。其子圆如樱桃，晒干后果小而核少，干时也红润甘美，其味如葡萄，可以当作果品吃，与其他地方的不同。

■叶

【性味】味苦，性寒。

【主治】细锉，拌面煮熟，去肾风、益精气，去骨热消渴，解骨蒸肌热，消渴，风湿痹，坚筋骨，凉血。治在表无定之风邪，泻肾火，降肺中伏火，去胞中火，退热，补正气，治上膈吐血。煎汤漱口，治金疮神验。

■枸杞子

【性味】味苦，性寒。

【主治】有壮筋骨，耐老，除风，去虚劳，补精气的作用。主治心病嗌干心痛，

233

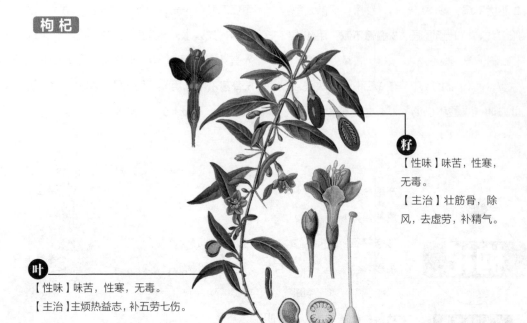

枸杞

籽
【性味】味苦,性寒,无毒。
【主治】壮筋骨,除风,去虚劳,补精气。

叶
【性味】味苦,性寒,无毒。
【主治】主烦热益志,补五劳七伤。

渴而引饮,肾病消肿。又滋肾润肺。其子榨油点灯,有明目作用。

刘禹锡《枸杞井》诗说:"僧房药树依寒井,井有清泉药有灵。翠黛叶生笼石髻,殷红子熟照铜瓶。枝繁本是仙人杖,根老能成瑞犬形。上品功能甘露味,还知一勺可延龄"。

周密《浩然斋日抄》中记载:宋徽宗时,顺州筑城,在土中挖到枸杞,其形如葵状,立即献入宫里,这就是仙家所说的千岁枸杞,其外形如犬。根据前面的几种说法,枸杞的滋益作用,不单是其子,连根也不仅仅只有退热的作用。由于根、苗、子的气味稍有差别,它们主治的病也有区别。其苗是天精,苦甘而凉,上焦心肺客热的病症适宜用它;根是地骨,甘

淡而性寒,下焦肝肾虚热的病症适用它。这些都是治三焦病症的药,所谓热淫于体内,可用甘寒的药泄它。至于子则甘平而且润,性滋补,不能退热,只能补肾润肺,生津益气。

【附方】**1. 五劳七伤,房事不佳**:取枸杞叶半斤切细,加粳米二合,豉汁适量,一起熬成粥。可每日食用,效果更佳。**2. 补精髓,壮筋骨**:把地骨皮、甘菊花、生地黄各一斤合在一起捣碎,然后加水一石,煮取汤汁五斗,除去药渣,用药汁去煮糯米五斗,放入曲混合搅拌,酿酒,每日饮三碗。**3. 恶疮,脓血不止**:取适量地骨皮,洗净,刮去粗皮,取出细瓤,以地骨皮煎汤洗,令脓血尽,以瓤敷贴患处,很快见效。

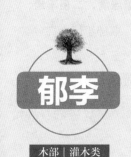

郁李

木部 | 灌木类

产地分布：华北、东北、华中、华南均有分布。

成熟周期：五六月采根。

形态特征：小枝纤细而柔，叶卵形或宽卵形，先端长尾状，基部圆形，边缘有锐重锯齿；花瓣粉红色或近白色；核果近球形，暗红色，光滑而有光泽。

功效：润肠缓下，利尿，治浮肿脚气。

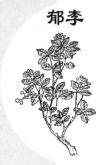

郁李

【释名】又称：车下李、爵李、雀梅、常棣。

【集解】《名医别录》中记载：郁李生于高山川谷及丘陵上，五六月采根。

陶弘景说：山野到处都有。子熟赤色，可食。

寇宗奭说：郁李子红熟可食，微涩，可蜜煎，陕西甚多。

■ **核仁**

【性味】味酸，性平，无毒。

张元素说：味辛、苦，阴中之阳，乃脾经气分药。

【主治】主大腹水肿，面目四肢浮肿，利小便水道。肠中结气，关格不通。通泄五脏膀胱急痛，宣腰胯冷脓，消宿食下气。

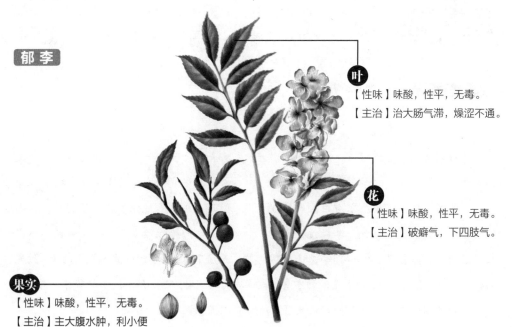

郁李

叶
【性味】味酸，性平，无毒。
【主治】治大肠气滞，燥涩不通。

花
【性味】味酸，性平，无毒。
【主治】破癖气，下四肢气。

果实
【性味】味酸，性平，无毒。
【主治】主大腹水肿，利小便水道。

破癖气，下四肢水。酒服四十九粒，可泻结气。破血润燥。专治大肠气滞，燥涩不通。研和龙脑，点赤眼。

【发明】李时珍说：郁李仁甘苦而润，性主降，能下气利水。

【附方】**1.小儿惊热痰实，大小便不通**：取大黄（酒浸后炒过）、郁李仁（去皮，研末）各一钱，滑石末一两，一起捣和成如黍米大的丸子。两岁小儿服三丸，其他儿童可以根据情况加减，开水送服。**2.肿满气急，睡卧不得**：用郁李仁一合，捣末，和面做饼吃，吃下即可通便，

气泄出后即愈。**3.心腹胀满，二便不通，气急喘息，脚气浮肿**：取郁李仁十二分，捣烂，水磨取汁，薏苡三合，捣如粟大。一同煮粥吃。**4.皮肤血汗**：用郁李仁（去皮，研细）一钱，鹅梨捣汁调服即可。

■根

【性味】味酸，性凉，无毒。

【主治】牙龈痛，龋齿。去白虫，治风虫牙痛。浓煎含漱，治小儿身热，作汤浴之。

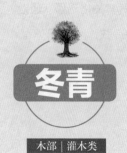

冬青

木部｜灌木类

产地分布：分布于我国长江流域以南各省区。

成熟周期：花期5～6月，果熟期9～10月。

形态特征：树冠卵圆形，树皮平滑，呈灰青色。叶长椭圆形，边缘疏生浅锯齿，表面深绿色。花淡紫红色，有香气。核果椭圆形，熟时呈深红色。

功效：清热解毒，可治气管炎和烧烫伤。

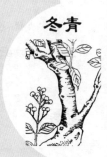

冬青

【释名】原附女贞部下，今分出。也叫冻青。

【集解】陈藏器说：木质白，有纹理像齿笏，其叶能染制红色。李邕说，冬青出自五台山，如椿子，红似郁李，味微酸而性热。与此有点不同，应当是两种冬青。

李时珍说：冻青，即另一种女贞子，山中常有生长。但是以叶微团而子红的为冻青，叶长而子黑的则是女贞子。《救荒本草》记载，冻青树高丈许，树似枸骨子树而且极茂盛。叶子像栌子树叶，但要小些，也似椿叶微窄而且顶头颇圆，不尖。五月开细白花，结如豆子大小的子，红色。将其嫩叶炸熟，用水浸去除苦味，淘洗后，用五味调料调和可食。

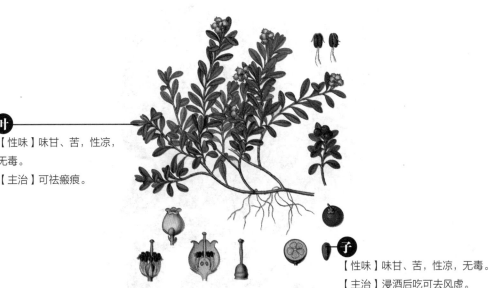

冬青

叶
【性味】味甘、苦，性凉，
无毒。
【主治】可祛瘢痕。

子
【性味】味甘、苦，性凉，无毒。
【主治】浸酒后吃可去风虚。

■ **冬青子、木皮**

【性味】味甘、苦，性凉，无毒。

【主治】浸酒后吃可去风虚，补益肌肤。

■ **叶**

【性味】味甘、苦，性凉，无毒。

【主治】烧成灰加入面膏中，可祛瘢痕，有奇效。

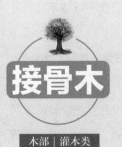

接骨木

木部｜灌木类

接骨木

产地分布：东北、华北各省，内蒙古均有。

成熟周期：花期4～5月，果期6～7月。

形态特征：枝有皮孔，光滑无毛，髓心淡黄棕色。奇数羽状复叶，椭圆状披针形；圆锥状聚伞花序顶生，白色至淡黄色。装果状核果等球形。

功效：活血止痛，祛风利湿。

【释名】又名：续骨木、木蒴藋。

苏颂说：接骨以功而名。花、叶都类似蒴藋、陆英、水芹辈，故又名木蒴藋。

【集解】苏恭说：所在皆有之。叶如陆英，花亦相似。树高一二丈许，木体轻虚无心。斫枝扦之便生，人家亦种之。

接骨木

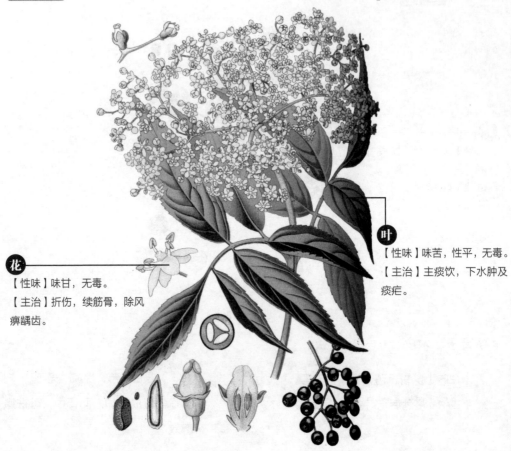

【性味】味苦，性平，无毒。
【主治】主痰饮，下水肿及痰疟。

【性味】味甘，无毒。
【主治】折伤，续筋骨，除风痹龋齿。

【释名】又名：续骨木、木蒴藋。

苏颂说：接骨以功而名。花、叶都类似蒴藋、陆英、水芹辈，故又名木蒴藋。

【集解】苏恭说：所在皆有之。叶如陆英，花亦相似。树高一二丈许，木体轻虚无心。斫枝扦之便生，人家亦种之。

【性味】味甘、苦，性平，无毒。

【主治】折伤，续筋骨，除风痹龋齿，可作浴汤。根皮：主痰饮，下水肿及痰疟，煮汁服。当利下及吐出。不可多服。打伤瘀血及产妇恶血，一切血不行或不止，并煮汁服。

【附方】1. 折伤筋骨：取接骨木半两，乳香半钱，芍药、当归、芎、自然铜各一两，为末。化黄蜡四两，投药搅匀，做成如芡子大的丸子。若止伤损，酒化一丸。若碎折筋骨，先用此贴，乃服。2. 产后血晕，五心烦热，气力欲绝及寒热不禁：以接骨木破如筭子一握，用水一升，煎取半升，分服。或小便频数，恶血不止，服之即愈。

第十一巻

鱗部

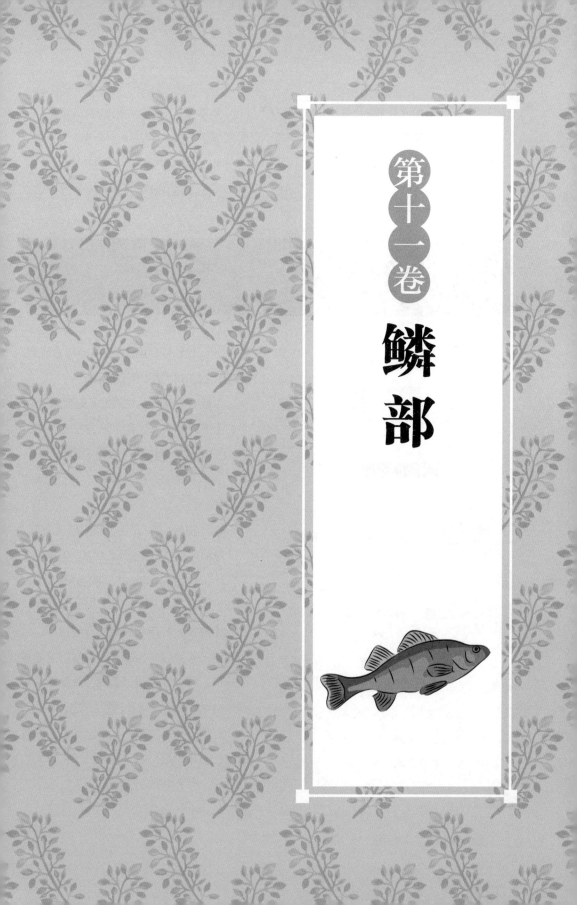

李时珍说：鳞虫有水、陆两类，种类虽然不同，但都有鳞甲。龙蛇是灵物，鱼是水畜，种族虽有差别，但变化规律相通。鳞属都为卵生，但蝮蛇是胎产；水族都不闭眼睛，而河豚的眼睛可以眨。蓝蛇的尾，可以解它头部的毒；鲨鱼的皮，还能消鲙积。如果不知道这些，怎么能分辨和认识它们呢？现在将其列为鳞部，分为龙、蛇、鱼、无鳞鱼四类。

龙类

鲮鲤
（穿山甲）

鳞部 | 龙类

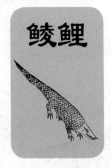

鲮鲤

【释名】又名：龙鲤、穿山甲、石鲮鱼。

李时珍说：它的外形像鲤，在山坡的洞穴中居住，故曰鲮鲤，俗称穿山甲。

【集解】李时珍说：鲮鲤形如鼍而小，背像鲤而宽，头像鼠但没有牙，腹部没有鳞而有毛，长舌尖喙，尾与身等长。尾鳞坚厚，为三角形。它常伸出舌头来引诱蚂蚁吃。

■甲

【修治】药方中有炮、烧、酥炙、油煎、土炒、蛤粉炒后用的，都各随药方而用。没有用生的，以尾甲药效最强。

【性味】味咸，性微寒，有毒。

【主治】烧灰，用酒服方寸匕，主五邪，惊啼悲伤。疗蚁瘘。（《名医别录》）

治小儿惊邪，疗癣痔漏。（《日华诸家本草》）

烧灰敷治恶疮。又治山岚瘴疟。（甄权）

除痰疟寒热，风痹强直疼痛，通经脉，下乳汁，消痈肿，排脓血，通窍杀虫。（李时珍）

【附方】1. 下痢里急：取穿山甲、蛤粉等份，同炒后研为末，每空腹用温酒送服一钱。2. 乳汁不通，乳痈，用涌泉散：将穿山甲炮后研为细末，每服一匙，酒送下，一天二服。外用油梳梳乳，即通。3. 聤耳出脓：穿山甲烧存性，加麝香少许，吹耳。三日后，水干即愈。

守宫
（壁虎）

鳞部｜龙类

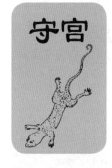

【释名】又名：壁宫、壁虎、蝎虎。

李时珍说：守宫善捕蝎、蝇，故得虎名。

【集解】李时珍说：守宫，到处人家墙壁上都有。它的外形如蛇，为灰黑色，扁守长颈，有细鳞，长四足，长的有六七寸。

【性味】味咸，性寒，有小毒。

【主治】主中风瘫痪，手足不举，或历节风痛，惊痫，小儿疳痢，血积成痞，痢风瘰疬，疗蝎螫。（李时珍）

【发明】李时珍说：守宫食蝎虿，是治风的要药。所以守宫所治惊痫诸病，像蜈、蝎之性能透经络。况且，守宫还入血分，所以又治血病疮疬。守宫祛风，石龙利水，功用不一样，不能不知。

【附方】**1. 久年惊痫，用守宫膏**：取守宫一个，剪去四足，连血研烂，加珍珠、麝香、龙脑香各一钱，研匀，用薄荷汤调服。先令病人吐过，或赶下痰涎，然后服药，效果最好。**2. 痈疮疼痛**：将守宫焙干，研为细末，用油调匀敷涂。

蛤蚧

鳞部｜龙类

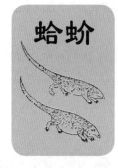

【释名】又名：蛤蟹、仙蟾。

李时珍说：蛤蚧因它他发出的声音而得名。仙蟾，是因体形而来。岭南人称蛙为蛤，又因为它的头像蛙、蟾，故名。雷敩以雄蛤蚧为蛤，雌蛤蚧为蚧，也说得通。

【集解】马志说：蛤蚧生长在岭南山谷，以及城墙或大树间。它的外形像大的守宫，身长四五寸，尾巴与身子等长。它最爱惜自己的尾巴，碰到有人要捉它，往往自己咬断自己的尾巴逃走。药效都在尾巴上，尾不全就没有效。

苏颂说：人们想捕到头尾完整的蛤蚧，就要用两股长柄铁叉，好像粘竿的样子，等候在榕树间，看到蛤蚧就用叉刺，一股刺头，一股刺尾，这样它就不能咬断自己的尾巴，入药雌雄同用。

雷敩说：雄的是蛤，皮粗口大，身小尾粗；雌的是蚧，皮细口尖，身大尾小。

李时珍说：按段公路《北户录》上所载，蛤蚧的头像蟾蜍，背为浅绿色，上有土黄色斑点，如古锦纹，长约一尺，尾巴短，叫声很大，多住在古树洞里，和守宫、蜥蜴属同一类。

【性味】味咸，性平，有小毒。

【主治】治长久咳嗽，肺痨，杀鬼物邪气，下淋漓，通水道。（《开宝本草》）

下石淋，通月经，治肺气，疗咳血。（《日华诸家本草》）

治肺萎咳血、咳嗽喘气、跌打损伤。（《海药本草》）

补肺气，益精血，定喘止咳，疗肺痈消渴，助阳道。（李时珍）

【发明】寇宗奭说：蛤蚧补肺虚，治疗虚劳咳嗽功效好。

【附方】**久嗽肺痈，久咳不愈，肺积虚热成痈，咳出脓血，胸膈噎痛**：取蛤蚧、阿胶、鹿角胶、生犀角、羚羊角各二钱半，加水三升，置于银器或石器内用文火熬至半升，滤出汁，仰卧小口咽，一天三次。

蛇类

蛇蜕

鳞部 | 蛇类

【释名】又名：蛇皮、蛇壳、龙退、龙干衣、龙子皮、弓皮、蛇符、蛇筋。

李时珍说：蛇的古字，像其宛转盘曲的样子。蜕音脱，又音退，即退脱的意思。龙、弓、符、筋都是后世的隐名。

【集解】苏颂说：蛇蜕在南方的木石上，及人家墙屋间多有。蛇蜕皮没有固定的时候。

【修治】李时珍说：今人用蛇蜕，先用皂荚水洗净缠在竹上，或酒，或醋，或蜜浸，炙黄用。或烧存性，或用盐泥固煅，各随方法。

【性味】味咸、甘，性平，无毒。用火熬过好。

甄权说：有毒。畏磁石及酒。孕妇忌用。

【主治】主小儿惊痫，蛇痫，癫疾，弄舌摇头，寒热肠痔，蛊毒。（《神农本草经》）

大人五邪，言语僻越，止呕逆，明目。烧之疗各种恶疮。（《名医别录》）

主喉痹。（甄权）

炙用辟恶，止小儿惊悸客忤。煎汁敷病疮，白癜风。催生。（《日华诸家本草》）

安胎。（孟诜）

辟恶去风杀虫。烧末服，治妇人吹奶，大人喉风，退目翳，消木舌。敷小儿重舌重腭，唇紧解颅，面疮月蚀，天泡疮，大人疔肿，漏疮肿毒。煮汤，洗各种恶虫伤。（李时珍）

【附方】小儿重舌，白癜风：取蛇蜕烧灰，用醋调敷。

白花蛇

鳞部 | 蛇类

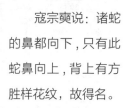

【释名】又名：蕲蛇、褰鼻蛇。

寇宗奭说：诸蛇的鼻都向下，只有此蛇鼻向上，背上有方胜样花纹，故得名。

【集解】李时珍说：花蛇，湖、蜀都有，现在只以蕲州的著名。但是，蕲州出的也不多，现在市面上出售的，都来自江南兴国州等地的山中。此蛇龙头虎口，黑质白花，胁部有二十四个方形花纹，腹部有念珠斑，口有四根长牙，尾巴上有像佛指一样的鳞甲，长一二分，肠形如连着的珠子。蕲蛇常在石南藤上吃花叶，人们凭此寻获它。捕捉时，先撒一把沙土，蛇就盘曲不动，再用

叉来捕捉，然后将蛇用绳子挂起来，剖开腹部取出内脏等物，洗净，接着用竹片撑开，屈曲盘起捆好，炕干。生长在蕲州的蛇，即使干枯了，眼睛仍然发亮不凹陷，像活的一样，其他地方的就不是这样。

【修治】寇宗奭说：凡用白花蛇，去头尾，换酒浸泡三天，用火炙干后去尽皮、骨。因皮、骨毒性很大，不可不防。

李时珍说：黔蛇长大，所以头尾可各去一尺。蕲蛇则只能头尾各去三寸。也有单用头尾的。一条大蛇，只能得到净肉四两而已。放久了会蛀虫，但将肉密封储藏，即使十年也不会变坏。按《圣济总录》上说，凡用白花蛇，春秋二季用酒浸三天，夏季浸一天，冬天浸五天，然后取出用炭火焙干，如此三次，再用瓶装好，埋在地下一夜，消除火气，除去皮、骨，取肉用。

■ 白花蛇肉

【性味】味甘、咸，性温，有毒。

李时珍说：得酒良。

【主治】治中风湿痹不仁，筋脉拘急，口眼歪斜，半身不遂，骨节疼痛，脚软不能长久站立。突然受风邪致全身瘙痒，疥癣。（《开宝本草》）

治肺风鼻塞，浮风瘾疹，白癜风、疬疡斑点。（甄权）

治各种风证，破伤风，小儿风热及急慢惊风抽搐，瘰疬漏疾，杨梅疮，痘疮倒陷。（李时珍）

【发明】雷斅说：蛇性窜，能引药至于有风疾处，故能治风。

李时珍说：蛇为风痹惊搐、癞癣恶疮之要药。凡服蛇酒、药，切忌见风。

【附方】1. 驱风膏，治风瘫疬风，遍身疥癣：取白花蛇肉四两（酒炙），天麻七钱半，薄荷、荆芥各二钱半，同研末，加好酒二升、蜜四两，放石器中熬成膏。每次用温汤送一盏，一天三次。服后须在暖处出汗，十日后可见效。**2. 筋脉挛急、肌肉顽痹，皮肤燥痒，骨节疼痛，或生恶疮、疥癞等疾：**取白花蛇一条，温水洗净，加独活、白芷、天麻、赤芍药、甘草、升麻各五钱，锉碎，装入绢袋。用糯米二斗蒸熟。如常造酒，将袋放入酒缸中，待成，取酒同袋密封，煮熟，放在阴凉处七日。待毒出。每次温饮数杯。

乌蛇

鳞部｜蛇类

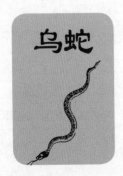

【释名】又名：乌梢蛇、黑花蛇。

【集解】马志说：乌蛇生长在商洛山。它的背部有三条棱线，色黑如漆，性情温和，不乱咬物。

江东有黑梢蛇，能缠物至死，也属此类。

寇宗奭说：乌蛇脊高，世称剑脊乌梢。它的尾细长，以能穿一百文铜钱的为好。也有的身长一丈多，生性怕黄鼠狼。蛇类中以乌蛇入药最多。

李时珍说：乌蛇有两种，一种剑脊细尾的，为上品；一种长、大而没有剑脊且尾巴较粗的，名风梢蛇，也能治风邪，但药力不及。

■ 乌蛇肉

【性味】味甘，性平，无毒。

【主治】治诸风顽痹、皮肤不仁、风瘙瘾疹、疥癣。（《开宝本草》）

主热毒风，皮肤生癞、眉毛胡须脱落，疥疮等。（甄权）

功效与白花蛇相同，但性善无毒。（李时珍）

■ 乌蛇胆

【主治】治大风疬疾、木舌胀塞。（李时珍）

【附方】木香塞胀：取蛇胆一枚，焙干后研成细末，敷舌上。有涎吐去。

■ 乌蛇皮

【性味】味甘，性平，无毒。

【主治】治风毒气、眼生翳、唇紧唇疮。（李时珍）

蝮蛇

鳞部 | 蛇类

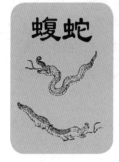

【释名】又名：反鼻蛇。

【集解】陶弘景说：腹蛇，黄黑色如土，白斑，黄颔尖口，毒性最烈。

苏恭说：蝮蛇与土地颜色相像，鼻反，口长，身短，头尾相似，山南汉、沔间多有。

苏颂说：蝮蛇形不长，头扁口尖，头上有斑块，身上有赤色斑纹，也有青黑色的。人们侵犯它，它便把头、尾连在一起。东边山中有很多，人们在草中行走的时候要小心。

陈藏器说：蝮蛇有锦纹，也有与地同色的。众蛇之中，只有它是胎生的。着足断足，着手断手，不尔称身糜烂。七、八月毒盛时，啮树以泄其毒，树便死。又吐涎沫于草木上，着人成疮身肿。

■ **蝮蛇胆**

【性味】味苦，性微寒，有毒。

【主治】主阴部生疮。（《名医别录》）

杀下部虫。（甄权）

疗各种褥疮，将其研成末涂抹患处。如果疼痛，取杏仁捣烂摩患处。（李时珍）

■ **蝮蛇肉**

【性味】味甘，性温，有毒。

【主治】酿成酒，可治疗癞疾诸瘘，心腹痛，能下结气，除蛊毒。（《名医别录》）

疗五痔，肠风泻血。（甄权）

主治麻风，各种恶风，恶疮瘰疬，皮肤顽痹，半身枯死，手足脏腑间重疾。（陈藏器）

【附方】白癞：大蝮蛇一条，勿令伤，以酒一斗渍之，糠火温令稍热。取蛇一寸，和腊月猪脂捣敷。

■ **蝮蛇蜕**

【主治】主身痒、疥癣、恶疮。（苏恭）

■ **蝮蛇骨**

【主治】赤痢。烧灰，饮服三钱。杂蛇亦可。（陈藏器）

■ **蝮蛇皮**

【主治】烧灰，疗疔肿、恶疮、骨疽。（苏恭）

鱼类

鲤鱼

鲤鱼

鳞部 | 鱼类

【释名】李时珍说：鲤鱼鳞有十字纹理，故名鲤。虽困死，鳞不反白。

【集解】苏颂说：鲤鱼到处都有。其脊中鳞一道，从头至尾，无论鱼的大小都有三十六鳞，每鳞上有小黑点。各种鱼中以此鱼最佳，是上等食品。

陶弘景说：山涧水中的鲤鱼，不可食。

■ 鲤鱼肉

【性味】味甘，性平，无毒。

李时珍说：按朱丹溪所说，各种鱼在水中，一刻不停地游动，所以都能动风动火，不单独指鲤鱼。

孟诜说：鲤鱼脊上两筋及黑血有毒，山涧溪水中的鲤鱼脑中有毒，都不可以食用。凡烧烤鲤鱼，不可让烟入眼，否则会损害人的视力。流行病后及痢疾腹泻后，都不能吃鲤鱼。服天门冬、朱砂的人不能吃。鲤鱼也不能与狗肉及葵菜同食。

【主治】煮来食用，可治咳逆上气、黄疸、口渴。生的，能治水肿脚满，可降气。（《名医别录》）

治妊娠水肿及胎气不安。（《日华诸家本草》）

煮来吃，能下水气，利小便。（李时珍）

能温补，去冷气、胸闷腹胀。（陈藏器）

治上气，咳嗽喘促。（《食医心镜》）

烧研成末，能发汗，定气喘咳嗽，下乳汁，消肿。用米汤调服，治大人小儿严重腹泻。（李时珍）

【附方】1. 水肿：取大鲤鱼一尾，加醋三升煮干吃下，一天一次。又方：大鲤鱼一尾赤小豆一升；加水二斗，煮食饮汁，一次服完，下泻即愈。2. 乳汁不通：将鲤鱼一尾烧成末，每次用酒调服一钱。3. 咳嗽气喘：将鲤鱼一尾去鳞，纸裹炮熟，去刺研成细末，同糯米煮粥，空腹服下。

■ 鲤鱼胆

【性味】味苦，性寒，无毒。

【主治】主目热赤痛、青光眼，能明目。（《神农本草经》）

点眼，治赤肿翳痛。涂治小儿热仲。（甄权）

滴耳，治聋病。（陈藏器）

鳙鱼

鳞部｜鱼类

【释名】又名：鳊鱼。

今俗称皂鲢，又称为皂包头。

李时珍说：此鱼为鱼中之下品，因平庸常用来供馐食，所以叫鳙、鳊。

【集解】陈藏器说：鳙鱼眼睛旁有一种骨头称为"乙"。食鳙鱼时将其去掉。

李时珍说：鳙鱼在到处的江河湖泊中都有，它像鲢鱼而色黑。它的头最大，有重四五十斤的，味道不如鲢鱼。鲢鱼的肚好吃，而鳙鱼的头味美。有人把鲢鱼和鳙鱼认为是一种鱼，这是不对的。这两种鱼，不仅头的大小不同，颜色的黑白也大不相同。

■ **鳙鱼肉**

【**性味**】味甘，性温，无毒。

陈藏器说：只可供人食用，没有别的。

【**主治**】能温补脾胃，对人有益。（汪颖）

吃鳙鱼，可以消除赘疣，但如果吃多了，会引发风热和疥疮。（李时珍）

鳟鱼

鳞部｜鱼类

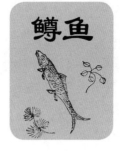

【释名】又名：鮅鱼、赤眼鱼。

李时珍说：据孙炎说，鳟鱼喜好独行。尊而必者，所以字从尊，从必。

【集解】李时珍说：到处都有鳟鱼，它像草鱼但比草鱼小些，有一条红色的脉纵贯全骨止于鱼目，鱼身圆而长，鱼鳞比草鱼细小，颜色为青底赤纹。好食螺、蚌，不易捕捞。

■ **鳟鱼肉**

【**性味**】味甘，性温，无毒。

【**主治**】暖胃和中。多食，动风热，发疥癣。（李时珍）

鲩鱼

鳞部｜鱼类

【释名】又名：鰀鱼、草鱼。

李时珍说：鲩又音混，郭璞写作鰀，

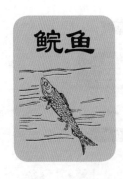

其性舒缓，所以叫鲩、叫鳗，俗名草鱼，因为它喜吃草。

【集解】李时珍说：草鱼形体长而身体圆，肉厚而松，像青鱼，有青、白两种颜色，白色的味道好。

■草鱼肉

【性味】味甘，性温，无毒。

李鹏飞说：能发各种疮。

【主治】暖胃和中。

鳞部 | 鱼类

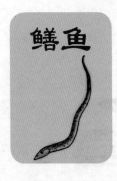

【释名】又名黄鳝。因为它的腹部是黄色的，所以人们又称之为黄鳝。

【集解】韩保昇说：鳝鱼生长在河边的泥洞中，像鳗鲡但形体细长，也像蛇，但没有鳞，有青、黄两种颜色。

■鳝鱼肉

【性味】味甘，性大温，无毒。

【主治】补中益血，治疗有渗出的唇部湿疮。（《名医别录》）

补虚损。治妇人产后恶露淋漓，血气不调，消瘦，可止血，除腹中冷气肠鸣及湿痹气。（陈藏器）

善补气，妇人产后宜食。（朱震亨）

能补五脏，驱除十二经的风邪。（孟诜）

专贴一切冷漏、痔瘘、臁疮引虫。（李时珍）

■鳝鱼血

【主治】用来涂疥癣及痔瘘。（陈藏器）

治疗口眼歪斜，加少量麝香调匀，左边歪涂右边，右边歪涂左边，恢复正常后就洗去。又可用来涂治赤游风。（李时珍）

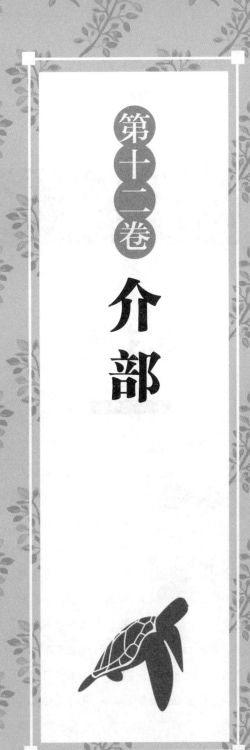

第十二巻 介部

李时珍说：介虫有很多，而以龟为长。龟是介虫中的灵长者。介物是圣世供馔之从不废者，更何况还可入药用。唐宋时期的本草都将介类混入虫鱼类，现将其分出，列为介部，分为龟鳖、蚌蛤两类。

龟鳖类

水龟

介部 | 龟鳖类

【释名】又名：玄衣督邮。

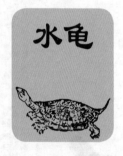

【集解】李时珍说：甲虫有三百六十种，而以神龟为首。龟的形态像离卦，神韵在坎卦。龟背隆起处有花纹与苍穹对应，龟板平坦与地相合。背阴向阳，头像蛇头，颈像龙颈，外甲内肉，肠属于首，通运任脉，肩宽腰粗。它属于卵生动物，喜欢蜷缩，用耳朵呼吸。雄龟与雌龟以尾交配。龟在春夏季节苏醒出洞，秋冬之际则藏在洞穴中休养，所以灵慧而且长寿。

■龟甲

【释名】又名：神屋、败龟板、败将、漏天机。

【集解】李时珍说：龟有龟王、龟相、龟将之分，主要是通过其腹部、背部的纹理来分辨。龟背部正中的直纹，叫千里。龟头的第一条横纹两边有斜纹与千里相接的是龟王。其他龟没有这个特征。据说占卜时帝王用龟王，文臣用龟相，武将用龟将，各有等级。

【性味】平，有毒。

【主治】下赤白、腹内包块、疟疾、痔疮、外阴溃烂、湿痹、四肢痿弱、小儿囟门不合。（《神农本草经》）

治惊恐、胸腹痛、不能久立、骨中寒热、伤寒劳复、肌体寒热欲死，用甲做汤饮服，效果良。烧灰，治小儿头疮、女子阴疮。（《名医别录》）

主久咳，断疟。（陶弘景）

壳：炙后研末用酒服，主风证腿脚无

力。（萧炳）

板：治血麻痹。（《日华诸家本草》）

烧灰，治脱肛。（甄权）

下甲：补阴，主阴血不足，活血化瘀，止血痢，续筋骨，治劳累过度、四肢无力。（朱震亨）

治腰脚酸痛，补心肾，益大肠，止久痢久泄。主难产，消痈肿。烧成灰后可敷治臁疮。（李时珍）

【附方】1.**补阴丸，治阴虚血弱**：取龟下甲（酒炙）、熟地黄（九蒸九晒）各六两，黄柏（盐水浸炒）、知母（酒炒）各四两，在石器内研为末，加猪脊髓和成梧桐子大的丸子，每次空腹服百丸，温酒下。2.**疟疾不止**：龟甲烧存性，研为末，每次用酒送服方寸匕。3.**小儿头疮**：用龟甲烧灰外敷。

■ **龟肉**

【性味】味甘、酸，性温，无毒。

陶弘景说：本品作羹食用大补，但因龟多神灵，所以不可轻杀。

【主治】用它酿酒，治风证四肢拘挛，或长期瘫痪。（苏恭）

煮来食用，能除湿痹、风痹、身肿、骨折。（孟诜）

治筋骨疼痛及长年寒嗽。止泻血、血痢。（李时珍）

【附方】1.**筋骨掩痛**：取乌龟一只，分作四脚，每次取一脚，加天花粉、枸杞子各一钱二分，雄黄五分，槐花三钱，水

一碗，煎服。2.**多年咳嗽不愈**：用生龟三只，照平常方法治净，去肠，加水五升，煮成三升，用来浸曲，酿秫米四升，按平常酿酒方法如制，待熟后，常饮服。

■ **龟血**

【性味】味咸，性寒，无毒。

【主治】外涂治脱肛。（甄权）

治跌打损伤，同酒饮用，并捣生龟肉外涂。（李时珍）

■ **龟胆汁**

【性味】味咸，性寒，无毒。

【主治】治痘疹后眼睛浮肿，睁不开，取龟胆汁点眼。（李时珍）

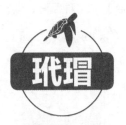

玳瑁

介部｜龟鳖类

【集解】陈藏器说：玳瑁生活在岭南海畔山水间。其大如扇，像龟，甲中有文。

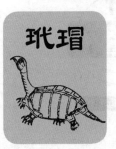

玳瑁

李时珍说：按范成大《虞衡志》中记载，玳瑁生活在海洋深处，外形像龟、鼋，但壳稍长，背上有甲十三片，黑白斑纹，相错而成。它的裙边有花，缺如锯齿。人

们用盐水养它，喂它小鱼。

【性味】味咸，性寒，无毒。

寇宗奭说：入药用生的，性味全。如经汤火，则不堪用，与生、熟犀一样。

【主治】解百药毒。（陈藏器）

破癥结，消病毒，止惊魂。（《日华诸家本草》）

疗心风、解烦热、行气血，利大小肠，功效与肉相同。（陈士良）

磨汁服，解蛊毒。（苏颂）

解痘毒，镇心神，治急惊，疗伤寒热结狂言。（李时珍）

■ 玳瑁肉

【性味】味甘，性平，无毒。

【主治】主各种风毒、逐邪热，去胸膈风痰，行气血，镇心神，利大小肠、通妇人经脉。（陈士良）

■ 玳瑁血

【主治】解各种药毒。（《开宝本草》）

鳖

介部 | 龟鳖类

【释名】又名：团鱼、神守、河伯从事。

【集解】李时珍说：鳖即甲鱼，可在水中和陆地生活，脊背隆起与胁相连，与

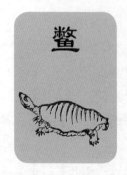

龟同类。甲壳的边缘有肉裙。所以说，龟的肉在甲壳内；鳖的甲壳在肉里，鳖没有耳，借助眼睛来代替耳。鳖在水中时，水面上有鳖吐出的泡沫，叫鳖津。人们根据此液来捕捉它。《类从》载，扬子鳄一叫，鳖就伏着不动。鳖又怕蚊子，活鳖被蚊子叮咬后即死，鳖甲又可用来熏蚊。这都是事物间的相互制约。

■ 鳖甲

【性味】味咸，性平，无毒。

徐之才说：恶矾石、理石。

【主治】治胸腹包块、积滞寒热，去痞块息肉、阴疮痔疮恶肉。（《神农本草经》）

疗温疟、血瘕腰痛、小儿胁下肿胀。（《名医别录》）

消宿食，治虚劳瘦弱，除骨热、骨节间劳热、结滞壅塞，能下气，止妇人漏下、赤白带下，能祛瘀血。（甄权）

能去血气，破恶血，堕胎，消疮肿肠痈及跌损瘀血。（《日华诸家本草》）

能补阴补气。（朱震亨）

治久疟、阴毒腹痛，食积劳伤，斑痘烦闷气喘，小儿惊痫，妇人经脉不通，难产，产后阴脱。男子阴疮石淋，还可收敛疮口。（李时珍）

【发明】鳖甲为厥阴肝经血分之药。

龟、鳖之类，功效各有侧重。鳖色青入肝，故所主的都是疟劳寒执、经水痈肿等厥阴血分之病。玳瑁色赤入心，故所主的都是心风惊热、伤寒狂乱、痘毒肿毒等少阴血分之病。秦龟色黄入脾，故所主的都是顽风湿痹等太阴血分之病。水龟色黑入肾，故所主的都是阴虚精弱、阴疟泻痢等少阴血分之病。介虫属阴类，所以都主阴经血分之病。

【附方】1. 老疟劳疟： 取鳖甲醋炙后研为末，用酒送服方寸匕。隔夜服一次，清早服一次，病发时服一次，加雄黄少许更有效。**2. 妇人漏下：** 取鳖甲醋炙后研为末，清酒送服方寸匕，一天二次。**3. 痈疽不敛：** 用鳖甲烧存性，研为末，掺敷患处。

■ 鳖肉

【性味】 味甘，性平，无毒。

李时珍说：有人说鳖性冷，有人说鳖性热。大概是鳖性本不热，人们在吃鳖的时候，放入的椒、姜等热物太多，而失其本性。鳖性畏葱及桑灰。凡吃鳖的人，宜取沙河中的小鳖，斩头去血，用桑灰汤煮熟，然后去掉骨甲换水再煮，加入葱、酱作羹膳食用。鳖胆味辣，破后放入汤中，可代替椒而辟腥气。李九华说：鳖肉主聚，鳖甲主散。吃鳖时，锉少许鳖甲入汤中同煮，则稍微平缓。又说，薄荷煮鳖对人体不好。这些都是人们所不知道的。

【主治】 补中益气。（《名医别录》）

治热气湿痹，腹内积热，和五味煮食，微有腹泻。（陈藏器）

妇人漏下、赤白带下、形体消瘦，宜常食用。（孟诜）

主妇人带下、血瘕腰痛。（《日华诸家本草》）

能去血热，补阴虚。（苏颂）

补阴。（朱震亨）

做肉羹食，治久痢，长胡须。做成丸服，治虚劳、脚气。（李时珍）

蟹

介部 | 龟鳖类

【释名】 又名：螃蟹、郭索、横行介士、无肠公子。雌的名：博带。

李时珍说：按傅肱《蟹谱》所载，蟹为水虫，故字从虫。蟹也属鱼，所以古文从鱼。因蟹横着行走，所以叫螃蟹；因它爬行时发出的声音，所以得郭索之名；因其外为骨，所以叫介士；因其内空，故名无肠。

【集解】 李时珍说：蟹是横行的甲虫，外刚内柔，像离卦。它骨眼蝉腹，脑袋像大虾，足像鲎鱼。蟹有两只螯和八只脚，都非常锋利，外壳脆硬，上面有十二星点。雄蟹脐长，雌蟹脐圆，腹中的蟹黄随季节而盈亏。蟹性浮躁，听到声音就口吐泡沫，至死才止。生活在流水中的蟹，色黑而带腥味；生活在死水中的，色黑红而有香气。《佛经》上说，蟹产子后就自己枯死。霜前的蟹有毒，霜后即将冬蛰的蟹味美、蟛蜞，大于蟛蟝，生活在池塘田中，有毒，吃后令人呕吐、腹泻。外形像蟛蜞但生活在沙穴中，见人便躲的，是沙狗，不能吃。像蟛蜞而生活在海中，涨潮时出洞穴窥视的，是望潮，可以食用。两只螯极小如石的，是蚌江，不能食。生活在溪涧石穴中，体小而壳坚硬色红的，是石蟹，山里人爱吃。另外，海中有红蟹，大而色红。还有一种能飞的飞蟹。善苑国有百足之蟹。海中有蟹大如铜钱，而服下又有小蟹像榆荚的，是蟹奴。寄生在蚌腹内的是蛎奴，又叫寄居蟹。这些蟹都不能食用。蟹腹中有虫像小木鳖子而色白的，不能吃，否则会引发各种反证。

寇宗叙说：捉蟹以农历八九月间为好。可趁蟹出穴观潮时捡拾，夜晚则可以持火照明而捕捉。此时的蟹最肥美。

【修治】李时珍说：蟹生烹、盐藏、糟收、酒浸或酱汁浸，都为佳品。但久放容易枯槁沙蚀，见灯光也易枯槁，遇椒容易腐烂。得皂荚或蒜及韶粉，可免沙。得白芷则蟹黄不散，与葱及五味子同煮食则颜色不变。

■蟹

【性味】味咸，性寒，有小毒。

寇宗奭说：蟹不能与柿子、荆芥同食，否则会发霍乱、动风，木香汁能解。

【主治】主胸中邪气，热络作痛，口眼歪斜，面部浮肿。能解漆毒。（《神农本草经》）

解结散血，愈漆疮，养筋益气。（《名医别录》）

能散诸热，治胃气，理经脉，消食。用醋蘸食，能利肢节，去五脏中烦闷气、益人。（孟诜）

产后腹痛瘀血不下的，取蟹同酒食；筋伤骨折的，将蟹生捣后炒烂贴在患处。（陈藏器）

■石蟹

【主治】捣烂后外敷疽疮，有效。（陈藏器）

■蟹壳

【主治】烧存性，用蜜调，可涂冻疮及蜂咬伤。用酒送服，可治疗妇人儿枕痛及血崩腹痛。能消积。（李时珍）

蛤蚌类

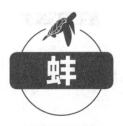

蚌

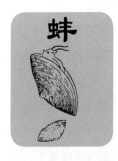

【释名】

李时珍说：蚌与蛤同类但形状不同。长的通常称蚌，圆的通常称蛤。所以蚌字从丰，蛤字从合，都是象形。

【集解】李时珍说：蚌的品种很多，现在江河湖泊里到处都有，而以洞庭湖和江沔尤其多。蚌，大的有七寸，形状如牡蛎；小的只有三四寸，像石决明。它的肉可供食用，壳可制成粉末。湖沔一带的人将其印成锭子出售，称为蚌粉，也叫蛤粉。古人则称其为蜃灰，用来装饰墙壁和封墓穴，就像现在用的石灰一样。

■ 蚌肉

【性味】味甘、咸，性冷，无毒。

寇宗奭说：性微冷，多食，会发风动冷气。

【主治】止渴除热，解酒毒，去目赤。（孟诜）

明目除湿，治妇女劳损下血。（陈藏器）

除烦，解热毒，止血崩、白带过多，治痔瘘，压丹石药毒。将黄连末放入蚌中取汁，点眼，可治眼红肿、视物不明。（《日华诸家本草》）

能除热止渴，解酒毒，清肝热，明目除湿。能治妇女劳损下血、白带过多、痔瘘，解丹石毒。放入黄连末取汁，点眼，可治耳眼红肿，视物不明。

■ 蚌粉

【性味】性寒，无毒。

【主治】治各种疳积，能止痢、止呕吐呃逆。用醋调蚌粉，外涂治痈肿。（《日华诸家本草》）

治反胃，心胸痰饮，用米汤送服。（陈藏器）

能解热燥湿，化痰消积，止白浊、带下、痢疾，除湿肿水嗽，可明目，还可外搽治阴疮、湿疮、痱痒。（李时珍）

【附方】1. **痰饮咳嗽**：取蚌粉在新瓦上炒红，加青黛少许，用淡齑水滴入麻油数点调服二钱。2. **痈疽赤肿**：用米醋调蚌粉涂搽，药干即换。

蚬

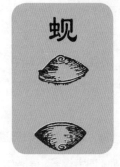

【释名】

又名：扁螺。

【集解】陈藏器说：蚬到处都有。蚬体小如蚌，为黑色。

李时珍说：溪湖中大多都有蚬。它的种类也很多，大小厚薄不一。渔人多食用。

■蚬肉

【性味】味甘、咸，性冷，无毒。

【主治】治流行病，能开胃，压丹石毒及疗疮，除湿气，通乳汁，糟腌、煮食都很好。将生肉浸过取汁，可以用来洗疗疮。（苏恭）

除暴热，明目，利小便，治热气脚气湿毒，能解酒毒、目黄。浸汁服，治消渴。（《日华诸家本草》）

取生蚬浸水，用来洗痘痈，不留瘢痕。（李时珍）

牡蛎

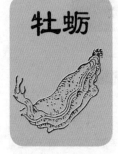

【释名】

又名：牡蛤、蛎蛤、古贲、蠔。

李时珍说：蛤蚌类生物，有胎生和卵生两种形式。唯此物只有雄的，没有雌的，故得牡蛎之名。叫蛎，是形容它粗大。

【集解】苏颂说：现在海边都有牡蛎，尤其以东海、南海为多。牡蛎都附石而生，像房子一样相连，称为蛎房。晋安人叫它这蠔菁。刚生长时只有拳头大小，逐渐向四面生长，可长到一两丈长，漫布于岩石之上，像山一样，俗称蠔山。每一房内有肉一块，大房如马蹄，小房像人的手指头。涨潮的时候，每个房门都打开，若有小虫进入，则合上房门，以充饥。渔民得到它后多凿开蛎房，用烈火烧，挑出房中的肉食用，味道鲜美且益人，是珍贵的海味。

李时珍说：南海人用蛎房砌墙，用煅烧的灰粉刷墙壁，吃牡蛎肉。他们叫牡蛎肉为蛎黄。

【性味】味咸，性平、微寒，无毒。

徐之才说：与贝母相使。与甘草、牛

膝、远志、蛇床子配用为好。恶麻黄、辛夷、吴茱萸。

【主治】 治伤寒寒热、温疟，除筋脉拘挛，疗女子带下赤白。（《神农本草经》）

除留滞于骨节、荣卫之间的热邪，疗虚热、心中烦满疼痛气结。能止汗止渴，除瘀血，治泄精，涩大小肠，止大小便频繁。还能治喉痹、咳嗽、胸胁下痞热。（《名医别录》）

将其做成粉擦身，止大人、小孩盗汗。与麻黄根、蛇床子、干姜制成粉，可治阴虚盗汗。（陈藏器）

治男子虚劳，能补肾安神、去烦热，疗小儿惊痫。（李珣）

去胁下坚满，瘰疬，一切疮肿。（王好古）

能化痰软坚，清热除湿，止心脾气痛，下痢，白浊，治疝瘕积块，疟疾。（李时珍）

【附方】 1.**疟疾寒热**：取牡蛎粉、杜仲等份，研为末，加蜜做成梧桐子大的丸子，每次用温水送服五十丸。2.**虚劳盗汗**：取牡蛎粉、麻黄根、黄芪等份，研末。每次取二钱，加水一盏，煎成七分，温服，一日一次。3.**梦遗便溏**：将牡蛎粉加醋、糊做成如梧桐子大的丸子，每次用米汤送服三十丸，一天两次。

■ 牡蛎肉

【性味】 味甘，性温，无毒。

【主治】 煮食，治虚损，调中，解丹毒，疗妇人血气，用姜、醋拌来生吃，治丹毒，酒后烦热，能止渴。（陈藏器）

炙食味道很好，还可以美容。（苏颂）

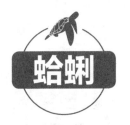

蛤蜊

介部｜蛤蚌类

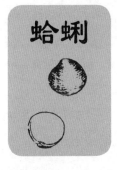

【释名】

李时珍说：此物是蛤类中对人体有利的，故名。

【集解】 汪机说：蛤蜊生长在东南沿海，白壳紫唇，大约二三寸。福建、浙江人用它的肉充海味，也用酱、醋、糟藏后食用。它的壳火煅做粉，叫作蛤蜊粉。

■ 蛤蜊肉

【性味】 味咸，性冷，无毒。

【主治】 润五脏，止消渴，开胃。治寒热引起的结胀，妇人瘀血，宜煮来食用。（刘禹锡）

煮来食用，能醒酒。（陶弘景）

■ 蛤蜊粉

【释名】 又名：海蛤粉。

【性味】 味咸，性寒，无毒。

【主治】 主热痰、湿痰、老痰、顽痰、

疝气、小便白浊、白带过多。与香附末、姜汁调服，止心痛。（朱震亨）

能清热利湿，化痰饮，定喘嗽，止呕吐，消浮肿，利小便，止遗精、白浊、疗心脾疼痛，化积块、解结气、消瘰核，散肿毒，治妇人血病。用油调匀可涂烫火伤。（李时珍）

【发明】朱震亨说：蛤粉能除能消，能软能燥。

王好古说：蛤粉为肾经血分之药，故主湿嗽肾滑等疾病。

【附方】**白浊遗精，用真珠粉丸**：取蛤蜊粉（煅）一斤，黄柏（新瓦炒过）一斤，同研末，滴水做成梧桐子大的丸子，每次空腹服一百丸，温酒送下，一天二次。

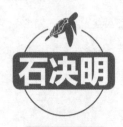

石决明

介部 | 蛤蚌类

【释名】又名：九孔螺。壳名：千里光。

李时珍说：称决明、千里光，是说它的功效；称九孔螺，是以其外形命名。

【集解】寇宗奭说：登州、莱州海边盛产石决明。人们采其肉或将干的石决明入菜，石决明的肉壳都可用。

李时珍说：石决明形长如小蚌但略扁，表皮很粗，有杂乱的细孔，内部则光滑，背侧有一行整齐的小孔，像人工穿成的一样。石决明生长在石崖顶上的，渔人泅水过去，乘其不备就能轻易取到，否则它紧粘在石屋上，难以剥脱。江浙人以糟决明、酒蛤蜊当作美食。

■ 石决明壳

【性味】味咸，性平，无毒。

寇宗奭说：石决明肉的功效与壳相间。

【主治】治目生翳障、青盲。（《名医别录》）

除肝肺风热，青盲内障，骨蒸牢极。（李珣）

通五淋。（李时珍）

【附方】**1. 畏光**：取石决明、黄菊花、甘草各一钱，水煎，待冷后服。**2. 青盲、雀目**：取石决明一两（烧存性）、苍术三两（去皮），同研末，每次取三钱，放入切开的猪肝中，将猪肝扎好，加水用砂罐煮熟，趁热熏目，待转温后，食肝饮汁。

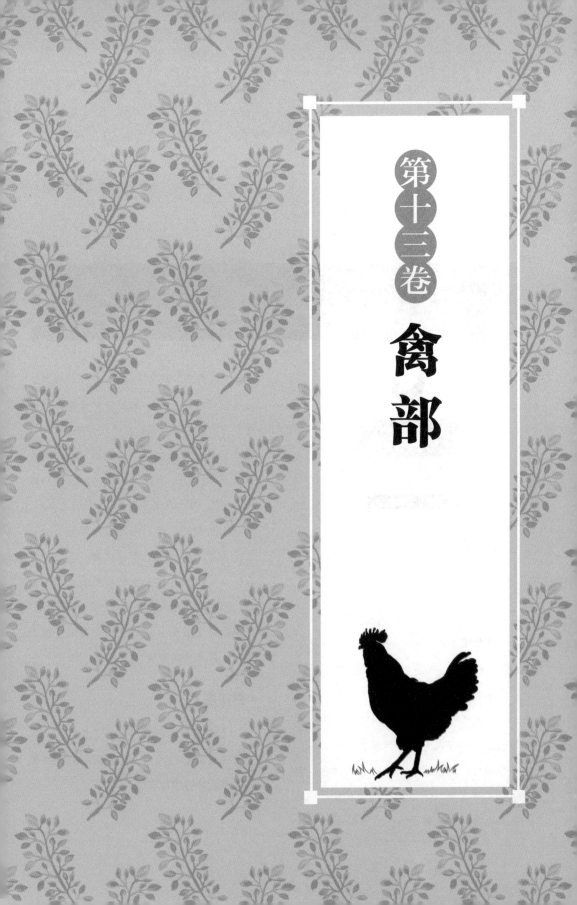

第十三卷

禽部

李时珍说：有两足及翅膀的叫禽。师旷在《禽经》中说，羽虫类有三百六十种，它们的羽毛与四季协调，颜色与五方相合。山禽栖息在岩石上，原野之鸟居住在陆地上，林鸟在早晨啼鸣，水鸟则在夜晚鸣叫。山禽喙短而尾长，水禽则喙长而尾短。《礼记》上说，天产物为阳。羽类则为阳中之阳，大抵多养阳。于是汇集了可供食用、药用及毒性清楚的禽鸟，列为禽部，分为水禽、原禽、林禽、山禽四类。

水禽类

鹤

禽部 | 水禽类

【释名】 又名：仙禽、胎禽。

李时珍说：鹤字，篆文像翘首短尾的形状。也有人说是因其羽毛洁白而得名。世人认为鹤不是卵生的，这是错误的。

【集解】 掌禹锡说：鹤有黑色、黄色、白色和灰白色，入药用白色的最好。

李时珍说：鹤比鹳大，长三尺，高三尺多，喙长四寸，头顶、眼睛是红色，颊部色红，脚部色青，颈部修长，尾巴短，膝部粗大，爪指纤细。鹤羽毛为白色，翅膀和尾部有的羽毛为黑色，也有灰色、苍白色的。它常常半夜鸣叫，声音高亢直冲云霄。雄鹤在上风鸣叫，雌鹤在下风鸣叫，通过声音寻配而孕。它能吞食毒蛇，闻到降真香的烟味则降落，粪能化作石头。《相鹤经》上说，鹤为阳鸟，游于阴处，它生活在沙滩河流，不在林间栖息。生后两年脱落子毛，换上有黑点的毛，三年后可产卵，再过七年羽翼丰满，又过七年才能搏击长天，再过七年会和着节拍跳舞，又过七年后鸣声可以合音律，再过七年后则羽毛脱落，长出雪白或漆黑的毛。又按俞琰所说，龟鹤能通运任脉，所以长寿。用鹤骨做的笛子，声音特别清远。

■ 白鹤血

【性味】 味咸，性平，无毒。

【主治】 益气力，补虚乏，祛风益肺。（《嘉佑补注本草》）

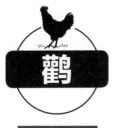

鹳

禽部｜水禽类

【释名】又名：皂君、负釜、黑尻。

李时珍说：鹳字，篆文为象形字。它的背和尾部为黑色，所以陆机《诗义疏》中有皂君等名字。

【集解】陶弘景说：鹳有两种，像鹳而在树上筑巢的叫白鹳，毛色黑、颈项屈曲的为乌鹳。现在多用白鹳。

寇宗奭说：鹳身形如鹤，但头顶不是红色，项部没有乌带而且不喜欢鸣叫，只是用喙相击而鸣。鹳多在楼殿上筑巢。

李时珍说：鹳像鹳但顶部不红，鹳颈长喙红，毛色灰白，翅膀和尾巴都是黑色。鹳多在高树上筑巢，起飞时立冲云霄仰天鸣号定会下雨。它们孵卵时就隐藏起来，也有人说是发出吵闹声。

■ 鹳骨

【性味】味甘，性大寒，无毒。

陈藏器说：有小毒，如加入沐汤中用来洗头，会令头发脱尽，不能再生。又能杀树木。

【主治】主鬼蛊各种痉毒，传染病及心腹疼痛。（《名医别录》）

鹅

禽部｜水禽类

【释名】又名：家雁、舒雁。

李时珍说：鹅的叫声，像在叫自己。江东把鹅叫舒雁，因它像雁但行动迟缓。

【集解】李时珍说：江淮以南的地方，人们多饲养鹅。它有灰、白两种颜色，还有一种体大有胡下垂的。鹅长着绿眼睛，黄嘴，红脚掌，夜晚鸣叫与更声相应。它能吃蛇及蚯蚓，制毒虫，所以养鹅可避虫蛇。

■ 鹅肉

【性味】味甘，性平，无毒。

李鹏飞说：嫩鹅肉有毒，老鹅的肉适于食用。

【主治】利五脏。（《名医别录》）

解五脏热邪，服丹石药的人适宜食用。（孟诜）

煮汤喝，治消渴。（陈藏器）

【发明】李时珍说：鹅气味俱厚，能发发疮，用火熏的尤其毒。

■ 鹅血

【性味】味咸，性平，微毒。

【主治】解药毒。（李时珍）

■ 鹅胆

【性味】味苦，性寒，无毒。

【主治】解热毒及痔疮初起，用鹅胆频频涂抹，自消。（李时珍）

■ 掌上黄皮

【主治】烧过研末，外搽，治脚趾缝湿烂。焙后研末，用油调，外涂治冻疮。

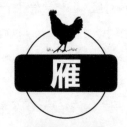

雁

禽部 | 水禽类

【释名】又名：鸿。

【集解】苏恭说：雁为阳性鸟，与燕子往来相反，冬天南飞，夏天到北方繁殖。

李时珍说：雁外形像鹅，也有苍、白两种颜色。现在的人以白而小的为雁，大的叫鸿，苍白色的为野鹅，也叫䴚鹅。雁有四德：寒冷时则自北向南飞，止于衡阳，热时则自南向北飞，归于雁门，此为守信；雁飞行时有序，前鸣后和，此为礼节；雁失偶后则不再交配，此为守其贞节；雁在夜晚群集休息，留一雁作巡警，白天则口衔芦草以躲避射击它的凶器，此为智慧。但雁有一愚，容易被人诱捕，捕雁的人常豢养它作为诱饵去引诱同类。雁儿从南向北飞时消瘦不可吃，从北向南飞时肉肥，

可以捕食。

■ 雁肉

【性味】味甘，性平，无毒。

孙思邈说：七月不要吃雁，否则会伤人神。

【主治】主中风麻痹，长期食用，能补气，壮筋骨。（《日华诸家本草》）

利脏腑，解丹石毒。

■ 雁骨

【主治】烧成灰和淘米水洗头，可以生发。（孟诜）

鹄
（天鹅）

禽部 | 水禽类

【释名】又名：天鹅。

李时珍说：据师旷《禽经》上所说"鹄鸣哠哠"，所以称为鹄。吴僧赞宁说，凡是大的事物，都以天命名。天，大的意思。所以天鹅名字的意义，大概与此相同。

【集解】李时珍说：鹄比雁大，羽毛洁白有光泽，飞得很高很远，也善步行。另外，也有黄鹄、丹鹄，湖、海、长江、汉水之间都有。它的皮毛可做衣服等，叫作天鹅绒。

■ 天鹅肉

【性味】味甘，性平，无毒。

【主治】腌炙后食用，益人气力，利脏腑。（李时珍）

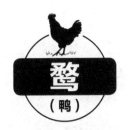

鹜
（鸭）

禽部｜水禽类

【释名】又名：鸭、舒凫、家凫。

李时珍说：鹜（音木）通木。鹜性质朴，而无他心。所以百姓常以它为礼品。《禽经》上说"鸭鸣呷呷"，其名根据其叫声而来。凫能高飞，而鸭舒缓不能飞，所以叫舒凫。

【集解】李时珍说：《格物论》上说，鸭，雄的为绿头，翅膀上有纹理，雌的为黄斑色。也有纯黑色和纯白色的，还有毛白而骨黑的，入药食用更佳。雄鸭不会鸣叫，雌鸭才会叫。重阳节过后鸭子肉肥味美。清明后鸭产卵则肉少不丰满。如果没有母鸭孵鸭蛋，也可以用牛粪孵鸭蛋。

■ 鸭肉

【性味】味甘，性冷，微毒。

孟诜说：白鸭肉最好，黑鸭肉有毒，易损伤中焦致中焦虚寒。

吴瑞说：肠风下血的人不能吃。

李时珍说：嫩鸭毒，老鸭好。

【主治】补虚除客热，调和脏腑，通利水道，疗小儿惊痫。（《名医别录》）

解丹毒，止热痢。（《日华诸家本草》）

治头生疮肿。将鸭肉和葱、豆豉同煮，除心中烦热。（孟诜）

■ 鸭胆

【性味】味苦、辛，性寒，无毒。

【主治】用来涂痔核，效果好。也可以用来点赤目初起。（李时珍）

■ 鸭肫衣

【主治】各种骨鲠喉，取其炙后研末，用水送服一钱，有消食导滞的作用。（李时珍）

■ 鸭卵（鸭蛋）

【性味】味甘、咸，性微寒，无毒。

孟诜说：吃多了会损伤阳气，令人气短背闷。小孩多食会导致下肢乏力。用盐藏后食用，好。

陶弘景说：不能与鳖肉、李子一起吃，对人不好。

【主治】治疗心腹胸膈热邪。（《日华诸家本草》）

原禽类

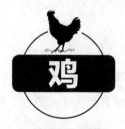

鸡

禽部 | 原禽类

【释名】又名：烛夜。

李时珍说：按徐铉所说，鸡为稽，能报时辰。《广志》说，大的叫蜀，小的叫荆，幼鸡叫鷇。梵书上把鸡叫鸠七咤。

【集解】李时珍说：鸡的种类非常多，各地所产的鸡，大小、形态、颜色都不相同。朝鲜有一种长尾鸡，尾巴长三四尺。辽阳有一种食鸡，一种角鸡，肉味比其他的鸡更肥美。南越有一种长鸣鸡，不分昼夜鸣啼。南海有一种石鸡，潮水一涨就啼叫。四川有一种鸊鸡，楚中有一种伧鸡，身高都约三四尺。江南则有一种矮鸡，脚长才二寸左右。鸡属巽卦，在星与昴相应。如果一家人的鸡无故地集体鸣叫，称为荒鸡，为不祥之兆。如果黄昏时只有一只鸡鸣叫，叫座啼，预示这户人家吉星高照。老鸡能发出像人一样的声音，或母鸡或公鸣，或雄鸡产蛋的，这样的鸡要杀掉。

■丹雄鸡肉

【性味】味甘，性微温，无毒。

【主治】治妇人崩中漏下，能补虚温中。（《神农本草经》）

治疗疮疡溃烂久不愈。（《名医别录》）

能补肺。（孙思邈）

【发明】李时珍说：鸡虽然属木，但丹雄鸡得离火阴阳之象，白雄鸡得庚金太白之象，所以宜于辟恶邪；乌雄鸡属木，乌雌鸡属水所以孕、产妇适宜；黄雌鸡属土，所以适宜养脾胃；而乌骨鸡又得水木的清气，所以虚热的人适宜，都各从其类。

■黄雌鸡肉

【性味】味甘，酸、咸，性平，无毒。

【主治】主伤中，消渴，小便频数而不禁，泄泻痢疾，能补益五脏，续绝伤，疗五劳，益气力。（《名医别录》）

可治劳劣，添髓补精，助阳气，暖小肠，止泄精，补水气。（《日华诸家本草》）

治产后虚羸，煮汤煎药服，效果好。（李时珍）

■乌骨鸡

【性味】味甘，性平，无毒。

【主治】补虚劳羸弱，治消渴、心腹疼痛，对产妇有益，能治疗妇人崩中带下，一切虚损病，以及大人小孩下痢噤口，都取乌骨鸡煮汤饮汁，也可以捣和成丸药。（李时珍）

【发明】李时珍说：乌骨鸡有白毛的，有黑毛的，有斑毛的，也有骨和肉都是乌的，还有肉白骨乌的，只要看鸡舌是黑的，则这种鸡便骨肉都乌，入药最好。乌骨鸡禀受了水木的精气，所以患肝、肾、血病的人适宜食用。方法是，男子用母鸡，女子用公鸡。妇人药方中有乌鸡丸，可治妇科百病。这种药丸的制作，是将鸡煮烂后和药，或将鸡连同骨一起研细使用。

【附方】**赤白带下**：取白果、莲肉、江米各五钱，胡椒一钱，均研为末。取乌骨鸡一只，治净，在鸡腹中装入药末，煮熟，空腹食用。

■ 鸡冠血（三年雄鸡的好）

【性味】味咸，性平，无毒。

【主治】乌鸡的鸡冠血，主乳汁不通。（《名医别录》）

丹鸡的鸡冠血，可治白癜风。（《日华诸家本草》）

能疗经络间风热。用来涂面颊，治口歪不正。还能用来涂治各种疮癣，解蜈蚣、蜘蛛毒。（李时珍）

■ 鸡肝

【性味】味甘、苦，性温，无毒。

李时珍说：肝有微毒。《内经》上说"吃鸡去肝"，是认为肝对人不利。

■ 鸡内金（脆胫里面的黄皮）

【性味】味甘，性平，无毒。

【主治】治泄泻下痢。（《神农本草经》）

疗小便频数，能除热止烦。（《名医别录》）

止遗精、尿血、崩中带下、肠风泻血。（《日华诸家本草》）

能消食和胃。治小儿食疟，疗大人淋漓反胃，能消酒积，主喉闭乳蛾，一切口疮，牙疳诸疮。（李时珍）

【附方】**1. 噤口痢疾**：鸡内金焙过，研为末，汁送服。**2. 一切口疮**：用鸡内金烧灰敷涂。

■ 鸡蛋（黄雌鸡的最好，乌雌鸡的次之）

【性味】味甘，性平，无毒。

【集解】张鼎说：鸡蛋不宜多吃，多吃使人腹鸣、动风气。与葱、蒜同吃，使人气短；同韭子吃，成风痛；与鳖肉同吃，损人；与獭肉吃，成遁尸；与兔肉吃，使人泻痢。

李时珍说：小儿患痘疹时，忌吃鸡蛋，也不要闻煎食的气味，否则会生翳膜。

【主治】镇心，安五脏，止惊安胎，治孕妇急性热病，男子阴囊湿痒，能治声音嘶哑，用醋煮食，治赤白久痢及产后虚痢。用广粉同蛋炒干，止疳痢及妇人阴疮。

与豆淋酒同服，治风邪引起的麻痹，用醋浸泡使蛋坏，可用来敷疵。作酒服，可止产后血晕，能温肾，缩小便，止耳鸣。(《日华诸家本草》)

【附方】**1. 身面肿满**：用鸡蛋黄、蛋白相和，涂肿处，干了再涂。**2. 妇人白带**：用酒及艾叶煮鸡蛋，每天食用。

▪ 鸡蛋清

【性味】味甘，性微寒，无毒。

【主治】蛋清与赤小豆末调和，用来涂一切热毒、丹肿、腮痛，有神效。冬月新生的蛋，取蛋清用酒浸，密封七天后取出，每天晚上用来涂脸，可除面上黑块与疮疔，有美容作用。（李时珍）

【附方】**汤火烧灼**：用鸡蛋清调酒勤洗痛处，忌发物。或者将其生敷也可以。

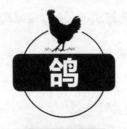

鸽

禽部 | 原禽类

【释名】又名：鹁鸽、飞奴。

李时珍说：鸽性淫而易交合，故名。鹁是它叫声。张九龄以鸽传书，所以也叫飞奴。梵书中称其为迦布德迦。

【集解】寇宗奭说：鸽羽毛的颜色在禽类中是最多的，但只有白鸽入药。鸟类绝大多数是雄性骑在雌性身上，唯独鸽是雌性骑在雄性身上。

李时珍说：各地的人们都饲养鸽子，也有野鸽。鸽的品种虽然很多，但其羽毛的颜色不外乎青、白、皂、绿、鹊斑这几种。鸽的眼睛有大有小，颜色有黄，有红，有绿。

▪ 白鸽肉

【性味】味咸，性平，无毒。

【主治】解各种药毒以及人、马久患疮疥。(《嘉裕补注本草》)

能调精益气，治恶疮疥癣，风瘙白癜，疬疡风，炒熟与酒同服，虽然其对人有益，但吃多了恐减药力。

雀

禽部 | 原禽类

【释名】又名：瓦雀、宾雀。

李时珍说：雀是短尾巴的小鸟，故字从小，从隹。隹（音锥），指鸟的短尾巴。雀栖宿在屋檐和瓦之间，有的还栖息在台阶的边缘，如同宾客，所以称它瓦雀、宾雀，也叫嘉宾。俗呼老而斑的为麻雀，个小而口黄的为黄雀。

【集解】李时珍说：雀，到处都有。它的羽毛为褐色且有斑点，下颌和嘴都是黑色，头形像独蒜，眼睛像大的辣椒。雀的尾巴长约二寸，脚爪是黄白色，只会跳跃，不会行走。它的眼睛在晚上看不见东西。雀蛋有斑点。个小的叫黄雀，八九月份间，成群结队在田间飞翔。黄雀很肥壮，背部有一层脂肪，如同披了棉衣。雀肉可以烤来吃，油炸后味道更好。

■ 雀肉

【性味】味甘，性温，无毒。

陶弘景说：雀肉不可与李、酱同食。凡服白术的人也忌食用。

【主治】能壮阳益气，暖腰膝，缩小便，治血崩带下。（《日华诸家本草》）

【附方】**补益老人，治老人脏腑虚损赢瘦，阳气衰弱**：用雀儿五只，治净，炒熟，加酒一合，稍煮一会，再加水二盏半、粟米一合、葱白三根，同煮粥食用。

禽部｜原禽类

【释名】又名：乙鸟、玄鸟、鸷鸟、鹔鹴、游波、天女。

李时珍说：燕是篆文的象形字。乙鸟是以它的叫声命名。玄鸟是以它的颜色命名。鹰鹃捕食了它就会死。燕又能制东海的青鹴，故有鸷鸟之名。它能兴波祈雨，所以有游波之号。京房说，人见到白燕，会生贵女，所以燕有天女的名称。

【集解】李时珍说：燕大小如雀而身长，口小而尖，颔大，翅薄且尾有分叉。燕在春天飞来，秋天飞走。它来时衔泥在屋檐下筑巢，飞走后在南方的洞穴中藏身。

■ 燕肉

【性味】味酸，性平，有毒。

禽部｜原禽类

【释名】又名：斑佳、锦鸠、鹁鸠、祝鸠。

【集解】寇宗奭说：斑鸠有斑的，有无斑的，有灰色的，有大的，有小的。

李时珍说：一般体小而灰色的，以及大而如梨花样斑点的，并不善于鸣叫。只有项下有珍珠样斑点的，声音大而且能鸣叫。斑鸠性情温和，不善于做巢，它产的卵往往会从巢中落下俩。

■ 斑鸠肉

【性味】味甘，性平，无毒。

【主治】明目，久吃可益气，助阴阳。（《嘉裕补注本草》）

久病虚损的人食用，有补益作用。（寇宗奭）

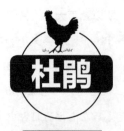

杜鹃

禽部 | 原禽类

【释名】又名：杜宇、子规、催归、思归、怨鸟、周燕、阳雀。

李时珍说：蜀人看到鹃鸟就思念杜宇，故名杜鹃。子规、催归等名称，都是因其叫声而得名，因各地的方言不同而有不同的叫法。杜鹃鸣叫的声音像"不如归去"。

【集解】李时珍说：杜鹃生活在四川，现在南方也有。它的外形像雀、鹞，但毛色很黑而无光泽，嘴红，头顶有小冠。它在暮春就开始鸣叫，通宵达旦，鸣叫时总是朝向北方。到夏天，杜鹃鸣叫声更甚，昼夜不止，声音凄凉，极其哀切。种田的人根据它的叫声来安排农事。它以虫为主食，不会做巢，依靠其他鸟的巢来产卵孵子，冬天则躲藏起来。

■杜鹃肉

【性味】味甘，性平，无毒。

【主治】疮瘘有虫，将杜鹃肉切成薄片烤热外贴。（李时珍）

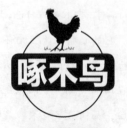

啄木鸟

禽部 | 林禽类

【释名】又名：斫木、鴷。

李时珍说：此鸟能啄破树木而食树中蛀虫，故名啄木鸟。

【集解】掌禹锡说：《异物志》上说，啄木鸟有大有小，褐色的是雌鸟，有斑点的是雄鸟，能啄木食虫。

李时珍说：小的啄木鸟像雀，大的则像乌鸦，面部粉红如桃花，嘴、脚都是青色的。它的爪非常坚硬，嘴锋利如锥，有几寸长。其舌头比嘴长，舌尖有针刺，用嘴啄得虫后，再用舌头钩出后吃掉。

■啄木鸟肉

【性味】味甘，性平，无毒。

【主治】治疗痔疮、牙病及龋齿。

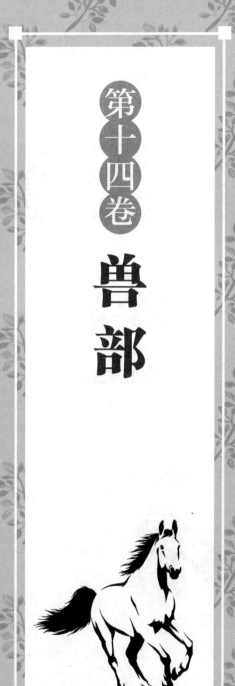

第十四卷

兽部

李时珍说：兽是有四条腿而且周身长毛的动物的总称，产于地。家养的则称为畜。《素问》中说：五畜对人有益……各物的性质、功用都不相同，人们在使用时要慎重，而不是只知道它们的名称就行了。于是集中诸兽中可供膳食、药物、衣饰的为兽部，分为畜、兽、鼠、寓和怪五类。

畜类

猪

兽部 | 畜类

【释名】又名：豕、豚、豭（音加，雄性）、彘（音滞，雌性）、豶（音坟，阉割后的）。

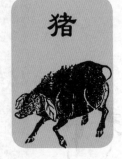

李时珍说：按许慎《说文解字》中记载：豕字像周身有毛，长脚而后面有尾巴的样子。

苏颂说：按扬雄《方言》所说：“燕、朝鲜之间叫猪为豭；关西称之为彘，或者叫豕；南楚叫豨；吴扬之间叫猪子。”虽然叫法不同，其实说的都是同一种动物。《礼记》中称它为刚鬣。崔豹的《古今注》还称它为参军。

【集解】苏颂说：大凡猪都骨细、少筋、多油，大的有百斤多重。猪的食物单一，很易于畜养、生长、繁殖。

李时珍说：各处都畜养猪，但地方不同，猪也各有不同。青兖、徐淮的猪，耳朵大；燕冀的猪，皮厚；梁雍的猪，四肢短；辽东的猪，头毛白；江南的猪耳朵小，叫江猪；岭南的猪，皮毛纯白而且很肥。猪受孕四个月左右出生，在畜类中与五行中的水相对应，在八卦中与坎卦相对应，在禽兽中相应于室星。

■猪肉

【性味】味苦，性微寒，有小毒。

李时珍说：北猪味薄，煮后汤汁清；南猪味厚，煮后汤汁浓，毒性尤其大。入药用纯黑公猪。凡是母猪、病猪、黄膘猪、米猪，都不可以吃。黄膘猪煮后汤汁发黄，米猪肉中有虫卵。猪肉反乌梅、桔梗、黄连、胡黄连，与这些同食，令人泻利。还与苍耳相反，同食令人动风。猪肉与荞麦同食，会使人毛发脱落，患风病；与葵菜一起吃，使人少气；与白花菜、吴茱萸一起吃，会发痔疾；与胡荽一起吃，会使腹内脐溃烂；与牛肉同食，使人生虫；与羊肝、鸡蛋、鲫鱼、豆黄同食，使人滞气；与龟、鳖肉同食，会伤人。凡是煮猪肉时，加入枣夹子、桑白皮、高良姜、黄蜡，则不致发风气；用旧篱篾烧火煮，容易煮熟。

▪ 脂膏

【修治】李时珍说：凝结的叫脂、肪，未凝结的叫膏、油，腊月炼净收用。

【性味】味甘，性微寒，无毒。

【主治】可用来煎膏药，可解斑蝥、芫青毒。（《名医别录》）

解地胆、亭长、野葛、硫黄等毒，也可解各种肝的毒性。利肠胃，通小便。除五痔水肿，生毛发。（李时珍）

破冷结，散瘀血。（孙思邈）

利血脉，散风热，润肺。入膏药，主治各种疮。（苏颂）

杀虫，治皮肤病，外涂治恶疮。（《日华诸家本草》）

治疗痈疽。（苏恭）

能滋养皮肤，用作手膏涂手，可使皮肤不皲裂。（陶弘景）

【附方】1. 大小便不通：用猪脂、姜汁各二升，微火煎至二升，加酒五合同煎，分次服。2. 手足皲破：取猪脂化热酒中擦洗。3. 口疮塞咽：取猪膏、白蜜各一斤，黄连末一两，合煎取汁，熬浓。每次服枣大一点，

一日五次。4. 疥疮有虫：用猪膏煎芫花，外涂。5. 鼠瘘瘰疬：用猪膏淹生地黄，煎沸六七次，凉后涂患处。

▪ 猪脑

【性味】味甘，性寒，有毒。

李时珍说：《礼记》上说：吃猪时应去掉脑。孙思邈《食忌》说：猪脑损男子阳道，临房时不能行事，酒后尤其不能吃。《延寿书》上也说：现在的人用盐酒吃猪脑，实在是自引贼邪害自己的身体。

【主治】治痈肿，将其涂在纸上贴患处，待纸干则换。治疗手足皲裂出血，用酒化猪脑涂抹患处。

▪ 猪髓

【性味】味甘，性寒，无毒。

【主治】外涂，治小儿解颅、头疮以及脐肿、眉疮。服用，能补骨髓，益虚劳。（李时珍）

▪ 猪血

【性味】味咸，性平，无毒。

李时珍说：服用地黄、何首乌等各种补药的人忌食，据说能损阳。与黄豆同吃，会滞气。

【主治】生血：疗贲豚暴气以及海外瘴气。（《日华诸家本草》）

疗中风绝伤，头痛眩晕及淋漓。（苏恭）

下身突然出血不止，用清酒合猪血炒

271

食。（孙思邈）

可压丹石，解诸毒。（吴瑞）

■ 猪心

【性味】味甘、咸，性平，无毒。

苏颂说：多吃会耗心气，更不可与吴茱萸同食。

【主治】疗惊邪忧愤。（《名医别录》）

治虚悸气逆，妇人产后中风，血气惊恐。（孙思邈）

补养血亏，虚劣。（苏颂）

【附方】**心虚自汗失眠**：取公猪心一个，带血剖开，放入人参、当归各二两，扎定后煮熟，去药后食。不过数服即愈。

■ 猪肝

【性味】味苦，性温，无毒。

李时珍说：《延寿书》上说：猪临杀时，惊恐之气入心，绝气则归肝脏，都不可多吃，会伤人。

【主治】治小儿惊痫。（苏恭）

补肝明目，治疗肝虚浮肿。（李时珍）

【附方】**水肿尿涩**：取猪肝尖三块、绿豆四撮、陈仓米一合，同水煮粥吃，毒从小便排出。

■ 猪脾（俗名联贴）

【性味】味涩，性平，无毒。

孙思邈说：六畜的脾，人一生都不要吃。

【主治】治脾胃虚弱，同陈橘红、人参、生姜、葱白、陈米煮羹食。（苏颂）

■ 猪肾（俗名腰子）

【性味】味咸，性冷，无毒。

《日华诸家本草》载：猪肾虽然补肾，但久食则令人少子。

孟诜说：久食，伤肾。

【主治】主理肾气，通膀胱。（《名医别录》）

补虚壮气，消积滞。（苏颂）

治食生冷食物引起的腹泻。（孙思邈）

止消渴，治产劳虚汗，下痢崩中。（李时珍）

【发明】李时珍说：猪肾性寒，不能补命门精气。方药所用，只是借其引导而已。《名医别录》中的理、通二字最合理。肾有虚热的人，适宜食猪肾。如果是肾气虚寒的人，则不适宜吃。现在的人不了解其中的差异，往往吃猪肾加以补养，不可不慎。

【附方】**1. 肾虚遗精，盗汗**：取猪肾一个，切开去膜，填入附子末一钱，用湿纸裹好，煨熟，空腹食用，同时饮酒一杯。**2. 肾虚腰痛**：取猪腰子一个，切成片，用椒、盐腌去腥水，加入杜仲末三钱，包在荷叶中煨食，用酒送服。**3. 突然咳嗽**：猪肾两个、干姜三两，加水七升，煮至二升，饮服取汗。**4. 久泄不止**：取猪肾一个，劈开，渗入骨碎补末，煨熟吃下，很有效。**5. 产后虚汗、发热、肢体疼痛，此病也叫作蓐劳**：

取猪肾一对，切小，加水三升，粳米半合，放入椒、盐、葱白煮粥吃。

■ 猪胆

【性味】味苦，性寒，无毒。

【主治】治伤寒发热口渴。（《名医别录》）

主骨热劳极，消渴，小儿五疳，杀虫。（苏颂）

可外敷小儿头疮。治便秘，用芦苇筒从肛门纳入三寸灌汁，立即就会解下。（陈藏器）

通小便，敷恶疮，杀疳，治目赤视物不清，能明目清心，凉肝脾。加在热水中洗头发，可去油腻使头发有光泽。（李时珍）

【附方】1.**疗疮恶肿**：取猪胆风干，和生葱捣烂，敷患处。2.**汤火伤疮**：用猪胆调黄柏末涂搽。

■ 母猪蹄

【性味】味甘、咸，性小寒，无毒。

【主治】煮汤服，可下乳汁，解百药的毒性，还可用来洗伤挞后的各种败疮。（《名医别录》）

滑肌肤，去寒热。（苏颂）

煮羹吃，通乳脉，托痈疽，压丹石。煮成清汤，用于洗痈疽，渍热毒，消毒气，去烂肉，有效。（李时珍）

【附方】1.**妇女无乳**：用母猪蹄一个，加水二斗，煮成五、六升，饮服。或加通

草六分也可以。又方：母猪蹄四枚，加水二斗，煮成一斗，去啼，放入土瓜根、通草、漏芦各三两，再煮至六升，去渣，加葱、豉做粥或汤吃。如身觉热并有微汗即为有效。乳若不通，可再次服药。2.**痈疽发背**：取母猪蹄两只，通草六分，用棉裹煮羹吃。

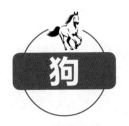

狗

【释名】又名：犬、地羊。

李时珍说：狗，叩的意思。狗吠声有节奏，如同叩击物体一般，也有人说是因其苟且，故称之为狗，即韩非所说"蝇营狗苟"的意思。卷尾有悬蹄的为犬，犬是象形字。所以孔子说，犬字像画狗。齐人称它为地羊。民间因忌讳狗字而为龙，所以狗有乌龙、白龙的名称。

【集解】李时珍说：狗的品种非常多，但就用途来说可分作三类：田犬长嘴，善于狩猎；吠犬短嘴，善于看家；食犬体肥，可供食用。凡本草中所用的，都是食犬。犬孕三个月而生，在畜属五行中的木，在八卦居艮位，在禽与娄星相对应。豺见到狗会下跪，虎吃了狗会醉，狗吃了番木鳖则死，这是物性相制伏。

■ 狗肉

李时珍说：肉以黄犬为上品，黑犬、白犬稍次。

【性味】味咸、酸，性温，无毒。

【主治】安五脏，补绝伤，轻身益气。（《名医别录》）

对肾有益。（孙思邈）

补五劳七伤，益阳事，补血脉，增强肠胃功能，填补精髓，将狗肉用五味烹煮，空腹食用。凡是吃狗肉，不可去血，去血则力少不益人。（孟诜）

【发明】李时珍说：脾胃属土，喜暖恶寒。犬性温暖，所以能治脾胃虚寒的疾病。脾胃温和，则腰肾受益。如素体气壮多火的人，宜忌食。

【附方】1. 戊戌酒，能大补元气：黄狗一只，取肉煮熟再捣成泥，连汁拌煮好的糯米三斗，加曲，按常规方法酿成酒，每日清晨空腹饮适量。2. 脾胃虚冷，腹满刺痛：用肥狗肉半斤，加米和盐、豉煮粥吃。

■ 狗胆（青犬、白犬的胆好）

【性味】味苦，性平，有小毒。

【主治】主明目。（《神农本草经》）

外敷治痂疡恶疮。（《名医别录》）

疗鼻道阻塞和鼻中息肉。（甄权）

主鼻出血和耳病，止消渴，杀虫除积能破血。凡是血气痛以及伤损的人，用热酒送服半个，则瘀血尽下。（李时珍）

治刀箭疮。（《日华诸家本草》）

可去肠中脓水。（孟诜）

【附方】1. 耳出脓：用狗胆一个、枯矾一钱，调匀，棉裹塞耳内。三、四次即愈。

2. 反胃吐食：取五灵脂末，用黄狗胆汁调和，制成龙眼大的丸子，每次取一丸，用好酒半盏磨化服。不过三服，即可见效。

羊

兽部 | 畜类

【释名】又名：羖、羝、羯。

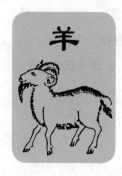

李时珍说：《说文解字》上说，羊字像其头角足尾的形状。孔子说，牛、羊两字，各像其形。董子说，羊即祥的意思，所以用作吉祥的礼物。公羊叫羖、羝，母羊叫羘、牂，骟后的羊叫羯。羊之子叫羔。《内经》中称羊为柔毛、少牢。

【集解】寇宗奭说：羖䍽羊出自陕西、河东的尤为狠健，毛长而且很厚，入药用最好。如果是食用，则不如北方无角的白大羊。

李时珍说：生长在江南的为吴羊，头身等长而毛短；生长在秦晋的是夏羊，头小身大而毛长。当地人在它两岁时就剪其毛，用来制毡物，也叫绵羊；广南英州有一种乳羊，吃的是仙茅，很肥，几乎不存在血肉之分，吃了很补人。无论何种羊都是孕四个月而生。羊的双目无神，其肠薄而回曲。羊在畜属五行中属火，所以容易繁殖而性热。在八卦中居兑卦，故其性格外柔内刚，恶潮湿而喜干燥。羊吃钩吻则肥，吃仙茅则多脂肪，吃仙灵脾则淫，吃踯躅则死。这是物性的宜忌。

■羊肉

【性味】味甘，性大热，无毒。

李时珍说：热病、流行病及疟疾后食用，必定会发热致危。孕妇吃了，会使子女多热。中羊毒者，饮甘草汤可解毒。

汪机说：羊肉反半夏、菖蒲。与荞面、豆酱同食，会引发旧病。与醋同食，伤人心。

【主治】暖中，治乳疾和头脑大风出汗、虚劳寒冷，能补中益气，安心止惊。（《名医别录》）

止痛，利产妇。（孙思邈）

治因风所致眩晕，消瘦，补男子五劳七伤，疗小儿惊痫。（孟诜）

能开胃健力。（《日华诸家本草》）

【发明】李杲说：羊肉是有形之物，能补有形的肌肉之气，所以说补可去弱，是人参、羊肉的属性。人参补气，羊肉补形。凡味与羊肉相同的，都能补血虚，是由于阳生则阴长的缘故。

【附方】1. 羊肉汤，治疗寒劳虚弱，

产后心腹痛：取肥羊肉一斤，加水一斗，煮汁八升，放入当归五两、黄芪八两、生姜六两，煮取二升，分作四次服。2. 骨蒸久冷：取羊肉、山药各一斤，分别煮烂，研如泥，下米煮粥吃。3. 壮胃健脾：羊肉三斤，切小，加粱米二升同煮，下五味做粥吃。4. 损伤青肿：新羊肉切片贴上。

■羊乳

【性味】味甘，性温，无毒。

【主治】主补寒冷虚乏。（《名医别录》）

润心肺，治消渴。

疗虚劳，益精气，补肺、肾气，调小肠气。同羊脂一起做羹食用，可补肾虚和男女中风。（张鼎）

利大肠，治小儿惊痫。口含，治口疮。（《日华诸家本草》）

治大人干呕和反胃，小儿干哕和舌肿，可时时温饮。（李时珍）

解蜘蛛咬毒。

■羊脑

【性味】有毒。

■羊胆

【性味】味苦，性寒，无毒。

【主治】主青盲，能明目。（《名医别录》）

点眼，治赤障、白翳、风泪眼，能解

蛊毒。（甄权）

疗疥湿，时行热疮，同醋服用，效果好。（苏恭）

治各种疮，活全身血脉。（孙思邈）

■羊胃（羊肚）

【性味】味甘，性温，无毒。

【主治】疗反胃，止虚汗，治虚弱，小便频数，取羊胃做羹食，三五次即愈。

■羊脊骨

【性味】味甘，性热，无毒。

【主治】主虚劳、寒中、羸瘦。（《名医别录》）

补肾虚，通督脉，治腰痛、下痢。（李时珍）

【附方】**肾虚腰痛：**取羊脊骨一具，捶碎，同蒜、薤煮食，同时饮少量酒为好。

■羊胫骨

【性味】味甘，性温，无毒。

【主治】主虚冷劳。（孟诜）

补脾弱，治肾虚者不能摄精，白浊，能除湿热，健腰脚，固牙齿，治误吞钢铁。（李时珍）

【附方】　**筋骨挛痛：**用羊胫骨泡酒饮服。

牛

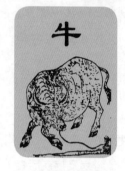

【集解】陈藏器说：牛分很多种。南方人以水牛为牛，北方人则以黄牛、乌牛为牛。

李时珍说：牛有𤙕、水牛两种。𤙕牛体小而水牛体大。𤙕牛有黄、黑、赤、白、驳杂等色。水牛为青苍色，腹大头尖锐，有点像猪，角像战矛，护卫其犊，能与虎搏斗，也有白色的。牛只有下齿没有上齿，从牙齿就能知道牛的年龄，二颗牙齿的三岁，四颗牙齿的四岁，六颗牙齿的五岁，六岁以后，每年增加一节脊骨。牛耳聋，用鼻子听声音。牛的瞳孔竖长而不是横的。它的叫声为"牟"，腹中未消化的草叫圣斋。土性缓和，所以牛的性格也温顺。

■黄牛肉

【性味】味甘，性温，无毒。

《日华诸家本草》中记载：黄牛肉微毒，食用后会诱发药毒，引发旧疾，不如水牛肉好。

李时珍说：病死的牛有大毒，使人生疗疮而暴亡。黄牛、水牛肉，与猪肉及黍米酒同食，会生寸白虫；与韭、薤同食，使人生热病；与生姜同食，损害牙齿。煮牛肉时加入杏仁、芦叶，则易熟烂。

【主治】安中益气，养脾胃。（《名医别录》）

补益腰脚，能止消渴和垂涎。（孙思邈）

■水牛肉

【性味】味甘，性平，无毒。宜忌与黄牛相同。

【主治】治消渴止吐，能安中益气、养脾胃。（《名医别录》）

补虚壮健，强筋骨，消水肿、除湿气。（陈藏器）

■牛乳

【性味】味甘，性平，无毒。

陈藏器说：牛乳与酸味相反。

【主治】补虚羸，止渴。（《名医别录》）

养心肺，解热毒，润皮肤。（《日华诸家本草》）

冷补，下热气。与酥煎沸后饮，去冷气所致的胸腹胀痛。（陈藏器）

患热风的人适宜饮用。（孟诜）

老人煮食有益。加姜、葱，可止小儿吐乳，补劳。（孙思邈）

治反胃热哕，补益劳损，润大肠，治气痢，除黄疸，老人煮粥吃十分适宜。（李时珍）

【发明】李时珍说：用牛乳煎荜拨，治疗痢疾有效，因一寒一热能调和阴阳。

药方：牛乳半斤，荜拨三钱，同煎至一半，空腹一次服完。

■牛髓

【性味】味甘，性温，微毒。

【主治】主补中，填骨髓，久服增寿。（《神农本草经》）

安五脏，平三焦，续绝伤，益气力，止泄利，去消渴，都用清酒暖后送服。（《名医别录》）

平胃气，通十二经脉。（孙思邈）

用黑牛髓、地黄汁、白蜜各等份，煎服，治瘦弱。（孟诜）

■牛脭（牛百叶）

牛羊吃草，与其他兽不同，所以其胃内有脭，有胘，有蜂窠，也与其他兽不同。胘即胃最厚的地方。

■牛胆

【性味】味苦，性大寒，无毒。

【主治】除心腹热渴，止下痢及口干焦燥，还能益目养精。（《名医别录》）

腊月酿槐子服用，可明目，治疳湿的效果很好。（苏恭）

用牛胆酿南星末，阴干，治疗惊风有神效。（苏颂）

除黄杀虫，治痈肿。（李时珍）

277

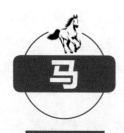

马

【集解】李时珍说：《名医别录》中记载，以大同府所产的马最好。大抵马以西北的最强壮，东南的劣弱不及。马应月，所以怀孕十二月而生。马在畜属火，在时辰中属午时，在卦属乾，在五行属金。马食杜衡的善于奔跑，吃稻草的则足重。

■ **马肉**

【性味】味辛、苦，性冷，有毒。

《日华诸家本草》中记载：只堪煮食，余食难以消化。将肉用清水浸泡，直至捏出的水无血后才可以煮食。不然则毒不能出，使人生疔肿。或者用冷水煮，不可盖上锅盖。

萧炳说：患痢疾和生疥疮的人不要食，否则会加剧病情。妊妇及乳母也不宜食用。

孟诜说：马肉与苍米、苍耳同食，必得恶病，十有九死。与姜同食，生气嗽。与猪肉同食，致腹泻。吃马肉后毒发心闷者，饮清酒可解，饮浊酒则加重。

李时珍说：吃马肉中毒者，饮芦菔汁、吃杏仁可解毒。

【主治】主伤中，能除热下气，长筋骨，强腰脊，使人壮健。做成肉干，可治寒热痿痹。（《名医别录》）

煮汤，用来洗头疮引起的白秃。（李时珍）

■ **马乳**

【性味】味甘，性冷，无毒。

【主治】可止渴。（《名医别录》）

治热。做成酪后则性温，食后会消肉。（苏恭）

■ **马肝**

【性味】有大毒。

李时珍说：接汉武帝所说，吃马肉不要吃肝。又说，文成王食马肝而死。由此可知马肝的毒性很大。方家用豆豉汤和鼠屎解马肝中毒。

■ **马血**

【性味】有大毒。

孟诜说：凡生马的血进入人肉中，一两日便会肿起，伤及心后即死。

阿胶

【释名】又名：傳致胶。

陶弘景说：出自山东的东阿，所以叫阿胶。

李时珍说：阿井，在今山东兖州府阳谷县东北六十里，即古之，也即东阿县。有官舍禁之。

【集解】陶弘景说：胶有三种，清而薄的为画家用；清而厚的名覆盆胶，入药用；浊而黑的不入药用，只能用来胶东西。

李时珍说：制胶在十月到三三月间，用牛皮、驴皮的为上，猪、马、骡、驼皮的次之，旧皮、鞋等为下品。制胶时都取生皮，用水浸泡四五天，洗刮得非常干净后熬煮，不断搅动，并时时添水。熬煮至非常烂的时候，滤汁再熬成胶，倒入盆中等它冷凝。靠近盆底的名坌胶，熬胶水以咸苦的为好。古方多用牛皮，后来才以驴皮为好。假胶都掺有马皮、旧革等，其气浊臭，不能入药用。当以色黄透明如琥珀色，或者黑而光亮如漆的为真品。真阿胶没有皮革的腥臭味，在夏天也不会湿软。

【性味】味甘，性平，无毒。

张元素说：阿胶性平味淡，气味俱薄，浮面升，属阳。它入手太阴、足少阴、厥阴经。阿胶得火良，与薯蓣相使，畏大黄。

【主治】主心腹内出血，腰腹痛，四肢酸痛，女子下血，能安胎。（《神农本草经》）

疗男子小腹痛，虚劳羸瘦，脚酸不能长时间站立，能养肝气。（《名医别录》）

疗吐血、衄血、血淋、尿血、肠风下痢、妇人血痛血枯、月经不调、不孕、崩中带下、胎前产生诸病。还能治男女一切风病、骨节疼痛、水气浮肿、虚劳咳嗽喘急、肺癌唾脓血以及痈疽肿毒。能和血滋阴、除风润燥、化痰清肺、利小便、调和大肠。（李时珍）

【发明】陈藏器说：各种胶都主风、止泄、补虚，而以清肺益阴而治诸证。

李时珍说：阿胶只是补血与液，故能清肺益阴而治诸证。

【附方】**1. 肺风喘促：**取透明阿胶切小，炒过，加紫苏、乌梅肉（焙研）等份，用水煎服。**2. 老人虚秘：**取阿胶（炒）二钱、葱白三根，水煎化，加蜜两匙，温服。**3. 赤白痢疾，肠胃气虚，冷热不调，下痢赤白，里急后重，腹痛口渴，小便不利：**阿胶（炒过，水化成膏）一两、黄连三两、茯苓二两，同研末，捣成像梧桐子大的丸子，每次用粟米汤送服五十丸，一天三次。**4. 吐血不止：**阿胶（炒）二两、蒲黄六合、生地黄三升，加水五升，煮取三升，分三次服。**5. 月经不调：**取阿胶一钱，蛤粉炒成珠后研末，用热酒送服。**6. 妊娠胎动，用胶艾汤：**阿胶（炒）二两、熟艾叶二两、葱白一升，水四升，煮成一升半，分次服。**7. 妊娠尿血：**阿胶炒黄为末，食前粥饮下二钱。**8. 产后虚弱：**阿胶（炒）、枳壳（炒）各一两，滑石二钱半，研成蜜丸梧桐子大的粉末，每服五十丸，温水下。未通，再服。

兽类

狮

兽部 | 兽类

【释名】又名：狻猊、虓。

李时珍说：狮为百兽之长，所以称它为狮。梵书中把它叫作僧伽彼。

【集解】李时珍说：狮生活在西域各国。它的形状像虎，但比虎小，皮毛色黄。也像金色的猱狗，但头大尾长。偶尔可见青色的狮子。狮铜头铁额，钩爪锯牙，两耳紧贴头两侧，鼻昂起，目光如电，吼声如雷。它有很长的髭须，雄狮尾巴上的茸毛很多，每天能跑五百里，是野兽之王。它发怒时的威风表现在齿部，高兴时威风则在尾上。当它一吼，百兽都会躲避起来，马会吓出血尿。狮捕食虎、豹、犀牛、象等。即使它死了，虎豹也不敢食它的肉，苍蝇不敢聚集在它的尾巴周围。这是事物相畏的原因。据《唐史》记载：唐高宗时，伽毘耶国所献的天铁兽，能擒杀狮子大象。这就是说，狮虽然凶猛慓悍，还是有能克制它的动物。西域各国畜养狮子，都在幼狮出生不到七日，眼未睁开时加以驯化，

如果稍微长大些，就难以驯养了。

虎

兽部 | 兽类

【释名】又名：大虫、李耳。

李时珍说：虎，像其声也。李耳原应当是"狸儿"，方言将狸读为李，将儿读为耳。如今南方人仍然把虎叫作猫，就是此意。

【集解】李时珍说：按《格物论》所说，虎为山兽之王。状如猫但体大如牛，皮毛黄底黑纹，锯牙钩爪，胡须坚硬而尖，舌大如掌，舌上生倒刺，颈项短，鼻发齃（音翁）。虎夜晚看物，一只眼睛放光，一只眼睛辨物。吼声如雷，风随之而生，百兽都震惊恐惧。《周易》记载：虎立秋开始啸，仲冬时交配。又说：虎孕七个月而生。虎咬食动物的顺序，随月上、下旬的不同而从首或尾开始。搏杀猎物，三次扑跃不中则舍弃。虎吃狗则醉，狗是虎的酒品。虎闻到羊角烧出的烟味，就会逃走，是厌恶它的臭味。虎虽然能杀害人、兽，但猬和鼠却能制伏它，看来智慧是不以形体大小来衡量的。狮等能捕食虎，威势不以力

量的强弱来决定。

■ 虎骨

【修治】苏颂说：虎骨入药，用头及胫骨，色黄的佳。凡虎身上的东西入药，都以雄虎的为好。被毒箭射杀的虎骨不能入药，因其毒浸渍到骨和血中，能伤人。

李时珍说：凡用各种虎骨入药，都要将其槌碎，去掉骨髓，涂酥或用酒或用醋，各随方法，用炭火炙黄入药。

【性味】味辛，性微热，无毒。

【主治】除邪恶气，杀鬼疰毒，止惊悸。

治恶疮和鼠瘘，用头骨尤其好。（《名医别录》）

解犬咬毒。（甄权）

虎骨煮汁浸浴，可去骨节间毒肿。与醋一起浸洗膝部，止脚痛肿，用虎胫骨尤其好。初生儿用虎骨煎的汤洗浴，可辟恶气，去疮疥和惊痫鬼疰。（孟诜）

可追风镇痛健骨，止久痢脱肛，兽骨鲠咽。（李时珍）

【发明】苏颂说：李绛《兵部手集》载有虎骨酒，可治臂胫痛。崔元亮《海上方》治腰脚不灵，也有虎胫骨酒方。

寇宗奭说：风从虎，是因虎为金，风为木，木受金制，怎能不从？所以虎啸而生风，这是自然之道。所以虎骨能治疗风病挛急，屈伸不得，骨节风毒，癫疾，惊痫等病，都是这个意思。

李时珍说：虎全身的骨都可入药。凡辟邪，治疗惊痫，温疟，疮疽头风，应当用头骨；治手足诸风，当用胫骨；治腰背诸风，当用脊骨，各随其类。按吴球《诸证辨疑》载：虎，为阴；风，为阳。虎啸风生，是阳出阴藏的意思，所以虎骨能追风定痛。虎一身的筋节气力，都出于前足，所以入药以胫骨为好。

【附方】1. **臂胫疼痛**：用虎胫骨二两（捣碎炙黄），羚羊角（屑）一大两，新芍药二大两（切细），将以上三物用酒泡七日（秋冬季节加倍）。每日空腹饮一杯。

2. **腰脚不灵，挛急冷痛**：取虎胫骨五六寸，刮去肉膜，涂酥炎黄捣细，装入绢袋，放入瓶中，用酒一斗浸泡，在火上微温七日后，随意饮用。微利，便是起效了。又方：用虎腰脊骨一具，前两脚全骨一具，并于石上捶碎，放在铁床上，用文火煅出油，即投酒中密封，春夏七天，秋冬二十一天即可。每天随意饮用三次。患病十年以上者，不过三剂，七年以下者，一剂即愈。3. **关节疼痛**：用虎胫骨（酒炙）一两、没药七两，共研为末。每次用温酒送服二钱，一日三次。

4. **筋骨急痛**：用虎骨和通草煮汁，空腹服半升。服后稍卧，不一会汗出为效。切忌热服，有害牙齿。小儿齿没长全，不能服用，以免影响牙齿发育。5. **痔漏脱肛**：取虎胫骨两节，用蜜二两炙赤，捣成末，蒸丸如梧桐子般大。每日清晨用温酒送服二十丸。

■ 虎肉

【性味】味酸，性平，无毒。

陶弘景说：俗方说，热食虎肉，会坏人齿。

孟诜说：正月不要吃虎肉，伤人神。

李时珍说：虎肉有土气，味不甚佳，加盐吃稍好一些。

【主治】治恶心欲呕，益气力，止吐唾液。（《名医别录》）

食之治疟疾，辟三十六种精魅。（孟诜）

■ 虎皮

【主治】治疟疾。（陈藏器）

辟邪魅。（李时珍）

【发明】李时珍说：《起居杂记》上说：在虎豹皮上睡卧，令人神惊。它的毛渍人疮口，有大毒。

兽部 | 兽类

【释名】又名：程、失剌孙。

李时珍说：豹生性暴烈，所以称为豹。东胡称它为失剌孙。

【集解】李时珍说：豹在辽东和西南等地的山中时有出没。形状像虎，但比虎小，白面团头，十分爱惜自己的毛彩。皮毛上花纹像钱币的，叫金钱豹，其皮适宜用来做裘衣。花纹如艾叶的，叫艾叶豹，皮毛比前者稍次。西域还有金钱豹，花纹像金

线。海中有水豹，与天上的箕星相应。《广志》上说，狐死时，头朝向洞穴所在的土丘，豹死时，头朝向大山，是它们不忘本的表现。豹胎最好，是八珍之一。

■ 豹肉

【性味】味酸，性平，无毒。

孙思邈说：性温，微毒。正月不能吃，否则会伤神损寿。

【主治】安五脏，补绝伤。（《名医别录》）

壮筋骨，强志气，耐寒暑，使人威健勇猛。（《日华诸家本草》）

■ 豹头骨

【主治】烧灰淋汁，去头风白屑。（孟诜）

做枕睡，可辟邪。（李时珍出《五行志》）

■ 豹皮

陈藏器说：不可借靠皮睡觉，令人神惊。其毛入人疮中，有毒。

兽部 | 兽类

【释名】又名：伽耶。

李时珍说：许慎《说文解字》说：象

字，像其耳、牙、鼻、足之形。

【集解】李时珍说：象生活在交、广、云南及西域各地。野象多成群结队。番人畜养象来载重物，酋长则用它来乘坐。象有灰、白二色，形体庞大，面目丑陋。大的身高一丈多。象肉是牛的好几倍，眼睛像猪。四脚像柱子一样，没有指甲而有爪甲。行走时先移动左脚，卧下时用臂着地。它的头不能俯地，颈不能旋转，耳朵下垂。其鼻子大如它的脚臂，下垂到地面，鼻端很深，可以开闭。鼻中有小肉爪，能拾起针芥。吃东西、饮水都用鼻卷入口中。它一身的力量，都在鼻上，所以象伤了鼻就会死亡。象耳朵后有穴，薄如鼓皮，刺这个地方它也会死亡。口内有食齿，上下嘴唇边露出两颗牙夹住鼻，雄象的长六七尺，雌象的才一尺多。雄雌在水中交配，以胸相贴，和其他兽不同。象喜欢吃草、豆、甘蔗和酒，而怕烟火、狮子和巴蛇。南方人杀野象，多设置穴来让它陷入，或在路上埋象鞋，用以索住它的脚。捕活象则用雌象为媒而诱惑捕之。饲养它且与它亲近，久了便会渐渐懂人的语言。象皮可以做成鼓，湿的时候切成条，可以用来穿器物。

甄权说：西域人器重象牙，用来装饰床座。中国器重它，是用来制作上朝时拿着的手杖。象每次换掉的牙，自己都埋藏好，当地人用木制牙来偷换象牙。

■象肉

【性味】味甘、淡，性平，无毒。

【主治】烧灰，和油涂搽秃疮。多吃，让人发胖。（李时珍）

【发明】李时珍说：《尔雅》上说：象肉肥脆，有点像猪肉，味淡而滑，所以利于通小便。烧过，则从火化，所以又能减少小便。

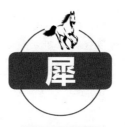

犀

兽部 | 兽类

【释名】又名：兕（音肆）。

李时珍说：犀字，篆文象形。古时多称兕，现在多叫犀；北方多称兕，南方多称犀。

【集解】苏颂说：犀像水牛，猪头、大腹、矮脚。脚像象，有三蹄。黑色。舌上有刺，喜欢吃荆棘。皮上每一毛孔生三根毛，像猪。有一角、二角、三角的犀。

李时珍说：犀牛出自西番、南番、滇南和交州等地，有山犀、水犀、兕犀三种。又有毛犀与其相似。山犀生活在山林中，人们常常猎捕它。水犀出入水中，最为难得。山犀和水犀都有二角，鼻角长而额角短。水犀皮有串珠样鳞甲，而山犀没有。兕犀即雌犀，头顶只长有一角，纹理细腻，斑白分明，不可入药。一般，雄犀角纹理粗，而雌犀纹理细。犀角纹理如鱼子形，称为粟纹。纹中有眼，称为粟眼。黑中有黄花的为正透，黄中有黑花的为倒透，花中还有花的为重透，以上这些都叫通犀，是上品。花像椒豆斑状的次之，乌犀纯黑无花的为下品。

陶弘景说：今出武陵、交州、宁州诸远山。犀有二角，以额上者为胜。又有通天犀角，上有一白缕，直上至端，夜露不濡，入药至神验。或云此是水犀角，出水中。《汉书》所谓骇鸡犀者，置米饲鸡，皆惊骇不敢啄；置屋上，乌鸟不敢集。又有犀，角甚长，纹理似犀，不能入药。

【性味】味苦、酸、咸，性寒，无毒。

徐之才说：与松脂相使。恶雷丸、藋菌。

李时珍说：与升麻相使。恶乌头、乌喙。

【主治】主风毒攻心，发热陶闷，赤痢，小儿发痘，风热惊病。（《海药本草》）

烧灰用水送服，治卒中恶心痛，饮食中毒，药毒热毒，筋骨中风，心风烦闷，中风失音。用水磨汁服，治小儿惊热。山犀、水犀，功用相同。（孟诜）

磨汁服，治吐血、鼻出血、下血及伤寒蓄血、发狂谵语、发黄发斑、痘疮稠密、内热黑陷，或不结痂，有泻肝凉心、清胃解毒的作用。（李时珍）

【附方】1. **吐血不止，血色像鹅肝或鸭肝**：取生犀角、生桔梗一两，同研为末，每次用酒送服二钱。2. **消毒解热**：取生犀角尖，磨成浓汁，频频饮服。3. **下痢鲜血**：犀角、地榆、生地黄各一两，同研成细末，炼蜜制成弹子大的丸子，每次取一丸，加

水一升，煎成五合，去渣温服。

■犀角

【主治】陶弘景说：入药惟雄犀生者为佳。若犀片及见成器物皆被蒸煮，不堪用。

苏颂说：凡犀入药有黑白二种，以黑者为胜，角尖又胜。生犀不独未经水火者，盖犀有捕得杀取者为上，蜕角者次之。

寇宗奭说：鹿取茸，犀取尖，其精锐之力尽在是也。以西番生犀磨服为佳，入汤、散则屑之。

【性味】味苦、酸、咸，性寒，无毒。《名医别录》记载：微寒。

【发明】李时珍说：犀角，犀之精灵所聚，足阳明药也。胃为水谷之海，饮食药物必先受之，故犀角能解一切诸毒。五脏六腑，皆禀气于胃，风邪热毒，必先干之。故犀角能疗诸血，及惊狂斑痘之证。

【附方】1. **消毒解热**：生犀角尖，磨浓汁，频饮之。2. **服药过剂**：犀角烧末，水服方寸匕。3. **下痢鲜血**：犀角、地榆、生地黄各一两，研末，做成弹子大的丸子。每服一丸，水一升，煎五合，去滓温服。4. **山岚瘴气**：犀角磨水服之，病愈。5. **痘疮稠密**：将生犀放入涩器中，新汲水磨成浓汁，冷冻饮料送服。6. **食雉中毒，吐下不止**：用生犀角末方寸匕，新汲水调服，病愈。

第十五卷

人部

李时珍说：《神农本草经》的人部，只有发髲一种入药用，所以人有别于其他事物。后世的方士医家，把人的骨、肉、胆、血，都入药用，很是不仁。凡于仁义无害的内容才详细论述，那些残忍邪秽的则简略陈述。

乱发

人部

【释名】又名：血余、人退。

李时珍说：头上的叫发，属足少阴、足阳明经；耳前的叫鬓，属手、足少阳经；眼睛上面的叫眉，属手、足阳明经；唇上的叫髭，属手阳明经；颏下的叫须，属足少阴、足阳明经；两颊的叫髯，属足少阳经。各经的气血旺盛，毛发则美而长；气多血少，则毛发美而短；气少血多，则毛发少而恶；气血俱少，则毛发不生。气血俱热，则毛发黄而赤；气血俱衰，则毛发白而脱落。《素问》中说：肾之华在发。王冰注解说：肾主髓，脑为髓之海，发为脑之华，如脑力减退，则发变白。没寿注说：水出高原，所以肾华在发。发是血之余，血是水一类。如今的医家称发为血余，大概本于此义。

【性味】味苦，性微温，无毒。

【主治】主咳嗽，五淋、大小便不通，小儿惊痫，止血。鼻出血，将乱发烧成灰吹鼻可止。（《名医别录》）

将乱发烧灰，可以治转胞，小便不通，赤白痢，哽噎，痈肿，狐尿刺，尸疰，疗肿骨疽杂疮。（苏恭）

消瘀血，补阴效果迅速。（朱震亨）

【发明】李时珍说：发为血之余，所以能治疗血病，补阴，疗惊痫，去心窍之血。

【附方】1.肺疽吐血：用发灰一钱，米醋二合，开水一盏，调服。2.诸窍出血：用头发、败棕、陈莲蓬各等份，一起烧成灰，每次服三钱，木香汤送下。3.大便泻血：用乱发半两（烧成灰），鸡冠花根、柏叶各一两（研为末），和匀。临睡前用温酒送服二钱，第二天一早再饮温酒一杯，即可见效。

爪甲

人部

【释名】又名：筋退。

李时珍说：指甲为筋之余，是胆的外候。《灵枢经》上说：肝与爪甲相应，指甲厚而颜色黄的胆厚；指甲薄而颜色红的胆薄；指甲坚硬色青的胆急；指甲软而色红的胆缓；指中直且色白无纹的，胆直；

指甲形状不正常而色黑多纹的，胆结。

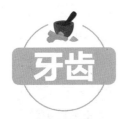

牙齿

人部

【释名】李时珍说：口两旁的叫牙，当中的称齿。肾主骨，牙齿为骨之余。女子七个月大的时候开始长牙齿；七岁换牙；二十一岁时，肾气充盈，真牙长出；到四十九岁的时候，肾气开始衰竭，牙齿开始松动。婴儿八个月大的时候开始长牙齿；八岁换牙；二十四岁时肾气充盈，真牙长成；五十六岁时，肾气开始衰竭，牙齿开始松动。

乳汁

人部

【释名】又名：奶汁。

李时珍说：乳是阴血所化，生于脾胃，摄于冲仁。未受孕则下为月经，受孕后留而养胎，产后则由红变白，上成为乳汁，这是造化之妙。凡是入药，应取首胎生男孩且乳妇健康的乳汁，白而稠的最好。色黄赤、清淡而有腥秽味的都不能用。正在怀孕中的妇人的乳汁，叫忌奶，小儿饮了会出现呕吐腹泻，成疳病，十分有害。

【性味】味甘、咸，性平，无毒。

【主治】补益五脏，使人健壮，内洁、悦泽。

治疗眼红肿疼痛流泪，解独肝牛肉毒，用它和浓豉汁同服，有神效。(《名医别录》)

能益气，治瘦弱，润肌肤，生毛发。(《日华诸家本草》)

【发明】李时珍说：人乳无定性。如果乳妇情绪平和，饮食清淡，则其乳性必定平和。如果乳妇脾气暴躁，饮酒食辛辣之物，或者有火病，则其乳必热。凡是服乳汁，须热饮，如能晒干为粉，入药更佳。

【附方】1.**臁胫生疮**：用人乳、桐油等份，和匀，用鹅翎扫涂患处，有效。2.**失音不语**：用人乳、竹沥各二合，温服。

人胞

人部

【释名】又名：胞衣、胎衣、紫河车、混沌衣、混元母、佛袈裟、仙人衣。

李时珍说：人胞，是因其像衣服包着人，所以得名。

【修治】吴球说：人胞以第一胎的最好，其次用健壮无病的妇人的也可以。人胞取来后，用淘米水洗净，盛于竹器内，在溪流中洗去筋膜，再用乳香酒洗过，放在篾笼内烘干研末。还有用瓦片焙干研末的，用酒煮后捣烂的，放甑中蒸后捣晒的，其中以蒸制的为佳。

【性味】味甘、咸，性温，无毒。

【主治】治疗气血不足，妇女劳损，面干皮黑，腹内诸病瘦弱的，将人胞打理干净，五味调和后，如做蒸饼的方法做好，给妇人吃，但不要让她知道。（陈藏器）

治男女一切虚损劳极，癫痫失志恍惚，安神养志，益气补精。（吴球）

【发明】朱震亨说：紫河车治虚劳，应当用治疗骨蒸的药物为辅佐。气虚加补气药，血虚加补血药。用酒上酒的侧柏叶、乌药叶，经九蒸九晒后，一起制成药丸，有很好的补益作用。名补肾丸。

李时珍说：人胞虽然在陈藏器的《本草拾遗》上有记载，不过以前的人用的很少。近年来因朱丹溪说到它的功效，才被现在的医家所使用。而吴球始创大造丸一方，更被世人广泛使用。此方药味平补，即使没有人胞，也可以服用。

【附方】**1.河车丸，治妇女瘵疾咳嗽、骨蒸劳损等证**：紫河车（最好得自初生的男婴）一具，洗净，煮熟切细，烘干研末，加山药二两、人参一两、白茯苓半两，共研为末，用酒调糊做成梧桐子大小的药丸，每次用盐汤温服三十到五十丸。

2.大造丸：取紫河车（男用女胎，女用男胎，以头胎的为好用淘米水洗净，在新瓦上焙干研末，或者用淡酒蒸熟，捣晒研末，这样功效保存完好且没有火毒），败龟板（用酥油炙黄）二两，黄柏（去皮，用盐酒浸后炒过）一两半，杜仲（去皮，酥炙）一两半，牛膝（去苗，酒浸，晒干）一两二钱，生地黄二两半（加入砂仁六钱、白茯苓二两，一起装入绢袋，放入瓦罐中用酒煮七次后，去砂仁、茯苓不用，只把地黄捣烂为膏），天门冬（去心）、麦门冬（去心）、人参（去芦）各一两一二钱，夏季再加五味子七钱，以上各药，除地黄外同研为末，但不接触铁器。然后将药末与地黄膏同入酒中，用米调糊成如小豆大的药丸，每次空腹服八九十丸，盐汤送服，冬季则用酒送服。女子服用则去龟板，加当归二两，用乳煮糊为丸。男子遗精，女子带下，都加牡蛎粉一两。**3.解诸蛊毒**：不拘草蛊、蛇蛊、蜣螂蛊，其状入咽刺痛欲死。取胞衣一具洗切，曝干为末，熟水调服一钱匕。**4.目赤生翳**：初生孩儿胞衣，曝干焙研细末。日日敷目中，愈乃止。